放射学个案综述系列

脑部成像

【中】张岳浩（Chang Yueh Ho）
【美】罗基·萨恩斯（Rocky Saenz） ｜ 著

陈志晔 ｜ 主译

清华大学出版社
北 京

北京市版权局著作权合同登记号：01–2022–1457

图书在版编目（CIP）数据

放射学个案综述系列. 脑部成像 / 张岳浩，（美）罗基·萨恩斯（Rocky Saenz）著；陈志晔主译. —北京：清华大学出版社，2023.8

书名原文：Radiology Case Review Series：Brain Imaging

ISBN 978-7-302-64526-9

Ⅰ.①放… Ⅱ.①张… ②罗… ③陈… Ⅲ.①脑病–影像诊断 Ⅳ.①R81

中国国家版本馆CIP数据核字（2023）第160068号

责任编辑：辛瑞瑞　孙　宇
封面设计：刘艳芝
责任校对：李建庄
责任印制：曹婉颖

出版发行：清华大学出版社
　　　　　网　　　址：http://www.tup.com.cn　http://www.wqbook.com
　　　　　地　　　址：北京清华大学学研大厦 A 座　　　　邮　　　编：100084
　　　　　社 总 机：010-83470000　　　　　　　　　　邮　　　购：010-62786544
　　　　　投稿与读者服务：010-62776969，c-service@tup.tsinghua.edu.cn
　　　　　质量反馈：010-62772015，zhiliang@tup.tsinghua.edu.cn
印 装 者：三河市铭诚印务有限公司
经　　　销：全国新华书店
开　　　本：210mm×285mm　　　印　张：30.25　　　字　数：380 千字
版　　　次：2023 年 9 月第 1 版　　　印　次：2023 年 9 月第 1 次印刷
定　　　价：228.00 元

产品编号：095833-01

献给我的家人，尤其是我的妻子安吉尔（Angel）和我的女儿们，以及工作伙伴和教会社区（church communities）的朋友们，是你们支持我，让我踏实地专注于生活中最重要的关系。

——张岳浩（Chang Yueh Ho）

首先，我要感谢罗兰·塔拉诺夫（Roland Talanow）——这本个案综述及其背后整个系列丛书的策划者。我还要特别感谢我的合著者 Chang Yueh Ho，他做出的贡献使这本书拥有卓越的质量。接下来，我要感谢住院医师沙伦·克罗伊尔（Sharon Kreuer）和迪沙尔·帕特尔·沙阿（Deeshali Patel-Shah）为本书提供了病例。最后也是最重要的一点，感谢我的母亲安赫利塔（Angelita），妻子布兰卡（Blanca）和儿子罗基（Rocky）、罗素（Russell）、罗宁（Ronin）和雷克斯（Rex）。没有强大的家庭支持，我无法完成这个学术项目或任何其他创造性的作品。

——罗基·萨恩斯（Rocky Saenz）

声　明

　　医学是一门不断进展的科学。新的研究和临床经验不断拓宽我们的知识领域，与此同时，治疗方法和药物也不断进展。作者和出版者已经尽力同可靠资源核实，并努力提供完整和符合本书出版时的标准信息。但是，鉴于存在人为错误或医学科学变更的可能，作者、出版方、参与本书编写或出版的任何其他方均不能保证本书所含信息在各方面的准确性或完整性，他们不承担任何错误或遗漏的责任，并且不对本书中包含的信息而产生的任何错误或遗漏及所产生的结果承担任何责任。我们鼓励将本书包含的信息与其他来源的资料进行对比。特别举例，建议读者谨慎检查每种即将应用药物的说明书及包装上的产品规格，以保证本书中的信息准确，并且推荐剂量或药物禁忌是否发生改变。该建议对于新的或不常用的药物尤其重要。

译者名单

主　译　陈志晔

副主译　陈小燕　赵　倩

译　者（按姓氏拼音排序）

陈小燕　解放军总医院第一医学中心

陈志晔　解放军总医院海南医院

樊文萍　解放军总医院海南医院

黄　攀　解放军总医院海南医院

李　鑫　解放军总医院海南医院

孟庆林　解放军总医院海南医院

席晓旭　解放军总医院海南医院

许　欢　解放军总医院海南医院

赵　赫　解放军总医院第一医学中心

赵　倩　解放军总医院第七医学中心

邹　颖　解放军总医院海南医院

原版丛书前言

也许我对个案很着迷，当我是一名放射科住院医师时，我特别喜欢从个案中学习知识，不仅因为它们简短、令人兴奋且有趣——像侦探小说那样着眼于弄清"案件"的真相，而且归根结底这是放射科医师在日常工作中总要面对的东西。从医学院开始，我就专注于学习，不仅是为了自己获益，也是为了帮助教导他人，我喜欢将我的IT技能与不断增长的知识结合起来，开发帮助他人学习的程序。后来，在我担任放射科住院医师期间，我对基于个案学习的热情增长到了一个水平，在这个水平上，我产生了创建基于个案的期刊的想法：整合有助于传统学习过程的新概念和新技术。仅仅几年后，《放射学个案报告杂志》成为了一份国际流行的和Pubmed索引的放射学杂志——受欢迎不仅仅是因为它的交互式特点，而且是基于个案的方法。这让我进入了下一步：为什么不着手做一些我在住院医师期间特别欣赏但仍可以改进的事情——创建一个新的交互式个案综述系列丛书。我设想的系列丛书将考虑到教学和技术的新发展以及考试过程中的变化。

和大多数其他放射科住院医师一样，我喜欢传统的个案综述书籍，特别是为认证考试做准备时。这些书读起来快且有趣，并且浓缩地集中在最后考试需要的材料上。然而，没有什么是完美的，这些传统的个案综述书籍也存在内在缺陷。作者和我试图从经验中吸取教训，取其精华去其糟粕，代之以创新的特征。

本系列与传统的系列综述有什么区别？

为了节省空间，传统的个案综述书籍在一页上提供两个案例。这要求读者翻页阅读第一个个案的答案，但可能造成看到第二个个案的答案而导致无意的"欺骗"，这扭曲了综述书籍的目的。从我自己对 *USMLE Help* 系列的创作经验来看，通过将每个案例区分开来以避免了这种意外的"欺骗"是非常令人赞赏的。通过这种有益的经验，我们决定本系列中的每个案例应该由两页组成：第1页有图片和问题，第2页有答案和解释。这种方法避免了无意中偷看答案或者自己决定正确答案。我们严格要求：每页1个个案！这样的话，你就只能靠自己的知识来找出正确的答案了。

另一个例子是，在传统的个案综述书籍中，住院医师（包括我）都未能领会的是这些书没有突出图像上的相关内容，有时即使是作为住院医师来看图像，我们也无法发现异常。这不仅令人受挫而且浪费时间。当你准备板书时，你想尽可能充分地利用你的时间。为什么不显示带注释的图像？我们通过在每个案例的第2页提供带有注释的相同图像或突出显示结果的附加图像来应对这一挑战。

当你为认证考试做准备及管理你的临床工作时，时间是一种奢侈品，变得更加珍贵。住院医师为教学做准备真的需要像典型的教科书一样进行冗长的讨论吗？还是说住院医师更想要一种"快速解决"模式，在这种模式下，你可以在尽可能短的时间内浏览尽可能多的个案？当你考完后开始工作时，这就是现实！我们新系列书籍的部分概念是提供简短的"要点"，而不是冗长的讨论。读者可以轻松地阅读和记忆这些"要点"。

传统书籍的另一个挑战是，问题被放在第1页，没有直接的答案，只有冗长的讨论。同样，当你有一个或多个疑问时，找到答案的正确位置可能会花费大量时间。记住：时间就是金钱——以及生命！在那里，我们决定为每个问题提供解释，以便读者确切地知道在哪里可以找到指定问题的正确答案。

此外，我们在每个个案还提供了最多3个参考文献。本书并不是为了取代传统的教科书，相反，它的目的是重申和强化你已经学过的知识（来自你的培训），并填补你知识中的潜在空白。

然而，在与《放射学个案报告杂志》和国际放射学社区（international radiology community）的合作中，我们开发了一个在线资源库，为每一个个案提供更全面的信息，如人口统计、讨论、更多的图像示例、带有滚动的交互式图像堆栈（interactive image stacks with scroll）、窗口/关卡功能，以及其他类似于工作站的交互功能。此外，我们正在提前计划新的放射学考试模式，并提供快速在线会议和模拟检查，使用纸质版中的个案。纸质版与在线版本以ID号关联每个个案，个案编号出现在每个个案第2页的顶部，诊断标题的右侧。每个个案都可以在以下网站使用个案ID

号访问：www.radiologycasereviews.com/case/ID，其中"ID"代表个案的ID号。如果你有任何关于本网站的问题，请直接发电子邮件到roland@talanow.info。

我尤其为这种纸质版和互动在线教育的共存感到自豪，我为McGraw-Hill公司给我和作者提供这样一个独特和创新的方法来进行放射学教育的机会感到骄傲，在我看来，这可能是一个潮流的引领者。

该系列丛书的主要读者是放射科住院医师，特别是在最后一年准备放射学认证考试的住院医师。本系列的每本书都有难度等级，因此，放射学经验有限的读者（非放射专业的医师或医学生）、准备CAQs的放射学亚专业（subspecialty-trained）医师、希望更新知识的人及将该系列丛书作为参考的人都适合阅读。

我很高兴能有如此优秀的美国和国际教育工作者团队作为这个创新系列图书的作者。这些作者来自于在《放射学个案报告杂志》和放射学社区以及其他学术和科学成就做出杰出贡献者中。

这给我带来了特别的满足感，这个项目使每位作者都能参与到关于印刷和在线内容的整体决策过程和改进中。这使每位参与者不仅是作者，而且是一个伟大的放射学习产品的一部分，将吸引许多读者。

最后，我希望你们能阅读这套丛书，正如这套丛书的目的：一套快速、恰当、"直击重点"的放射学个案综述，它们将在可获得的最短时间内为放射学认证考试提供必要的信息，这对于放射学认证考试的准备是极为重要的。

罗兰·塔拉诺夫（Roland Talanow）

原版前言

"我们成就的任何有益之物终将成就我们。"

——吉姆·罗恩（Jim Rohn）

我和我的合著者在写作和图像编辑上投入了不计其数的时间，希望读者最终能够受益。然而，作为我所热爱的神经放射学专业的教育工作，在这本书的创作过程中的经历已经让我受益匪浅。熟悉教学的人都知道，老师在准备教学时，要么获得知识，要么巩固知识。在我写这本书的时候，情况确实如此。

我们对这本书很有"野心"，我们不想只采用通常的个案综述格式。除了神经放射学案例的探索性问题和详细但简明的答案组织成简单、中等和较难个案的类别外，我们还想要一本实用的、展示各种各样个案的参考书，它展示了按解剖学组织的各种各样的病例，并附有实用的要点总结。大多数参考书都以这样的方式组织：放射科医师在思考异常影像表现时，必须已经有了相对准确的鉴别诊断。然后对照放射科医师对鉴别诊断中最常见的病理学诊断的最佳推测，这需要大量预先存在的知识和经验。相比之下，通过使用索引，也因为个案是按解剖学排列的，我们希望这本书可以成为一个有用、有效的工具，尽可能将实时异常与存在病理学证据的经典图像的个案进行比较。虽然考试格式已经不是先前纯粹随机性和混合风格，但我们相信解剖学的系统组织将有助于巩固学习，并非随机地学习病例，而是通过支持基于解剖学的学习，从而在新的考试模式中提高相应的操作能力。我们希望这本书对正在学习神经放射学的学员和更有经验的从业者都有用。

最后，我要感谢Roland Talanow给我写这本书的机会，感谢他创造了一个高效易用的创作系统；Rocky Saenz，我的合著者，感谢他的奉献精神和投入，尽管我们相隔一个州，但在同一战壕中工作；以及努查林"丹耶"素帕库（Nucharin "Tanya" Supakul）在创建病例材料方面的辛勤工作和帮助，特别是她对儿科神经放射学教育的渴望。最重要的是，我向我的妻子Angel表示感谢和爱，为了我疯子般囿于电脑前打字时她对我的支持和对孩子们的照顾。没有她，这项工作不可能完成。

我希望你们发现这本书的用处，发现它是一件珍宝。

张岳浩（Chang Yueh Ho）

中文版序言

由Chang Yueh Ho教授与Rocky Saenz教授所编著的《放射学个案综述系列：脑部成像》，是麦格劳-希尔（McGraw-IIill）教育出版公司推出的放射学个案综述系列的脑部影像学分册。原版为英文，自2015年问世以来，深受广大读者的赞赏与厚爱。该书内容翔实新颖、精炼实用，病例图片清晰且典型，将影像学图像与病理学及疾病的临床表现紧密结合在一起，的确堪称经典之作。

该书将病例分成三个难度等级，都配有问题与解答，并采用正面提问、反面回答的形式，使该书兼具系统性、鲜明性及可读性。内容涵盖影像学特征、病理基础、临床表现及治疗方法等，使该书更具有临床应用价值。每个病例的要点总结便于读者厘清思路，融会贯通，使该书也适合于医学生及非专科医师，更可以引导读者深入思考。

鉴于国家继续医学教育、住院医师规范化培训及临床医师工作的需要，陈志晔博士（影像学）、陈小燕博士（神经病学）、赵倩博士（影像学）组织将该书翻译为中文并进行了精细审校，使本书以全新面貌奉献给广大读者。该书在翻译过程中得到了解放军总医院海南医院的大力支持，以及解放军总医院多名专家、教授的大力支持与帮助，才使得译者能在有限的时间内高质量地完成该书的翻译，为提高临床住院医师规范化培训贡献绵薄之力。

我愿意将这本《放射学个案综述系列：脑部成像》推荐给广大放射科，神经内、外科，小儿神经内、外科，以及各相关学科的各级医师、研究生及规培医师阅读学习，该书也可以作为临床科研工作者的参考。

解放军医学院教授
解放军总医院第一医学中心放射科主任
中华放射学会常务委员兼神经学组组长
国家卫生健康委脑卒中防治工程委员会神经影像专业委员会主任委员

目　　录

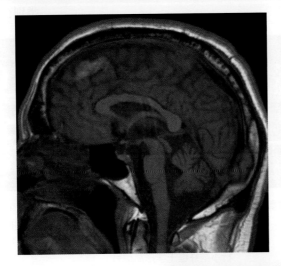
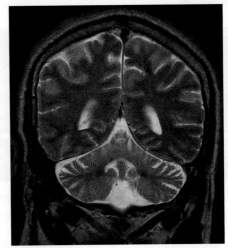
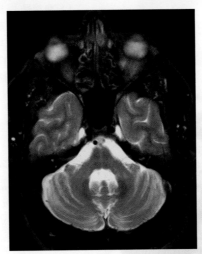

1. 该疾病的 MRI 表现是什么？

2. 该异常表现的鉴别诊断是什么？

3. 导致"十字征"的原因是什么？

4. 多系统萎缩（multiple system atrophy，MSA）的病理学特点是什么？

5. 该疾病的临床表现是什么？

病例等级/难度：🌰　　　　　　　　　　　　　　　　　　　类别：幕下脑内

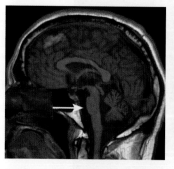

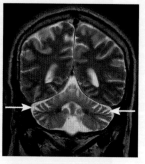

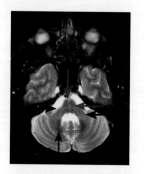

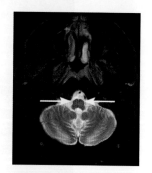

矢状位T₁图像显示由于脑桥和小脑萎缩导致的脑桥变平（白色箭号），小脑蚓叶间隙扩大（红色箭号）。

冠状位T₂图像显示因弥漫性萎缩突显的小脑叶（白色箭号）。

轴位T₂图像显示小脑中脚萎缩（黑色箭号）及"十字征"，其中可见横向的脑桥小脑纤维十字形高信号（红色箭号），皮质脊髓束保留。多系统萎缩时伴有小脑齿状核信号减低（蓝色箭号），同时可见脑桥萎缩导致的第四脑室扩大。

延髓层面轴位T₂图像显示由于橄榄核萎缩使其突起程度降低（白色箭号）。

答案

1. 小脑、脑桥和橄榄萎缩，以及壳核萎缩和"十字征"（hot cross bun sign），可见于一些橄榄体脑桥小脑萎缩（olivopontocerebellar atrophy，OPCA）。"十字征"是非特异性的，也可见于其他神经退行性疾病。壳核萎缩见于多系统萎缩（multiple system atrophy，MSA），多系统萎缩包括了一些散发性的OPCA。

2. 脊髓小脑共济失调、酒精滥用、先天性脑桥小脑发育不全、以及体温过高，以及副肿瘤综合征可以引起小脑萎缩，其中，神经退行性疾病如小脑共济失调和先天性桥小脑发育不全还可引起脑干萎缩。

3. "十字征"指萎缩的脑桥内的十字形T₂高信号，被认为源于横向的脑桥小脑纤维和脑桥神经元的变性，皮质脊髓束保留。这种征象是非特异性的，也可见于其他神经退行性疾病，包括多系统萎缩和脊髓小脑萎缩。个案报告了变异型克-雅病和1例表现为帕金森样症状的血管炎患者也有这种表现。

4. 多系统萎缩表现为少突胶质细胞、神经元和轴突的细胞质内含有α-突触核蛋白的包涵体。

5. 橄榄体脑桥小脑萎缩，包括多系统萎缩C型，主要表现为小脑症状。多系统萎缩P型表现出更多的帕金森样症状。几乎所有的多系统萎缩患者最终都会发展为自主神经功能衰竭。

要点

- OPCA是多种疾病的集合，包括主要被分类为多系统萎缩的散发性疾病及家族遗传病。
- 所有的OPCA都有相似的小脑和脑干萎缩表现，包括脑桥和延髓橄榄。
- 分类为MSA的散发性OPCA也可以有大脑和壳核萎缩。
- 脑桥的"十字征"并非特异性，在许多神经退行性疾病中都可以看到。
- 没有有效的治疗方法：大多数患者在10年内死于中枢性衰竭引起的支气管肺炎。

建议阅读

Naka H, Ohshita T, Murata Y, Imon Y, Mimori Y, Nakamura S. Characteristic MRI findings in multiple system atrophy: comparison of the three subtypes. *Neuroradiology.* 2002 Mar;44(3):204-209.

Ozawa T, Revesz T, Paviour D, et al. Difference in MSA phenotype distribution between populations: genetics or environment? *J Parkinsons Dis.* 2012 Jul;2(1):7-18.

Savoiardo M, Strada L, Girotti F, et al. Olivopontocerebellar atrophy: MR diagnosis and relationship to multisystem atrophy. *Radiology.* 1990 Mar;174(3, pt 1):693-696.

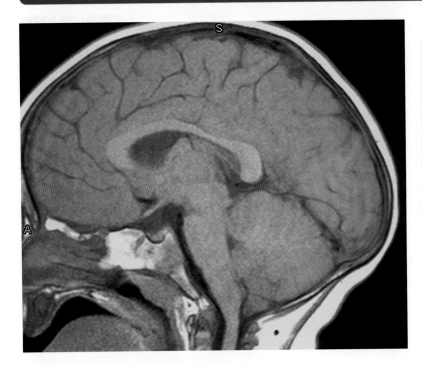 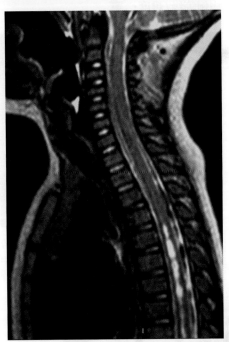

- 1. 该异常表现的诊断是什么？

- 2. 该疾病的典型影像学表现是什么？

- 3. 该疾病的症状是什么？

- 4. 导致小脑下疝的原因有哪些？

- 5. 该疾病出现症状时的治疗方法是什么？

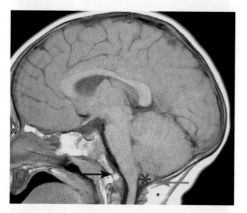 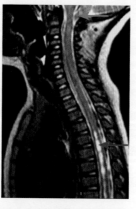 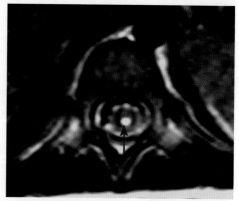

矢状位 T₁ 图像显示小脑扁桃体（星号）疝入枕骨大孔处；小脑扁桃体超过斜坡的枕骨大孔前缘中点（蓝色箭号）和枕骨大孔后缘（绿色箭号）连线下方 5 mm 以上。

矢状位 T₂ 图像显示枕骨大孔处的小脑扁桃体下疝形成（绿色箭号），脊髓空洞（红色箭号）。

轴位 T₂ 图像显示脊髓空洞（蓝色箭号）。

答案

1. 基亚里 I 畸形（Chiari I malformation）指小脑扁桃体下端疝出枕骨大孔平面 5 mm 以下。

2. Chiari I 畸形的脑脊液流量研究显示经过小脑下缘流经枕骨大孔的脑脊液流量减少。脑脊液定量研究显示：桥前池脑脊液收缩期延长，枕骨大孔处脑脊液流速增加，枕骨大孔下脑脊液收缩期流速和维持时间下降，在第 2～3 颈椎水平脑脊液收缩期持续时间延长。

3. Chiari I 畸形的症状有枕部头痛、吞咽功能障碍、眼球震颤、低位颅神经麻痹、眩晕和耳鸣等。

4. 引起小脑下疝的原因很多，包括后颅窝窄小、慢性脑室腹腔分流术、肿瘤的占位效应、慢性假性脑瘤、颅内大血肿以及低颅压。

5. Chiari I 畸形患者出现症状时通常行后颅窝减压术，没有症状则不需要手术治疗。

要点

- Chiari I 畸形与后颅窝发育不良有关。
- 成人小脑扁桃体疝出超过 5 mm。
- 4 岁以下的儿童如果在枕骨大孔处蛛网膜下腔仍未闭合，小脑扁桃体异位可达 6 mm 而没有任何症状。
- 当患者小脑扁桃体下端变尖或受压且伴有枕骨大孔处小脑后池消失时通常会有症状。
- 齿状突后倾与脊髓空洞有关。
- 鉴于脊髓空洞的发生率约为 20%，需要对脊柱进行 MRI 检查。

建议阅读

Bunck AC, Kroeger JR, Juettner A, et al. Magnetic resonance 4D flow analysis of cerebrospinal fluid dynamics in Chiari I malformation with and without syringomyelia. *Eur Radiol*. 2012 Sep;22(9):1860-1870.

Heiss JD, Suffredini G, Smith R, et al. Pathophysiology of persistent syringomyelia after decompressive craniocervical surgery. Clinical article. *J Neurosurg Spine*. 2010 Dec;13(6):729-742.

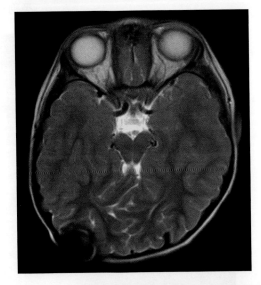
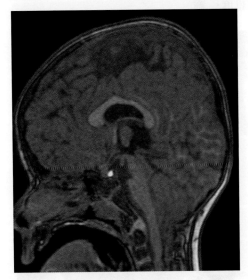
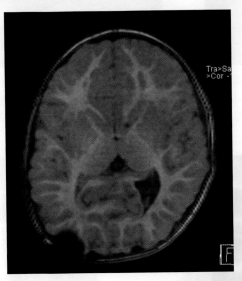
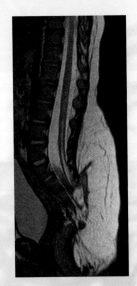

1. 该疾病的典型脑部 MRI 表现是什么？

2. 该疾病的不同亚型如何鉴别？

3. 该疾病可能伴有哪些骨骼系统形态学改变？

4. 该疾病的病因假说有哪些？

5. 该疾病有哪些治疗方法？

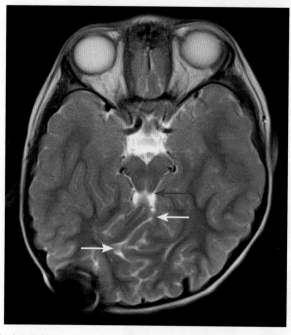

中脑水平轴位T₂图像显示脑回交错（白色箭号）和鸟嘴样顶盖（红色箭号）。

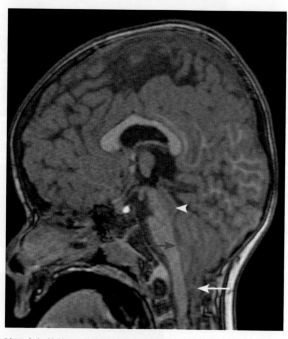

大脑正中矢状位T₁图像显示小脑扁桃体下疝（白色箭号），第四脑室消失（红色箭号），鸟嘴样顶盖（白色箭头），中间块增大（红色箭头）。这些是Chiari Ⅱ畸形的典型表现。

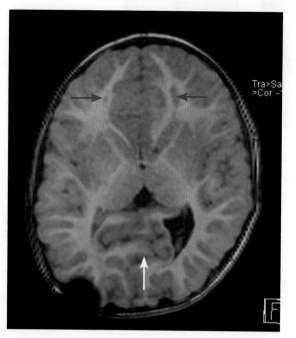

基底节水平轴位T₁图像显示大脑镰开窗和脑回交错（白色箭号）。双侧额叶侧脑室旁灰质异位（红色箭号）。

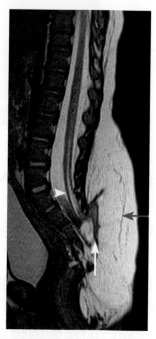

腰骶椎矢状位T₂图像显示骶管内后部附件闭合不全伴膨出（白色箭号），末端神经基板附着在脂肪瘤上，而脂肪瘤通过筋膜板（红色箭号）与皮下脂肪相隔，这称为"脂肪脊髓脊膜膨出"。末端有脊髓积水空洞症（白色箭头）。

答案

1. 脊髓脊膜膨出、扁桃体下疝、鸟嘴样顶盖、第四脑室消失均为基亚里Ⅱ畸形（Chiari Ⅱ malformation）的特征性表现。

   其他表现包括中间块增大、胼胝体发育不良、大脑镰开窗、脑回交错、脑回狭窄及脑室周围灰质异位。

2. Chiari Ⅰ畸形通常只可见小脑扁桃体下疝和第四脑室消失。可能有脊髓空洞但没有脊髓脊膜膨出。

   Chiari Ⅲ与Chiari Ⅱ畸形脑部表现相似，包括第1～2颈椎后部附件闭合不全和颅颈后部脑膨出。

3. Chiari Ⅱ畸形伴发的骨改变包括：脊柱闭合不全、枕骨斜坡缺口、枕骨大孔扩大、Lückenschädel。

   Lückenschädel（颅骨陷窝）描述为累及颅骨内板和外板的颅骨陷窝症，是由于间充质缺陷，而非颅高压所致；这种特征通常在6个月大时会缓解。

4. Chiari Ⅱ畸形相关假说为：由于脊髓脊膜膨出导致脑脊液漏出，第四脑室消失及颅后窝发育不全，进而出现小脑扁桃体下疝及塔状小脑，以及Chiari Ⅱ畸形的其他脑部异常。

5. 孕妇在怀孕前以及怀孕后6周补充叶酸，有助于预防神经管缺陷。修复脊髓脊膜膨出和分流脑积水通常在出生后不久进行，宫内修复可能有助于减少大脑异常。

要点

- Chiari Ⅱ畸形几乎100%与脊髓脊膜膨出有关。
- 理论上脑脊液通过神经管缺陷丢失会引起小后颅窝和其他畸形。
- 异常包括（从最常见到最少见）：脊髓脊膜膨出、脑积水、小后颅窝、扁桃体下疝、颅骨陷窝、脑干下移、颈髓延髓扭结、塔状小脑、鸟嘴样顶盖、中间块增大、胼胝体发育不良、大脑镰开窗、脑回交错、脊髓空洞、结节性灰质异位。

建议阅读

Geerdink N, van der Vliet T, Rotteveel JJ, Feuth T, Roeleveld N, Mullaart RA. Essential features of Chiari Ⅱ malformation in MR imaging: an interobserver reliability study—part 1. *Childs Nerv Syst*. 2012 Jul;28(7):977-985.

McLone DG, Naidich TP. Developmental morphology of the subarachnoid space, brain vasculature, and contiguous structures, and the cause of the Chiari Ⅱ malformation. *AJNR Am J Neuroradiol*. 1999 Oct;13(2):463-482.

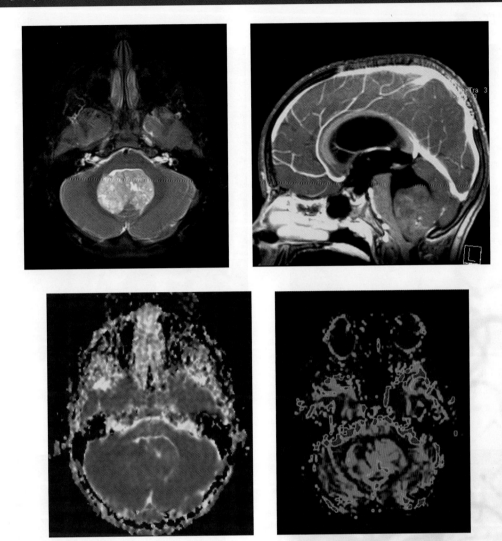

男，9岁，意识水平下降并呕吐

1. 鉴别诊断有哪些？

2. 哪些影像征象提示为高级别肿瘤？

3. 该肿瘤哪些形态学特征有助于与其他第四脑室肿瘤鉴别？

4. 该疾病的典型播散方式是什么？

5. 该疾病有哪些分子亚型及相关预后因素？

病例等级/难度：🌑　　　　　　　　　　　　　　　　　　　　**类别：幕下脑内**

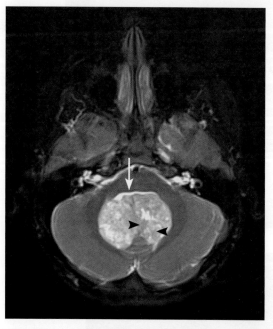

后颅窝层面轴位T₂图像显示不均质肿块充满第四脑室，内见T₂低信号区（箭头）。注意脑桥背侧的脑脊液裂隙（箭号）。

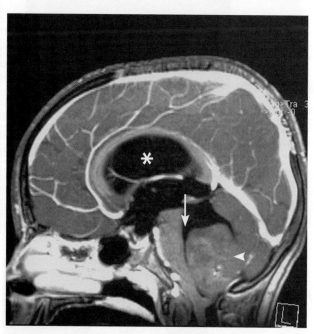

矢状位T₁增强图像显示轻度不均质强化肿瘤，导致脑积水及脑室扩张（星号）。肿瘤与脑干背侧之间可见脑脊液裂隙（箭号），但与蚓部或第四脑室顶部（箭头）分界不清。

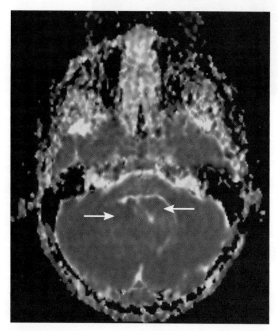

轴位DWI（*b*＝1000）ADC图像显示弥散受限（箭号），与高级别肿瘤一致。

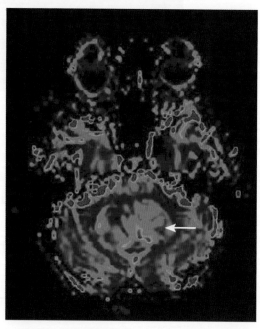

轴位动态磁敏感对比增强灌注技术相对脑血容量图显示肿瘤明显高灌注（箭号）。

答案

1. 髓母细胞瘤（medulloblastoma）和室管膜瘤是儿童经典的第四脑室肿瘤。毛细胞型星形细胞瘤偏离中线，并有蒂进入第四脑室。非典型畸胎样/横纹肌样瘤很难通过影像学与髓母细胞瘤相区分，两者都是高级别肿瘤，但非典型畸胎样/横纹肌样瘤通常偏离中线结构。脑干胶质瘤的外生成分侵入第四脑室需要鉴别，但该患者不考虑，因为该例患者肿瘤和脑干之间边缘清晰，并且脑干背侧可见小的脑脊液裂隙。

2. 弥散受限及T_2信号降低见于肿瘤的富含细胞成分，提示为高级别肿瘤。高级别肿瘤容易导致新生血管生成，在灌注图像显示脑血容量增高。

3. 典型的髓母细胞瘤起源于第四脑室顶部，在影像学上难以与小脑蚓部区分开。相反，室管膜瘤通常起源于第四脑室底部或脑干背侧第四脑室室管膜面，肿瘤常从第四脑室孔疝出。

4. 高达25%的髓母细胞瘤表现为脑脊液/软脑膜播散。手术和治疗前应仔细评估沿整个神经轴的柔脑膜。神经系统外转移很少见，疾病晚期可累及骨骼。

5. 髓母细胞瘤分子亚型与软脑膜播散的发生率和预后相关。髓母细胞瘤在家族性癌综合征发病率较高，如利-弗劳梅尼（Li-Fraumeni）综合征、基底细胞痣综合征、特科特（Turcot）综合征、加德纳（Gardner）综合征和考登（Cowden）综合征等。30%的髓母细胞瘤可见刺猬索尼克（Sonic the hedgeho，SHH）蛋白扩增，并可涉及不同的突变。涉及SHH途径的突变与Gorlin综合征中的促纤维增生性变异以及Li-Fraumeni综合征中的TP53突变相关，预后较差。MYC原癌基因高度扩增亚型预后最差，5年生存率为50%，与大细胞间变性变异有关，确诊时常有软脑膜转移。相反，无翼基因（Wingless，WNT）蛋白通路是最不常见的亚型，发生率为15%，5年存活率为95%，预后良好，转移的可能性较小。这个亚型与Turcot综合征有关。

要点

- 髓母细胞瘤是幕下原始神经外胚叶肿瘤（primitive neuroectodermal tumor，PNET），是脑内最常见的PNET，也是儿童最常见的恶性脑肿瘤。
- 与所有高级别肿瘤一样，由于肿瘤的富细胞性和大量新生血管生成，存在T_2低信号、弥散受限，以及高灌注区。
- 肿瘤起源于髓帆或小脑颗粒层，这解释了肿瘤的典型表现是起源于第四脑室顶部，并导致梗阻性脑积水。
- 髓母细胞瘤极少疝出于Luschka孔和Magendie孔，这有助于将其与室管膜瘤区分开。
- 非典型畸胎样/横纹肌样瘤看起来与髓母细胞瘤非常相似，两者都是高级别的肿瘤，但两者区别在于是否位于中线结构。
- 髓母细胞瘤手术前通常建议完善脊髓影像学，了解是否有柔脊膜转移，高达25%的病例存在软脑/脊膜病变。

建议阅读

Fruehwald-Pallamar J, Puchner SB, Rossi A, et al. Magnetic resonance imaging spectrum of medulloblastoma. *Neuroradiology*. 2011 Jun;53(6):387-396.

Yeom KW, Mobley BC, Lober RM, et al. Distinctive MRI features of pediatric medulloblastoma subtypes. *AJR Am J Roentgenol*. 2013 Apr;200(4):895-903.

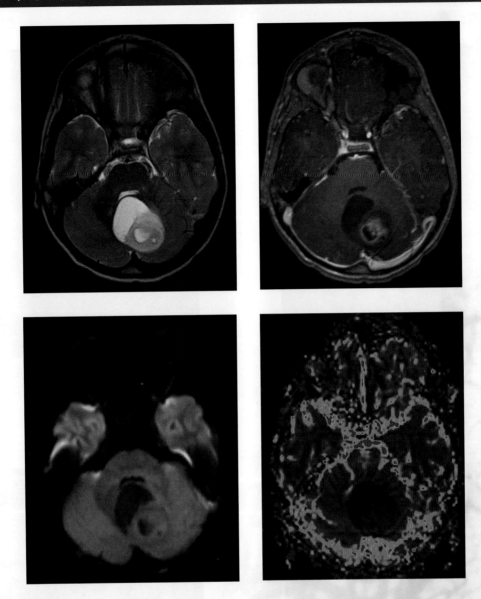

1. 鉴别诊断是什么？

2. 低级别脑肿瘤的影像学特点是什么？

3. 该病变的MR波谱特点是什么？

4. 该肿瘤的常见好发部位在哪里？

5. 该病变的预后如何？

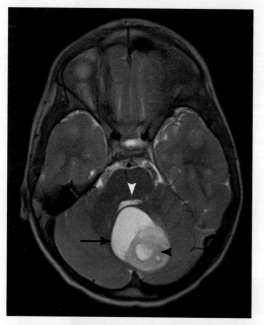

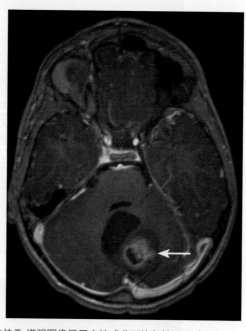

后颅窝水平轴位T₂图像显示起源于小脑蚓部和左侧小脑半球边界清晰的肿物，周围组织无或轻微水肿，第四脑室受压（白色箭头）。表现为显著囊性结构（黑色箭号）和相对T₂高信号的实性成分（黑色箭头）。

轴位T₁增强图像显示实性成分不均匀性强化（白色箭号）。

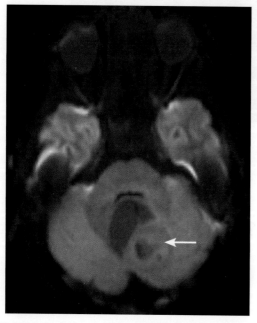

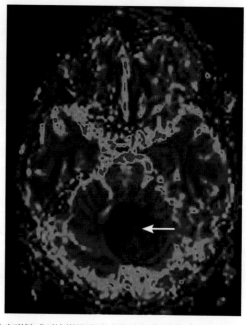

轴位DWI（b＝1000）图像显示肿瘤弥散不受限（箭号）。

轴位动态磁敏感对比增强灌注成像相对脑血容量图显示肿瘤无明灌注升高（箭号）。

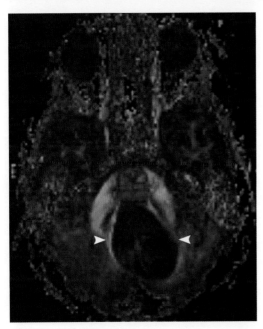

轴位各向异性分数图显示肿物使小脑白质束移位（箭头），而不是浸润，提示为低级别脑肿瘤。

答案

1. 对后颅窝囊变伴囊壁强化结节，主要需鉴别毛细胞型星形细胞瘤（pilocytic astrocytoma，PA）和血管母细胞瘤（hemangioblastoma），血管母细胞瘤常见于成人，且与希佩尔-林道病（von-Hippel Lindau disease）有关。髓母细胞瘤、室管膜瘤和脉络丛肿瘤主要起源于第四脑室，而没有典型的囊和壁结节表现。此外，肿瘤表现为低级别特征，基本上排除髓母细胞瘤。

2. 和高级别肿瘤相比，低级别肿瘤通常细胞密集度低，T_2信号较高和弥散增高，灌注减低也提示为低级别肿瘤。高级别和低级别肿瘤均可伴有囊变。

3. 毛细胞型星形细胞瘤的MR波谱可类似于恶性肿瘤，表现为NAA峰下降，Cho峰升高，并可见乳酸峰存在。然而，室管膜瘤、髓母细胞瘤这些高级别肿瘤的Cho比NAA的比值更高。

4. 按毛细胞型星形细胞瘤最常见起源部位递减排序：小脑、第三脑室周围的幕上结构、视觉通路/下丘脑。很少来源于周边脑叶区域。

5. 毛细胞型星形细胞瘤的预后良好，无论是完全手术切除还是放化疗，10年生存率超过95%。

要点

- 毛细胞型星形细胞瘤是WHO Ⅰ级良性肿瘤，无论治疗与否，预后良好。
- 半数病例会出现囊和强化的壁结节。
- 肿瘤的实性部分通常T_2高信号，CT低密度，不伴弥散受限。
- 灌注成像多呈低灌注，偶尔由于对比剂渗漏或血管生成增加会导致CBV升高。
- MR波谱特点常与肿瘤级别不符，胆碱升高，NAA下降，可见乳酸存在，但Cho与NAA的比值常低于恶性肿瘤。
- 好发部位：小脑＞第三脑室周围＞视觉通路和下丘脑＞脑干。

建议阅读

Arai K, Sato N, Aoki J, et al. MR signal of the solid portion of pilocytic astrocytoma on T₂-weighted images: is it useful for differentiation from medulloblastoma? *Neuroradiology*. 2006 Apr;48(4):233-237.

Ho CY, Cardinal JS, Kamer AP, Kralik SF. Relative cerebral blood volume from dynamic susceptibility contrast perfusion in the grading of pediatric primary brain tumors. *Neuroradiology*. 2015 Mar;57(3):299-306.

Koeller KK, Rushing EJ. From the archives of the AFIP: pilocytic astrocytoma: radiologic-pathologic correlation. *Radiographics*. 2006 Apr;24(6):1693-1708.

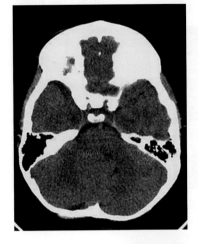
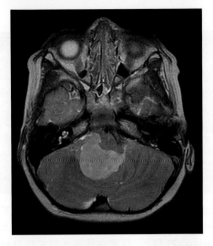
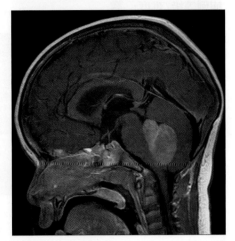

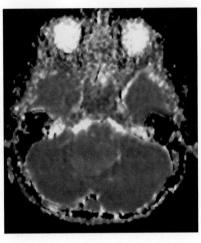
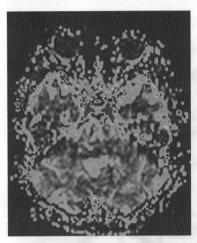

- **1.** 鉴别诊断是什么？

- **2.** 该肿瘤的哪种形态学特征可以帮助它与其他第四脑室肿瘤相鉴别？

- **3.** 什么综合征使该肿瘤的发病率增加？

- **4.** 该疾病的预后如何？

- **5.** 该肿瘤在儿童中最常见的发病部位在哪里？

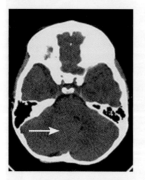 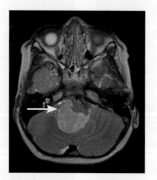 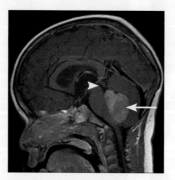 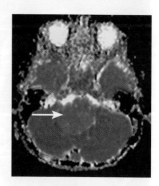

后颅窝水平轴位CT图像显示第四脑室有一个高密度肿物（箭号）。

后颅窝的轴位T₂图像显示一个不均质的肿物，中心位于第四脑室，并通过Luschka右侧孔（箭号）突出。这是室管膜瘤的典型表现。

矢状位T₁增强图像显示第四脑室内有不均匀强化肿物（箭号），导致中脑导水管扩张及脑积水（箭头）。

轴位ADC图像显示弥散减低区域，提示肿瘤级别较高（箭号）。

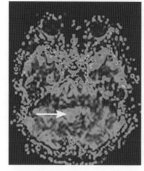

动态磁敏感对比灌注成像脑血容量图显示肿瘤的高灌注部分（箭号），符合高级别间变星形细胞瘤。

要点

- 室管膜瘤是来源于室管膜细胞的肿瘤，常见于第四脑室。
- 幕上室管膜瘤通常位于脑室周围，起源于室管膜细胞巢。
- 室管膜瘤通常有钙化、囊变和出血。
- 幕下室管膜瘤通常位于第四脑室，容易从Luschka和Magendie孔挤出。
- DWI和灌注成像有助于区分高级别间变型和低级别经典型室管膜瘤。
- 术前脊柱影像学检查对评估肿瘤种植转移很重要。

答案

1. 第四脑室肿物需鉴别室管膜瘤（ependymoma）、髓母细胞瘤（原始神经外胚层肿瘤）和非典型畸胎样/横纹肌样肿瘤。

2. 钙化和出血虽然不是室管膜瘤特异性表现，但比髓母细胞瘤和毛细胞型星形细胞瘤更常见。三种肿瘤都常见囊性变，尤其是毛细胞型星形细胞瘤。室管膜瘤更典型的特征是从外侧孔挤出。

3. 2型神经纤维瘤病室管膜瘤的发生率增高。

4. 室管膜瘤大多是低度恶性肿瘤，但预后一般较差，5年生存率只有50%～60%。

5. 室管膜瘤最常发生在较小儿童的后颅窝，较少发生在较大儿童幕上脑室周围。成年人中，脊髓是最常见的发病部位。

建议阅读

Rumboldt Z, Camacho DL, Lake D, Welsh CT, Castillo M. Apparent diffusion coefficients for differentiation of cerebellar tumors in children. *AJNR Am J Neuroradiol*. 2008 Jan;27(6):1362-1369.

Spoto GP, Press GA, Hesselink JR, Solomon M. Intracranial ependymoma and subependymoma: MR manifestations. *AJNR Am J Neuroradiol*. 1990 May;11(1):83-91.

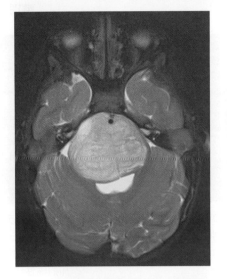
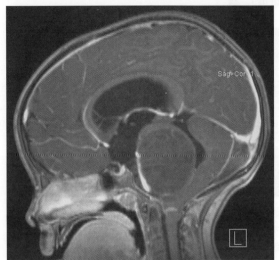
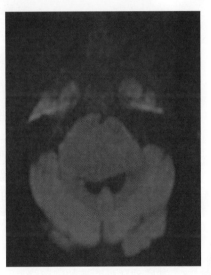
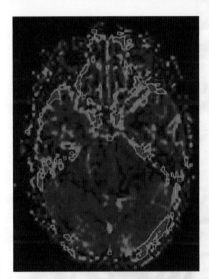

■ 1. 鉴别诊断是什么?

■ 2. 典型的磁共振影像表现是什么?

■ 3. 该肿瘤的典型组织细胞学类型是什么?

■ 4. 哪种类型的脑干肿瘤预后好?

■ 5. 该疾病治疗方法是什么?

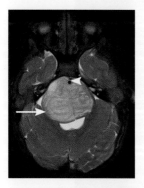 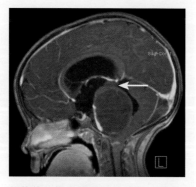 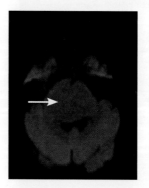 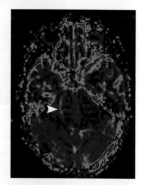

轴位T₂图像显示脑桥弥漫性膨胀性增大，呈T₂高信号（箭号），包绕基底动脉（箭头）。

矢状位T₁增强显示脑桥肿物无强化。中脑导水管消失（箭号），导致梗阻性脑积水，引起第三脑室和侧脑室扩大。

DWI（b=1000）显示脑桥肿物无弥散受限（箭号）。

动态磁敏感对比增强灌注成像轴位CBV图显示没有灌注增加的区域。灌注增加的线性结构与血管一致（箭头）。

答案

1. 脑桥的弥漫性T₂高信号肿块的鉴别包括弥漫性脑桥胶质瘤（diffuse pontine glioma，DPG）、急性播散性脑脊髓炎、渗透性脱髓鞘。

2. 弥漫性脑桥胶质瘤典型的磁共振表现包括脑桥肿块样膨胀伴随弥漫性T₂高信号，且无强化。通常不会弥散受限或灌注增加。当肿块显著增大时，可以包裹基底动脉，并且引起第四脑室梗阻性脑积水。

3. 通常，弥漫性脑桥胶质瘤被归类于纤维型星形细胞瘤，WHO分级从Ⅱ级到Ⅳ级；然而，所有弥漫性脑桥胶质瘤的预后都不好。

4. 尽管一些肿瘤有较高的发病率，但是局灶性的、外生性生长的、顶盖的、颈延交界的脑干肿瘤有较好的预后，长期存活率接近100%。这包括与NF1相关的肿瘤。然而脑桥弥漫性胶质瘤是例外，它的预后很差，中位生存时间不到1年。

5. 皮质类固醇有助于改善弥漫性脑桥胶质瘤的肿瘤水肿和症状，从而提高生活质量。放疗可以将存活时间延长数月。化疗目前尚未被证实有帮助。由于肿瘤的位置特殊，手术不能起到明显的治疗作用。

要点

- 弥漫性脑桥胶质瘤在生物学上属于侵袭性星形细胞瘤，儿童预后差；尽管进行治疗，中位生存时间也不到1年。
- 其他局灶性脑干胶质瘤进展较慢，通常有较好的预后，比如外生性毛细胞型星形细胞瘤、顶盖胶质瘤，以及与NF1相关的脑干肿瘤。
- 神经影像显示脑桥弥漫性肿胀，在T₂上呈均匀高信号。
- 强化或出血是不典型表现。
- 基底动脉可能被肿瘤包绕。

建议阅读

Löbel U, Sedlacik J, Reddick WE, et al. Quantitative diffusion-weighted and dynamic susceptibility-weighted contrast-enhanced perfusion MR imaging analysis of T₂ hypointense lesion components in pediatric diffuse intrinsic pontine glioma. *AJNR Am J Neuroradiol.* 2011 Feb;32(2):315-322.

Sedlacik J, Winchell A, Kocak M, Loeffler RB, Broniscer A, Hillenbrand CM. MR imaging assessment of tumor perfusion and 3D segmented volume at baseline, during treatment, and at tumor progression in children with newly diagnosed diffuse intrinsic pontine glioma. *AJNR Am J Neuroradiol.* 2013 Jul;34(7):1450-1455.

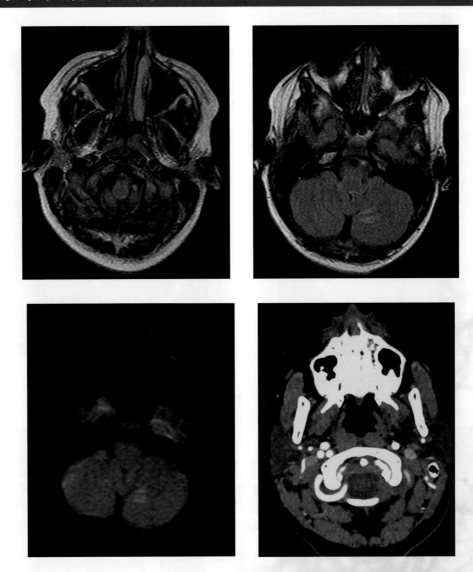

1. 最常见的病因是什么？

2. 如果没有外伤病史，可能的病因会是什么？

3. 可能的临床表现是什么？

4. 什么表现决定了治疗方案的选择？

5. 颅外椎动脉夹层的药物治疗是什么？

病例等级/难度： 　　　　　　　　　　　　　　　　　　　　　　　　　类别：幕下脑内

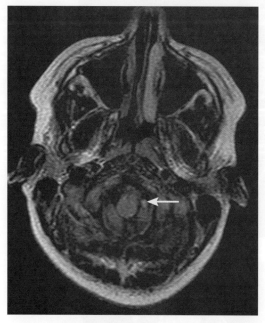

轴位 T₂ FLAIR 图像显示左侧椎动脉 V4 段高信号（白色箭号）。

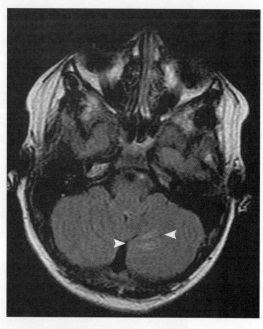

轴位 T₂ FLAIR 图像显示左侧小脑半球小脑后下动脉供血区局部区域呈高信号（白色箭头）。

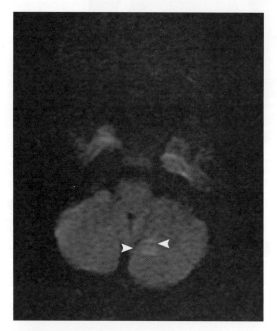

DWI 图像显示左侧小脑半球小脑后下动脉供血区弥散受限（白色箭头），与急性梗死区一致。

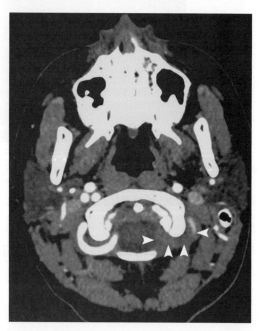

轴位增强 CT 血管成像显示左侧椎动脉 V3 远端、V4 近端连接处（箭头）逐渐变细、闭塞，表明这名有外伤史的青少年存在夹层。

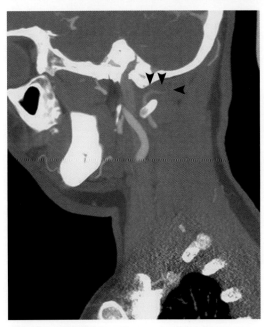

矢状位CTA-MIP图像显示左侧椎动脉V3段平滑地逐渐变细，符合夹层的表现（箭头）。

要点

- 钝伤是椎动脉夹层最常见的病因。
- 自发性椎动脉夹层可能与潜在的结缔组织疾病或者肌纤维发育不良有关。
- 确定夹层是否延伸到颅内的V4段很重要，因为这意味着不同的治疗方案和预后。
- 颅内的椎动脉夹层很容易发生破裂，引起蛛网膜下腔出血，同时死亡率显著增加。
- CT/CTA是首选的检查方式，可以显示后颅窝缺血、蛛网膜下腔出血、椎动脉闭塞和附壁血栓。
- MRI/MRA对小的后颅窝缺血更敏感，同时可以显示腔内血栓和腔内出血。
- 颅外的椎动脉夹层治疗方法是应用抗血小板药物来预防动脉到动脉的栓塞和后循环梗死。
- 颅内的椎动脉夹层，尤其是伴有蛛网膜下腔出血和更大的梗死者，需要血管内介入治疗或手术。

答案

1. 钝伤是椎动脉夹层（vertebral artery dissection）最常见的原因。

2. 自发性椎动脉夹层可能与肌纤维发育不良有关（15%），或者与潜在的结缔组织疾病有关［包括埃勒斯 - 当洛（Ehlers-Danlos）综合征、马方综合征、常染色体显性遗传多囊肾病和成骨不全症1型］。

3. 椎动脉夹层最常见的临床表现是头痛或颈部疼痛伴随或随后发生后循环缺血（57%～84%的患者发生）。少见的临床表现是孤立的头部或颈部疼痛、颈髓缺血、颈神经根压迫和霍纳（Horner）综合征。

4. 椎动脉夹层累及颅内的患者应进行手术或介入治疗，而不是抗血小板治疗，尤其是伴有蛛网膜下腔出血或大的梗死患者。

5. 颅外的椎动脉夹层患者可以应用抗血小板药物来预防动脉栓塞和后循环梗死。

建议阅读

Rodallec MH, Marteau V, Gerber S, Desmottes L, Zins M. Craniocervical arterial dissection: spectrum of imaging findings and differential diagnosis. *Radiographics*. 2008 Oct;28(6):1711-1728.

Vertinsky AT, Schwartz NE, Fischbein NJ, Rosenberg J, Albers GW, Zaharchuk G. Comparison of multidetector CT angiography and MR imaging of cervical artery dissection. *AJNR Am J Neuroradiol*. 2008 Oct;29(9): 1753-1760.

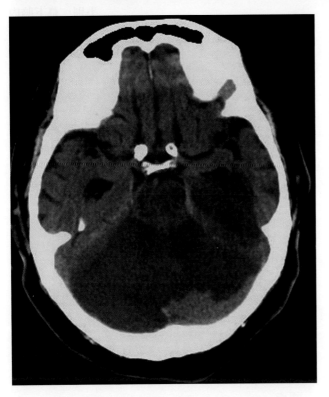 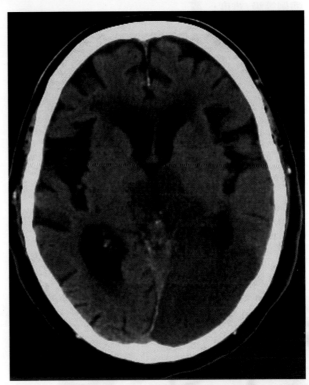

1. 病变部位在哪里？

2. 病变涉及什么动脉供血区？

3. 该疾病的鉴别诊断是什么？

4. 该疾病的危险因素是什么？

5. 该疾病的治疗方法是什么？

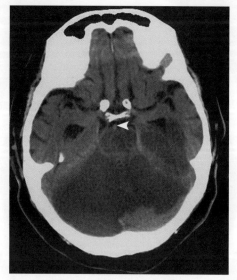

轴位CT图像显示脑桥、左侧颞叶、小脑低密度，而这些区域的供血动脉基底动脉密度增高（箭头）。

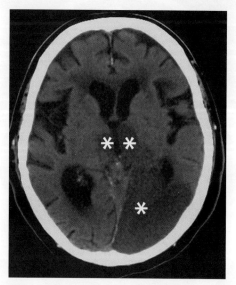

轴位CT图像显示由于后循环梗死，双侧内侧丘脑以及左侧枕叶、颞叶为低密度（星号）。

答案

1. 病变累及小脑、丘脑、左侧枕叶、左侧颞叶以及部分脑干。

2. 病变累及了基底动脉的供血区。左侧小脑半球一小部分没有被累及，可能是由于椎动脉的分支——小脑后下动脉的血液供应。

3. 鉴别诊断包括基底动脉闭塞、Percheron动脉梗死以及硬脑膜静脉窦血栓。Percheron动脉是后循环的一个变异，其孤立共干供应丘脑旁正中区域和中脑吻侧。

4. 基底动脉闭塞的危险因素包括动脉粥样硬化、高脂血症、继发于夹层播散的血凝块以及脑膜炎。

5. 在危急情况下，机械取栓术可以降低死亡率，取得更好的预后。

要点

- 基底动脉闭塞（basilar artery occlusion）导致小脑、脑干、颞叶后部、部分内囊、丘脑以及枕叶的梗死。
- 脑干梗死是一种神经介入急症。
- 基底动脉高密度是血栓的非特异性征象。
- 基底动脉尖综合征仅发生在远端基底动脉闭塞时，会引起丘脑、内囊后肢以及中脑的梗死。
- CTA有助于显示血栓。
- 基底动脉血栓形成的死亡率比颈内动脉闭塞高2~3倍。

建议阅读

Cormier PJ, Long ER, Russell EJ. MR imaging of posterior fossa infarctions: vascular territories and clinical correlates. *Radiographics*. 1992 Nov;12(6):1079-1096.

Kostanian V, Cramer SC. Artery of Percheron thrombolysis. *AJNR Am J Neuroradiol*. 2007 May;28(5):870-871.

Puetz V, Sylaja PN, Hill MD, et al. CT angiography source images predict final infarct extent in patients with basilar artery occlusion. *AJNR Am J Neuroradiol*. 2009 Nov;30(10):1877-1883.

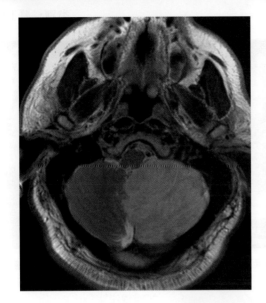
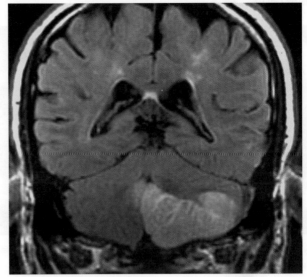

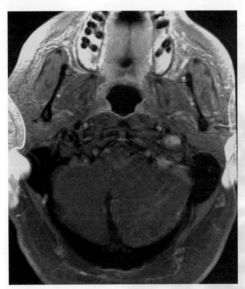

....

1. 病变部位在哪里？

2. 该疾病的典型影像学表现是什么？

3. 鉴别诊断是什么？

4. 该疾病的病因是什么？

5. 该疾病的治疗方法是什么？

病例等级／难度：🦃　　　　　　　　　　　　　　　　　　　　　　**类别：幕下脑内**

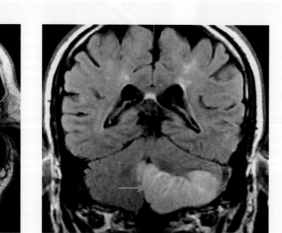

轴位T₂图像显示左侧小脑半球下部和小脑蚓部肿胀（箭号），延髓受压。

冠状位FLAIR图像显示高信号累及左小脑半球下部（箭号），伴局部占位效应。

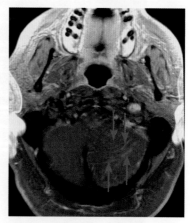

轴位T₁增强图像显示左侧小脑半球脑沟线性强化（箭号）。这很可能来自"奢华灌注"。

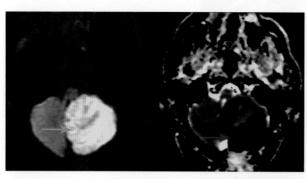

轴位DWI（b=1000）图像和ADC图像显示左侧小脑半球下部弥散受限（绿色箭号），ADC图相应位置为低信号（蓝色箭号）。

答案

1. 病变位于左侧小脑半球内。

2. CT上该病变的典型影像表现包括小脑叶变模糊和受累小脑实质内低密度影。在MR上，呈T₂高信号，和相应的T₁低信号，符合水肿信号。特别是弥散加权成像（diffusion weighted imaging，DWI）是发现急性脑梗死最敏感、最特异的MRI序列，显示为高信号；它在ADC上表现为相应的信号降低（"弥散受限"）。

3. 鉴别诊断包括小脑梗死、转移瘤、小脑炎、星形细胞瘤和发育不良性神经节细胞瘤。

4. 小脑后下动脉梗死常见病因是动脉粥样硬化性闭塞。

5. 对这种疾病的治疗通常是支持性治疗，但也可以考

虑对进行性基底动脉受累的患者进行溶栓治疗。对于有脑积水或小脑幕切迹向上疝出的病例，有必要采取手术干预切除小脑组织。

要点

- 小脑后下动脉（posterior inferior cerebellar artery，PICA）供应小脑下半球、小脑蚓下部、扁桃体和延髓外侧。
- 第四脑室可能因占位效应而消失，也可能发生小脑幕切迹向上疝出。
- PICA梗死是最常见的合并出血性转换的小脑梗死。
- PICA梗死最常见的病因是与动脉粥样硬化性疾病相关的血栓形成。
- 瓦伦贝格（Wallenberg）综合征（延髓背外侧综合征）包括同侧Horner综合征，同侧面部痛、温觉减退，对侧躯体痛、温觉减退。

建议阅读

Cano LM, Cardona P, Quesada H, Mora P, Rubio F. [Cerebellar infarction: prognosis and complications of vascular territories]. *Neurologia*. 2012 Nov;27(6):330-335.

Kim MJ, Chung J, Kim SL, et al. Stenting from the vertebral artery to the posterior inferior cerebellar artery. *AJNR Am J Neuroradiol*. 2012 Feb;33(2):348-352.

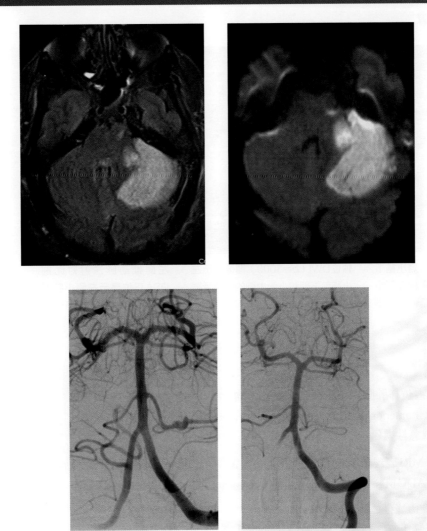

....

1. 鉴别诊断是什么？

2. 该疾病的典型MRI表现是什么？

3. 这条动脉供应什么结构？

4. 该疾病临床症状是什么？

5. 什么症状可以帮助鉴别该动脉区域的梗死与更常见的PICA梗死？

病例等级/难度： 🐾　　　　　　　　　　　　　　　　　　类别：幕下脑内

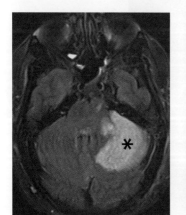 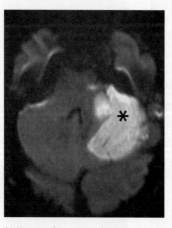 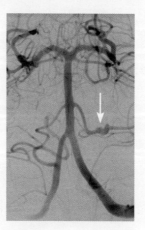 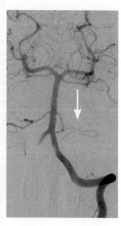

轴位FLAIR图像显示左侧小脑下前动脉供血区（AICA）的左侧小脑前下部T₂高信号，延伸至左侧小脑中脚（星号）。

轴位DWI（b=1000）图像显示左小脑前下部和小脑中脚的弥散受限（星号）。

左侧椎动脉注射对比剂DSA正位显示左侧小脑下前动脉梭形动脉瘤（箭号）。

左侧椎动脉注射对比剂DSA正位显示左侧AICA动脉瘤弹簧圈栓塞术后AICA消失（箭号）。

答案

1. 小脑半球前下部占位样肿胀需要鉴别小脑炎、肿瘤和小脑下前动脉（anterior inferior cerebellar artery，AICA）供血区域急性梗死。

2. 急性梗死的典型MRI表现为T₂高信号、T₁低信号，DWI信号增高，ADC值降低，提示细胞毒性水肿。

3. AICA主要沿岩骨边缘供应小脑前下部、小脑中脚、脑桥下外侧和延髓上部，以及第四脑室Luschka孔处的脉络丛。AICA迷路支供应前庭耳蜗结构和面神经。

4. AICA梗死表现为构音障碍、Horner综合征和同侧肢体共济失调。内耳症状也会被注意到，如听力损失、眩晕和耳鸣。

5. 听力损失是一种可将AICA与PICA的梗死区分开来的临床症状，因为AICA有迷路支供应内耳。

要点

- AICA沿岩骨面供应小脑半球前下部。
- 小脑中脚、脑桥下外侧、延髓上部以及第四脑室脉络丛也由AICA供血。
- 迷路支供应内耳，听力损失有助于临床上与PICA梗死相鉴别。
- AICA变异很常见，包括常见的PICA/AICA共干。

建议阅读

Chang HM, Linn FH, Caplan LR. Bilateral anterior inferior cerebellar artery territory infarcts. *J Neuroimaging*. 1998 Jan;8(1):42-44.

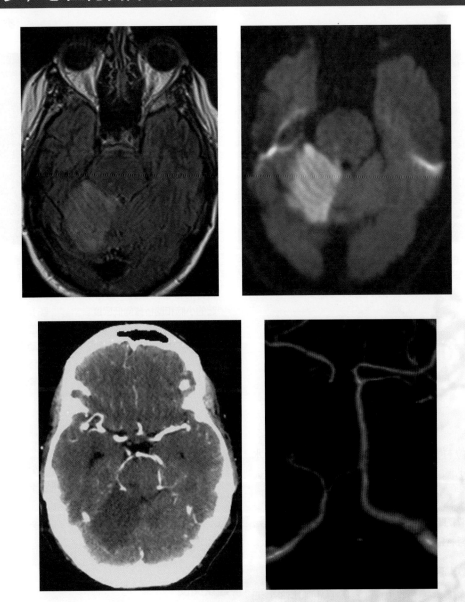

1. 鉴别诊断是什么?

2. 该疾病的典型 MRI 表现是什么?

3. 动脉供血的区域是哪里?

4. 该疾病的临床症状是什么?

5. Horner 综合征是什么?

病例等级/难度：　　　　　　　　　　　　　　　　　　　　类别：幕下脑内

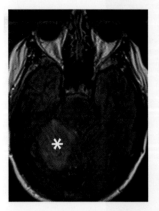

轴位FLAIR图像显示右侧小脑上部T₂高信号和肿胀（星号）。

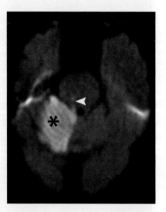

轴位DWI（b=1000）图像显示右侧小脑上部（星号）和脑桥背侧（箭头）弥散受限。

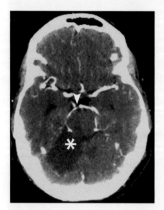

轴位CT血管成像显示右小脑上动脉近端（箭头）严重狭窄，并伴有急性脑梗死（星号）引起的小脑和脑桥背侧低密度。

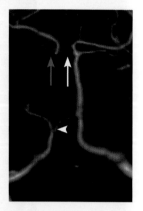

CT血管成像对后循环系统的三维重建显示右侧小脑上动脉严重狭窄（白色箭号），右侧大脑后动脉为胚胎起源（红色箭号），右侧椎动脉在右侧PICA起始（箭头）远端发育不良，为正常变异。

答案

1. 小脑上部占位样肿胀鉴别包括小脑炎、创伤性水肿、肿瘤和小脑上动脉（superior cerebellar artery，SCA）梗死。

2. 急性梗死典型的MRI表现为T₂高信号、T₁低信号，DWI高信号与ADC值降低，由细胞毒性水肿所致。

3. SCA供应小脑上部和脑桥背外侧。

4. SCA梗死的临床表现包括构音障碍、同侧共济失调和Horner综合征。

5. Horner综合征包括同侧上睑下垂（眼睑下垂）、瞳孔缩小（缩瞳）和无汗（同侧出汗减少），是由交感神经功能障碍所致。

要点

- SCA供应小脑上部和背外侧脑桥。
- 临床症状包括共济失调、构音障碍和Horner综合征。
- 孤立性SCA梗死很少见，通常与基底动脉尖梗死有关。

建议阅读

Cano LM, Cardona P, Quesada H, Mora P, Rubio F.[Cerebellar infarction: prognosis and complications of vascular territories]. *Neurologia*. 2012 Nov;27(6):330-335.

Cho TH, Berthezene Y, Mechtouff L, Derex L, Nighoghossian N. Evolving basilar artery stenosis with watershed ischemia. *J Neuroimaging*. 2013 Sep.

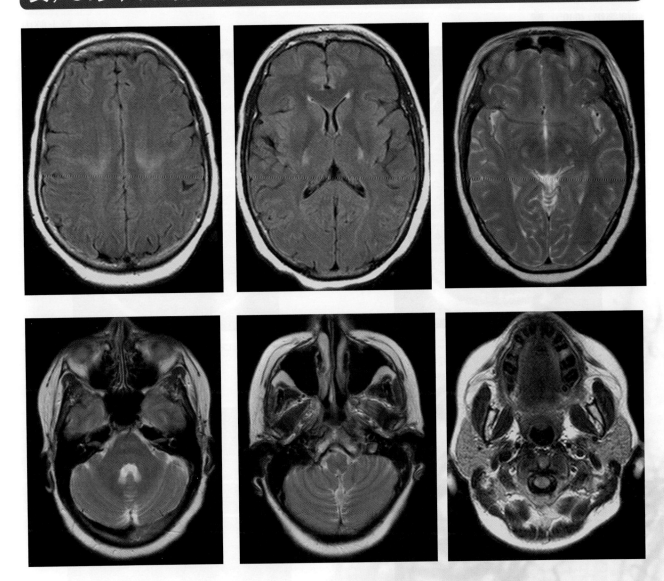

- 1. 这些图像中显示病变结构是什么?

- 2. 哪个序列对沿传导束的 T_2 高信号最有特异性?

- 3. 该疾病的遗传方式是什么?

- 4. 该疾病的临床表现是什么?

- 5. 该疾病的预后如何?

病例等级/难度：

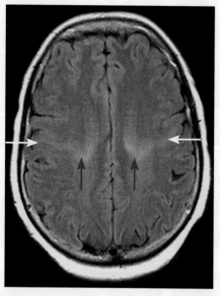

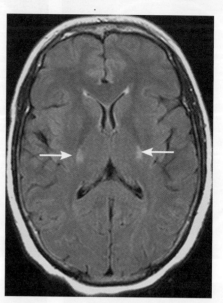

放射冠水平的轴位FLAIR图像显示初级运动皮层下白质的皮质脊髓束高信号（白色箭号），并延伸至放射冠（红色箭号）。

基底节区水平轴位FLAIR图像显示内囊后肢高信号（白色箭号）。

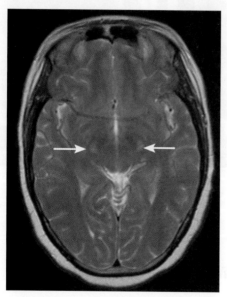

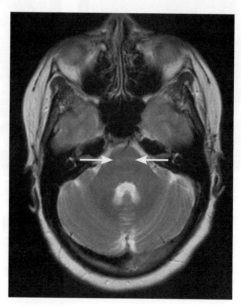

中脑上部轴位T$_2$像显示大脑脚皮质脊髓束对称性高信号（白色箭号）。

脑桥T$_2$轴位图像显示皮质脊髓束高信号（白色箭号）。

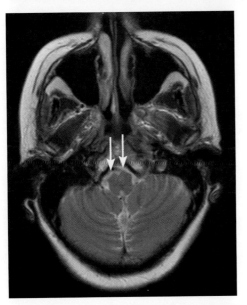

延髓水平轴位T$_2$图像显示锥体束高信号（白色箭号）。

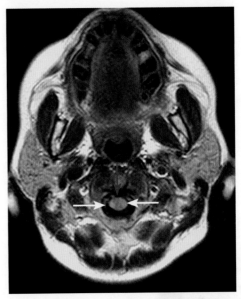

上颈髓轴位FLAIR显示皮质脊髓外侧束（白色箭号）和皮质脊髓前束（红色箭号）高信号。

答案

1. 皮质脊髓束从上方的运动和初级本体感觉皮质开始，经过放射冠、内囊后肢、大脑脚、脑桥、延髓锥体，进入脊髓的外侧和前部。皮质核束与皮质脊髓束一起走行，但主要位于内囊膝部和大脑脚内侧，与皮质脊髓束分离，支配脑神经核团。肌萎缩侧索硬化（amyotrophic lateral sclerosis，ALS）的皮质脊髓束受累。

2. 尽管肌萎缩侧索硬化症的T$_1$信号改变已有报道，但质子密度加权像对T$_2$高信号最有特异性。自旋回波T$_2$也比FLAIR高信号或DWI弥散受限更具特异性，因为在FLAIR和DWI上的高信号可见于正常人，特别是在3T磁共振成像上。

3. 大多数ALS是散发性的，家族性遗传突变位点多位于21q的ALS1基因（Cu/Zn超氧化物歧化酶）。一个罕见的幼年型与2q上的ALS2基因有关。

4. ALS典型表现为上运动神经元（反射亢进、痉挛和巴宾斯基征）和下运动神经元（反射不足、束颤、无力和萎缩）均有损害。变异表现包括球部症状（吞咽困难和构音障碍）以及缺氧和心律失常，这一类型因脑干受累而恶化得更快。

5. 目前还没有针对ALS的有效治疗方法，所有患者最终都会进展和恶化。一些患者在几年内迅速恶化死亡，而另一些患者可以活几十年。

要点

- 皮质脊髓束T$_2$高信号是肌萎缩侧索硬化的典型表现。
- FLAIR成像敏感但不特异，因为皮质脊髓束有正常的FLAIR高信号，尤其是在3T磁共振成像上。
- DWI无特异性，皮质脊髓束各向异性正常。
- T$_2$和质子密度对病变更有特异性。

建议阅读

Agosta F, Chiò A, Cosottini M, et al. The present and the future of neuroimaging in amyotrophic lateral sclerosis. *AJNR Am J Neuroradiol*. 2010 Nov;31(10):1769-1777.

da Rocha AJ, Maia AC, Valério BC. Corticospinal tract MR signal-intensity pseudonormalization on magnetization transfer contrast imaging: a potential pitfall in the interpretation of the advanced compromise of upper motor neurons in amyotrophic lateral sclerosis. *AJNR Am J Neuroradiol*. 2012 May;33(5):E79-E80.

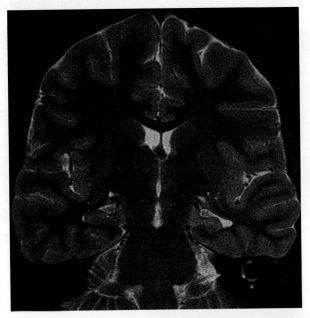
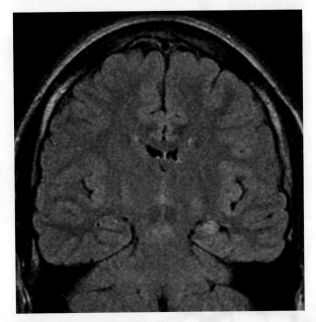
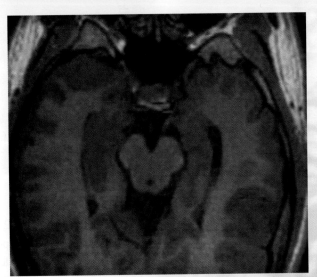

▪ 1. 鉴别诊断是什么?

▪ 2. 该疾病的相关次要征象是什么?

▪ 3. 该疾病的典型MRI表现是什么?

▪ 4. 该疾病可能的病因是什么?

▪ 5. 该疾病的治疗方法是什么?

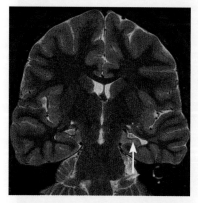

海马体部层面的冠状位STIR图像显示左侧海马萎缩（箭号），并伴有颞角增大（红色箭头）。

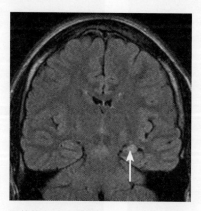

冠状位FLAIR图像显示左侧减小的海马体部信号增高（箭号）。

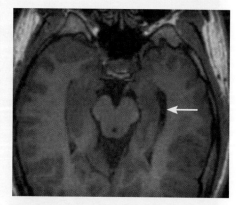

轴位重建T₁ SPGR斜行穿过海马图像显示左侧海马萎缩和左侧颞角增大（箭号）。

答案

1. 海马 T_2 信号增高的鉴别诊断包括癫痫持续状态、疱疹病毒性脑炎、皮质发育不良和颞叶内侧硬化（mesial temporal sclerosis，MTS）。海马体积减小主要见于MTS。

2. 与MTS相关的次要表现包括代偿性同侧颞角和脉络膜裂扩大，并伴有同侧乳头体和穹窿的萎缩。

3. 典型的MTS表现为海马体积缩小，硬化导致 T_2 信号增加，内部结构丧失。20%的MTS双侧发病。

4. MTS是由发育因素导致还是后天获得的疾病，目前尚无共识。"双重打击"理论认为，由于遗传易感性或其他发育异常（相关肿瘤），任何对海马的直接损伤（感染、癫痫发作、缺血）都可能导致MTS。

5. MTS是颞叶切除术治疗复杂部分性癫痫发作最常见的原因。手术适用于内科难治性癫痫发作或药物不能耐受的患者。

要点

- 年轻人复杂部分性癫痫发作的最常见原因。
- 冠状位FLAIR和 T_2 成像提高诊断敏感性。
- 体积测量提高诊断敏感性。
- 20%双侧发病。
- 海马萎缩、 T_2 信号增高和内部结构丧失。
- 次要征象：同侧颞角和脉络膜裂扩张，同侧穹窿和乳头体萎缩。

建议阅读

Coan AC, Kubota B, Bergo FP, Campos BM, Cendes F. 3T MRI quantification of hippocampal volume and signal in mesial temporal lobe epilepsy improves detection of hippocampal sclerosis. *AJNR Am J Neuroradiol.* 2014 Jan;35(1):77-83.

Howe KL, Dimitri D, Heyn C, Kiehl TR, Mikulis D, Valiante T. Histologically confirmed hippocampal structural features revealed by 3T MR imaging: potential to increase diagnostic specificity of mesial temporal sclerosis. *AJNR Am J Neuroradiol.* 2010 Oct;31(9):1682-1689.

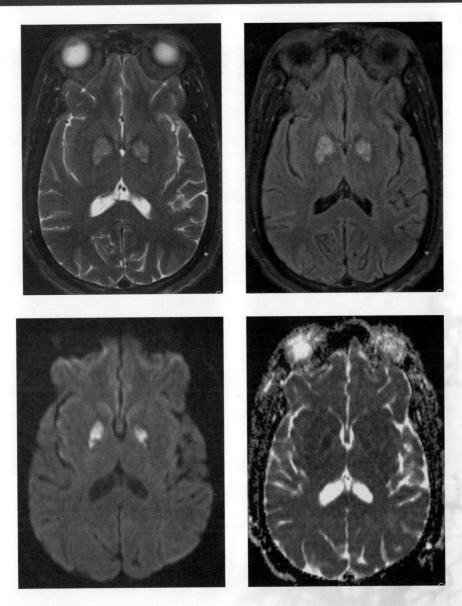

1. 鉴别诊断是什么？

2. 该疾病的相关次要征象是什么？

3. 该疾病的典型 MRI 表现是什么？

4. 该疾病可能的病因是什么？

5. 该疾病的治疗方法是什么？

病例等级/难度：

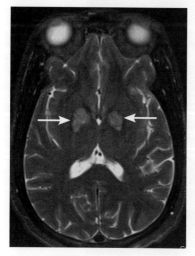

轴位T₂图像显示双侧苍白球（箭号）对称性T₂高信号。

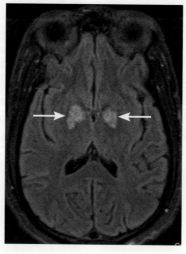

基底节水平轴位FLAIR图像显示苍白球（箭号）T₂信号增高。

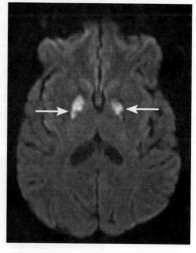

轴位DWI（b=1000）显示双侧苍白球（箭号）高信号。

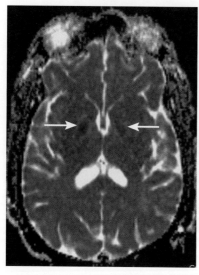

轴位ADC图显示双侧苍白球（箭号）低信号，符合弥散受限和细胞毒性水肿。

答案

1. 最常见的意外中毒是一氧化碳中毒（carbon monoxide poisoning），尤其是在北美和欧洲的冬季。

2. 一氧化碳中毒中最常见的是双侧苍白球对称性受累，其次是累及大脑深部白质。

3. 一氧化碳与血红蛋白的结合力比氧气高200倍以上，导致氧气无法输送到细胞。

4. 双侧对称性苍白球细胞毒性水肿的鉴别包括中毒代谢性疾病，如一氧化碳中毒、利氏（Leigh）病等线粒体疾病。缺氧损伤的其他原因包括溺水。克罗伊茨费尔特-雅各布病（Creutzfeldt-Jakob disease，CJD）也可显示双侧深部灰质核团弥散受限。

5. 如果在前6小时内使用高压氧舱，那么高压氧或100%氧气可减少神经精神后遗症。

要点

- 一氧化碳中毒通常发生在冬季，是欧洲和北美最常见的意外中毒。
- 最常见的中枢神经系统异常部位是苍白球，其次是双侧对称分布的脑深部白质。
- 深部灰质核团、穹窿和海马也可见受累。
- 急性病灶表现为T₂高信号，弥散受限，有不同程度的强化。
- 受累的脑实质在慢性期进展为囊性脑软化灶。

建议阅读

Beppu T. The role of MR imaging in assessment of brain damage from carbon monoxide poisoning: a review of the literature. *AJNR Am J Neuroradiol*. 2014 Apr;35(4):625-631.

Sharma P, Eesa M, Scott JN. Toxic and acquired metabolic encephalopathies: MRI appearance. *AJR Am J Roentgenol*. 2009 Sep;193(3):879-886.

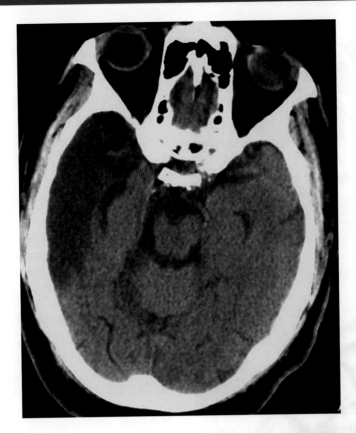

- 1. 异常部位在哪里？

- 2. 在急性/亚急性情况下，有什么表现？

- 3. 事件发生几个月后，有什么表现？

- 4. 该表现的病因是什么？

- 5. 该疾病的治疗方法是什么？

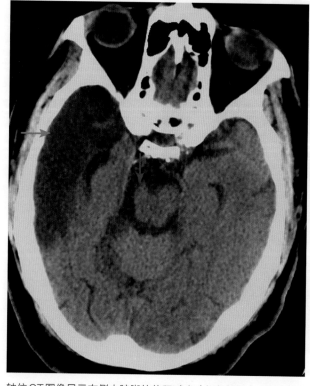

轴位CT图像显示右侧大脑脚的体积减小（红色箭号）。右侧大脑中动脉大面积损伤导致脑软化（绿色箭号）。

答案

1. 异常位于中脑大脑脚。

2. 在沃勒变性（俗称"华勒变性"）（Wallerian degeneration）中，MR信号的变化取决于事件发生后的时间。1～4周时间内T₁、T₂信号均正常，但DWI可见高信号。增强扫描不强化。

3. 损伤数月后，同侧大脑脚和脑桥出现萎缩，即可作出诊断。

4. 沃勒变性的病因包括梗死、出血、肿瘤、脱髓鞘、创伤和血管畸形。基本上任何引起神经元损伤的过程均可导致顺行性轴索变性。

5. 沃勒变性目前还没有特别有效的治疗方法。

要点

- 近端神经元死亡所致的顺行性轴索变性。
- 最常见于近端损伤所致同侧下行性皮质脊髓束异常信号。
- 急性期DWI可显示弥散受限。
- T_1高信号见于4～14周，伴有髓鞘崩解。
- T_2高信号见于>14周，伴有胶质细胞增生。
- 同侧脑干萎缩最常见于慢性期。
- 弥散受限和T_2高信号与病情严重程度相关。

建议阅读

Ho ML, Moonis G, Ginat DT, Eisenberg RL. Lesions of the corpus callosum. *AJR Am J Roentgenol.* 2013 Jan;200(1):W1-W16.

Puig J, Pedraza S, Blasco G, et al. Wallerian degeneration in the corticospinal tract evaluated by diffusion tensor imaging correlates with motor deficit 30 days after middle cerebral artery ischemic stroke. *AJNR Am J Neuroradiol.* 2010 Aug;31(7):1324-1330.

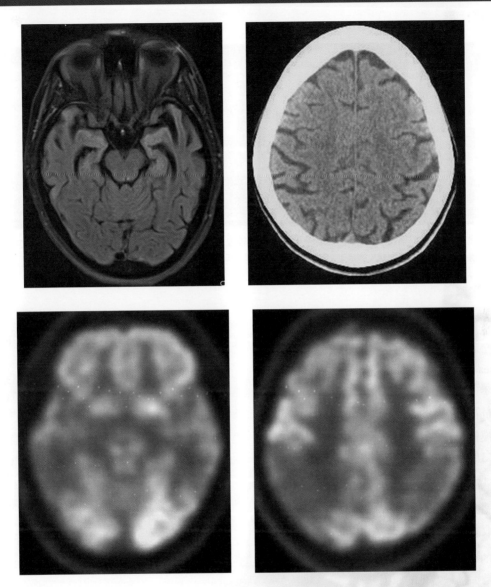

1. 鉴别诊断是什么？

2. 淀粉样蛋白配体PET扫描异常表现包括什么？

3. 该疾病哪个脑叶最易受累？

4. 该疾病在FDG PET成像上表现是什么？

5. 在85岁以上的人群中，这种疾病的患病率是多少？

病例等级/难度：　　　　　　　　　　　　　　　　　　　类别：幕上脑内

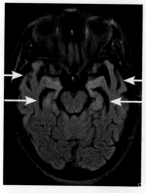 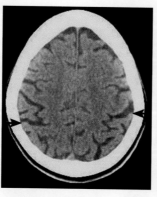 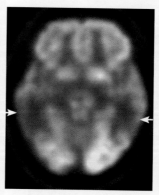 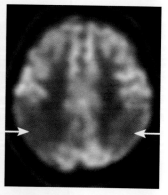

轴位FLAIR图像显示皮质萎缩，最明显的是颞叶和海马（箭号）。 | 轴位CT显示顶叶萎缩引起的脑沟加深（箭号）。 | 轴位PET FDG显示颞叶低代谢（箭号）。 | 轴位PET FDG显示顶叶对称性低代谢（箭号）。

答案

1. 不可逆性痴呆的鉴别诊断包括阿尔茨海默病（Alzheimer's disease，AD）、额颞叶痴呆、路易体痴呆、血管性痴呆和皮质基底节变性。

2. 异常的氟贝他吡注射液扫描显示皮质摄取增加，灰白质交界模糊。正常淀粉样蛋白扫描显示白质摄取较多，灰白质分界可见。

3. 阿尔茨海默病主要累及颞叶和顶叶，萎缩较明显。

4. 阿尔茨海默病患者在FDG PET上可以看到顶叶和颞叶的摄取减少。

5. 高达45%的85岁以上的人群患有晚发型阿尔茨海默病，这是痴呆最常见的原因。

要点

- 晚发型阿尔茨海默病非常常见，最大的危险因素是高龄，高达45%的85岁以上人群患有这种疾病。
- 早发性阿尔茨海默病（＜60岁）并不常见，可能与家族性遗传有关（5%～10%）。

- 明确诊断需要脑活检，显示皮质中的β-淀粉样蛋白斑块和细胞内神经纤维缠结。
- 影像学的作用是通过排除其他病因来辅助临床诊断，用容积成像评估萎缩程度，PET检查对诊断具有特异性。
- 皮质萎缩主要位于颞叶和顶叶，在PET FDG或SPECT上，这些区域表现为低代谢。
- PET显像氟贝他吡注射液对β-淀粉样蛋白的结合具有很高的敏感性，可以显示皮质的异常摄取高于白质的正常摄取。
- 淀粉样血管病合并多发性出血可见于80%～90%的阿尔茨海默病患者。

建议阅读

Guo H, Song X, Vandorpe R, et al. Evaluation of common structural brain changes in aging and Alzheimer disease with the use of an MRI-based brain atrophy and lesion index: a comparison between T1WI and T2WI at 1.T and 3T. *AJNR Am J Neuroradiol*. 2014 Mar;35(3):504-512.

Kantarci K. Molecular imaging of Alzheimer disease pathology. *AJNR Am J Neuroradiol*. 2014 Jun;35(6 suppl):S12-S17.

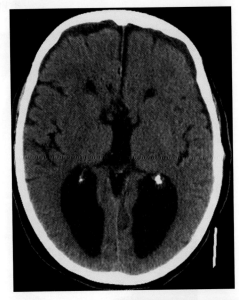
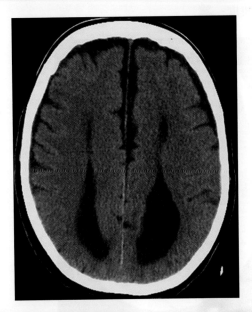
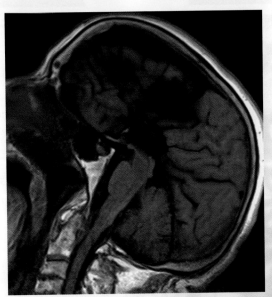

- 1. 鉴别诊断是什么？

- 2. 淀粉样蛋白配体PET扫描异常表现包括什么？

- 3. 该疾病哪个脑叶最易受累？

- 4. 该疾病在FDG PET成像上表现是什么？

- 5. 在85岁以上的人群中，这种疾病的患病率是多少？

病例等级/难度：🐾

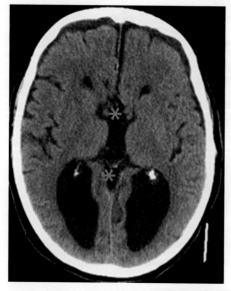

轴位CT显示空洞脑，胼胝体膝部和压部（星号）不可见。

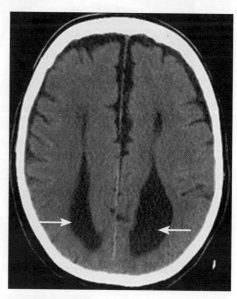

轴位CT图像示空洞脑，侧脑室体呈"泪滴"状（箭号）。

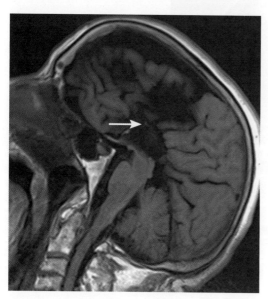

矢状位T₁图像显示胼胝体缺如（白色箭号），脑回呈放射状表现。

答案

1. 胼胝体发育不全导致侧脑室形态异常。

2. 胼胝体发育不全（agenesis of corpus callosum）的经典影像表现为空洞脑——侧脑室"泪滴"状表现（平行方向），中央回呈放射状。

3. 胼胝体发育不全可能与艾卡尔迪（Aicardi）综合征、Chiari Ⅱ畸形、胼胝体周围脂肪瘤、移行异常和丹迪-沃克（Dandy-Walker）畸形有关。胼胝体发育不全是中枢神经系统畸形最常见的表现。

4. 胼胝体发育不全是一种先天性疾病，被认为是轴索不能到达中线并交叉到对侧大脑半球引起。结果是在侧脑室内侧出现大而异常的白质束。

5. 不需要治疗。

要点

- 在胼胝体形成过程中的胚胎损伤可能导致发育不全到缺失。
- 正中矢状面图像显示中央脑回呈放射状。
- 轴位图像显示侧脑室平行排列，表现为"泪滴"状（空洞脑）。
- 胼胝体发育不全与中线脂肪瘤、纵裂囊肿、面部畸形、奇大脑前动脉和皮质发育不良有关。

建议阅读

Ho ML, Moonis G, Ginat DT, Eisenberg RL. Lesions of the corpus callosum. *AJR Am J Roentgenol*. 2013 Jan;200(1):W1-W16.

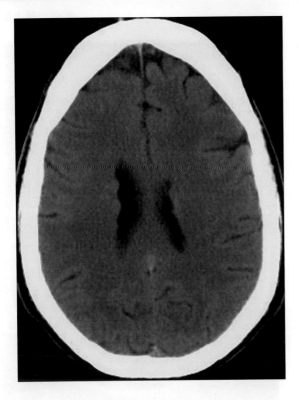
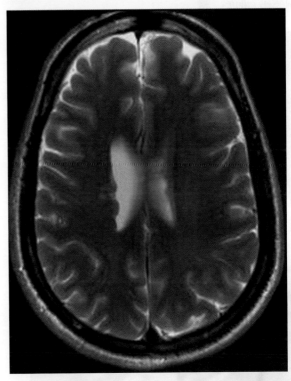

1. 异常部位在哪里?

2. 该疾病的经典影像表现是什么?

3. 鉴别诊断是什么?

4. 该疾病的病因是什么?

5. 该疾病的治疗方法是什么?

病例等级/难度：　　　　　　　　　　　　　　　　　　　类别：幕上脑内

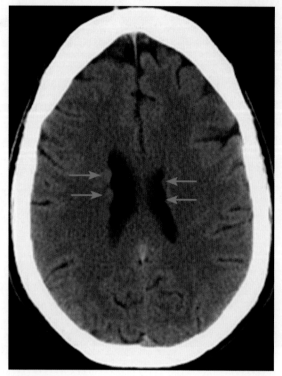

轴位CT显示沿侧脑室室管膜下排列的灶性结节（箭号）。

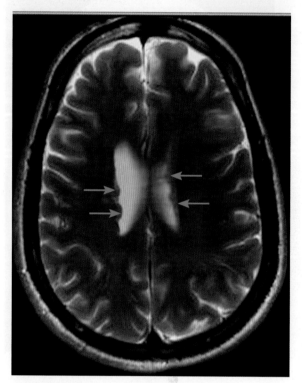

轴位T₂图像显示结节与皮层灰质等信号（箭号）。

答案

1. 异常位于室管膜。

2. 该疾病的经典影像表现是病变在CT或MR上的密度或信号与灰质相同。

3. 鉴别诊断包括结节性硬化、灰质异位和转移瘤。

4. 灰质异位（heterotopia gray matter，HGM）是一种先天性迁移异常，灰质位于白质内。脑室旁异位通常为遗传性疾病。

5. 该病变的治疗是以控制癫痫为目的。当出现顽固性癫痫发作时，可能需要手术切除异位结节。

要点

- 灰质异位是灰质位于白质内的一种迁移异常。
- 这种迁移过程中的停滞在沿着脑室内壁到大脑皮质均可能发生。
- 室管膜下异位与胼胝体发育不全、Chiari Ⅱ型畸形、多小脑回和基底脑膨出有关。
- 灰质异位在形态上可能呈带状。
- 如果有强化，考虑肿瘤或结节。
- 如果有钙化，考虑室管膜下或皮质结节。

建议阅读

Barkovich AJ, Chuang SH, Norman D. MR of neuronal migration anomalies. *AJR Am J Roentgenol*. 1988 Jan; 150(1):179-187.

Mitchell LA, Simon EM, Filly RA, Barkovich AJ. Antenatal diagnosis of subependymal heterotopia. *AJNR Am J Neuroradiol*. 2000 Feb;21(2):296-300.

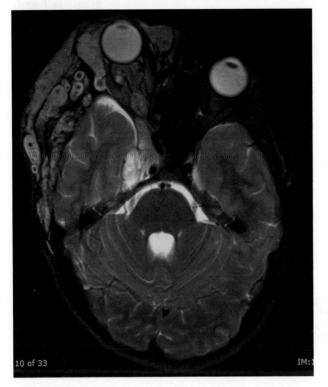
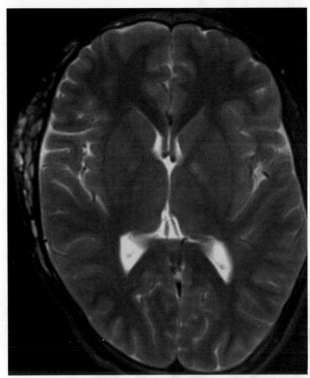

- 1. 该疾病的遗传基因是什么？

- 2. 该疾病的脑部特征性表现是什么？

- 3. 该疾病的特征性肿瘤和骨受累表现是什么？

- 4. 神经纤维瘤病1型诊断和随访的最佳成像方式是什么？

- 5. 该疾病脑内异常信号病灶在哪里？

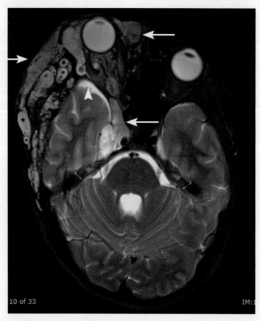

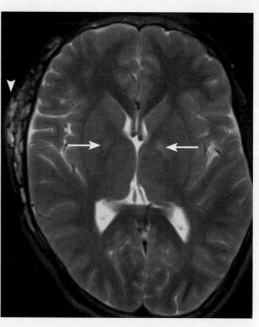

T₂轴位图像显示右侧面部广泛、黏稠状T₂高信号病变，与丛状神经纤维瘤一致，延伸至右侧眼眶肌锥内外间隙和右侧梅克尔（Meckel）憩室（白色箭号），右蝶骨翼发育不良（白色箭头）。靶征是NF1（红色箭头）丛状神经纤维瘤的特征性征象。

轴位T₂像在基底节水平显示双侧苍白球异常信号（箭号）。同样值得注意的是右侧面部丛状神经纤维瘤延伸至颞部头皮（箭头）。

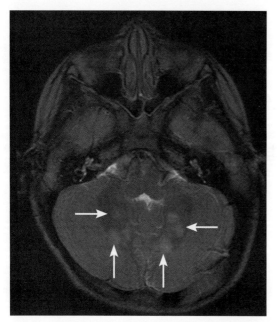

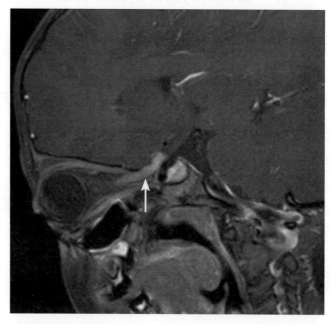

1例患NF1的2岁女童，轴位T₂图像显示双侧小脑深部白质和齿状核（箭号）有多个异常信号病灶。

1例患NF1的4岁男童，斜位T₁增强扫描显示强化的视神经胶质瘤，在眶管内延伸（箭号）。

答案

1. 神经纤维瘤病1型（neurofibromatosis 1，NF1）是由位于染色体17q11.2上的 *NF1* 基因突变或缺失引起的，导致神经纤维瘤蛋白产生的中断。这可能来自常染色体显性家族性遗传（50%）或新的散发性突变（50%）。

2. 累及大脑的NF1改变包括局灶性T$_2$高信号病灶，称为灰质深部和脑室周围白质异常信号或未定性的高信号病灶，脑干胶质瘤和视神经胶质瘤。

3. 经典的影像表现包括丛状神经纤维瘤、蝶骨翼发育不良、视神经胶质瘤和白质改变（髓鞘空泡化）。

4. NF1（von Recklinghausen）表现为多系统遗传性疾病，包括皮肤、神经和骨科疾病。短时间反转恢复序列（short time inversion recovery，STIR）成像有助于评估全身的神经纤维瘤，以及脑、脑干的异常信号病灶和视神经胶质瘤。

5. NF1异常信号病灶的典型部位包括苍白球、小脑深部白质和齿状核、海马、脑干和脑室周围白质。有典型的不强化的T$_2$高信号病灶，形态不一，无明显的占位效应。

要点

- NF1是最常见的神经皮肤病。
- 染色体17q11.2中 *NF1* 基因突变导致神经纤维瘤蛋白生成障碍，后者为一种肿瘤抑制因子。
- 常染色体显性遗传（50%）或新发突变（50%）。
- 有皮肤、神经和骨骼症状。
- 与学习障碍和自闭症高度相关。
- 典型的影像学表现包括丛状神经纤维瘤、蝶骨翼发育不良、视神经/视通路/脑干胶质瘤和白质改变（髓鞘空泡化）。
- 丛状神经纤维瘤是黏液性肿瘤，T$_2$高信号伴中央T$_2$低信号，形成"靶征"，伴不同程度强化。
- 视神经胶质瘤表现为视神经弥漫性或局灶性增厚，强化不等。
- 局灶性异常信号（focal areas of signal intensity，FASI）或未定性的高信号病灶（unidentified bright objects，UBO）累及小脑深部白质、齿状核、脑干、海马、苍白球和脑室周围白质，被认为是错构瘤。
- 有症状患者和进展的肿块行手术切除、放疗或化疗。

建议阅读

Jacquemin C, Bosley TM, Svedberg H. Orbit deformities in craniofacial neurofibromatosis type 1. *AJNR Am J Neuroradiol*. 2003 Sep;24(8):1678-1682.

Lim R, Jaramillo D, Poussaint TY, Chang Y, Korf B. Superficial neurofibroma: a lesion with unique MRI characteristics in patients with neurofibromatosis type 1. *AJR Am J Roentgenol*. 2005 Mar;184(3):962-968.

Patel NB, Stacy GS. Musculoskeletal manifestations of neurofibromatosis type 1. *AJR Am J Roentgenol*. 2012 Jul;199(1):W99-W106.

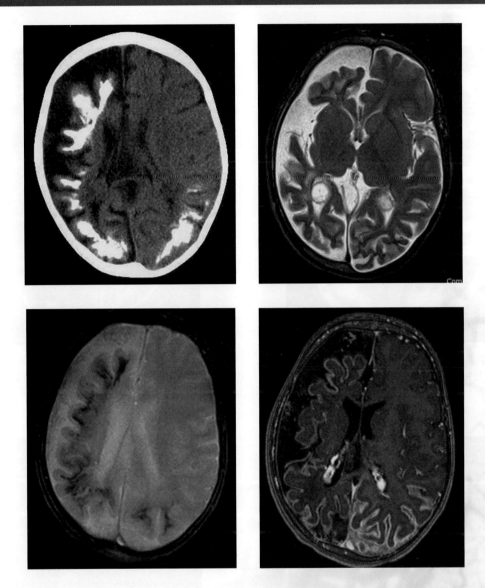

1. 有哪些鉴别诊断？

2. 特征性的影像学表现是什么？

3. 典型的临床表现是什么？

4. 柔脑膜强化的典型部位是哪里？

5. 该病变的治疗方案是什么？

病例等级/难度： 类别：幕上脑内

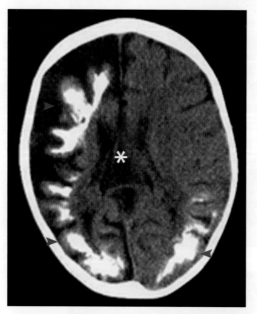

CT显示右侧大脑半球严重萎缩伴有右侧大脑半球及左侧顶枕叶广泛皮层及皮层下钙化（红色箭头）。另可见透明隔腔（星号）。

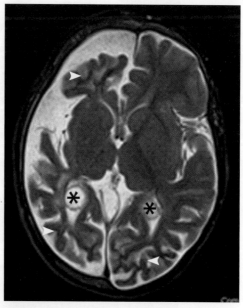

轴位T₂图像显示右侧大脑半球严重萎缩，T₂低信号累及右侧额顶枕叶及左侧顶枕叶皮层及皮层下白质（白色箭头）。另可见双侧脉络丛囊肿（黑色星号）。

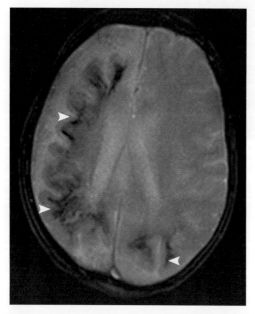

梯度回波（gradient recalled echo，GRE）图像显示右侧大脑半球及左侧枕叶皮层及皮层下白质呈低信号（白色箭头），与前面CT所示钙化一致。

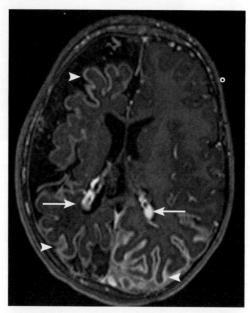

轴位T₁增强显示右侧大脑半球和左侧顶枕叶广泛柔脑膜强化（白色箭头）、双侧脉络丛明显强化（白色箭号）。与对侧正常脑实质相比，萎缩的右侧大脑半球皮质静脉相对缺乏。

答案

1. 脑钙化、脑偏侧萎缩和柔脑膜强化的鉴别诊断包括斯德奇-韦伯综合征（Sturge-Weber syndrome）、克里佩尔-特伦诺内-韦伯（Klippel-Trenaunay-Weber）综合征、脑动静脉畸形和脑膜血管瘤病。以上疾病都可以出现柔脑膜增厚、强化以及钙化。

2. 对于Sturge-Weber综合征，迂曲的柔脑膜强化符合柔脑膜血管瘤病，再加上皮层静脉缺乏和进行性静脉瘀滞，导致皮层萎缩和随后的钙化。同侧脉络丛通常扩大。

3. Sturge-Weber综合征典型的临床表现是婴儿时期面部葡萄酒色斑、同侧青光眼和癫痫。

4. 对于Sturge-Weber综合征，柔脑膜的强化可累及任何软脑膜表面，但最常见于后部（顶枕叶）和单侧。20%病例可见双侧受累。

5. 对于Sturge-Weber综合征尚没有治愈方法。癫痫的治疗包括大脑半球切除术。低剂量阿司匹林有助于降低卒中样发作的频率。

要点

- 罕见的散发性先天性血管畸形，伴有内皮增生，以及胎儿期皮层静脉发育不良。
- 静脉淤滞导致皮层灌注降低。
- 临床诊断依据单侧面部葡萄酒色斑（通常沿V1及V2分布）和眼部脉络膜血管瘤。
- 通常表现为癫痫和偏瘫。
- 影像学特征包括大脑半球皮层及皮层下白质钙化（铁轨征样脑回钙化）、脑萎缩、迂曲的柔脑膜强化和同侧脉络丛扩大。
- 1岁时若没有发生软脑膜血管瘤可以可靠地排除未来出现异常柔脑膜血管的可能性。
- 大约90%面部葡萄酒色斑的婴幼儿没有颅内病变，可以正常生长发育。

建议阅读

Nozaki T, Nosaka S, Miyazaki O, et al. Syndromes associated with vascular tumors and malformations: a pictorial review. *Radiographics*. 2013;33(1):175-195.

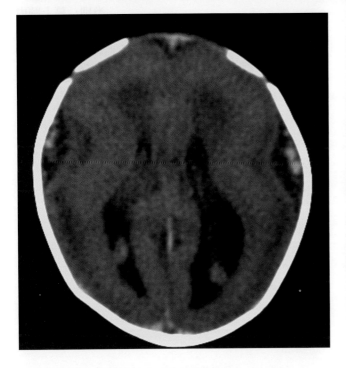 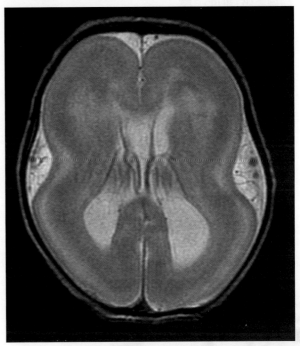

🐦 1. 该异常的鉴别诊断是什么？

🐦 2. 该异常的发病机制是什么？

🐦 3. 典型的影像学表现是什么？

🐦 4. 仅表现为带状异位的患者的临床特征是什么？

🐦 5. 在产前超声或胎儿磁共振检查中，诊断无脑回畸形之前必须了解患者的哪些信息？

无脑回畸形——1型　　病例22（3430）

病例等级/难度： 　　　　**类别：幕上脑内**

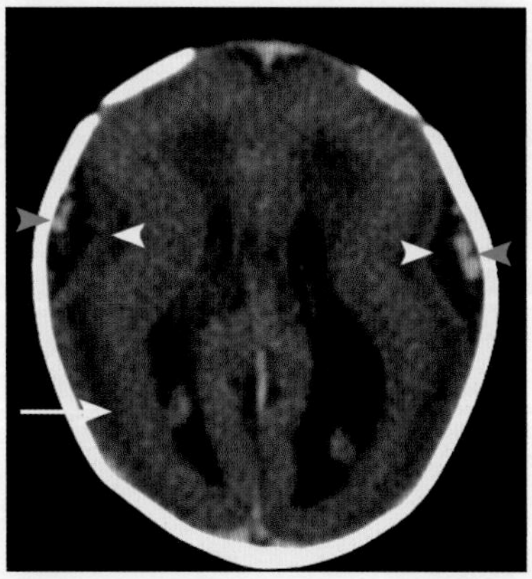

轴位CT图像显示大脑半球呈沙漏状，皮层表面光滑，侧裂池变浅（白色箭头），大脑中动脉侧向移位（绿色箭头）。还可见对称性皮层下灰质厚带异位（白色箭号）。

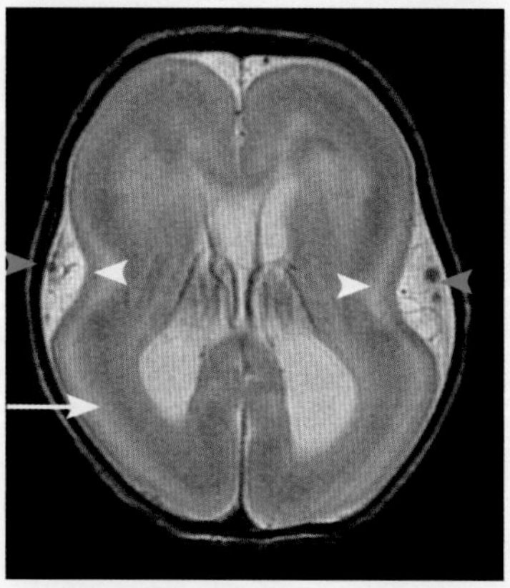

轴位T_2图像显示大脑半球沙漏状结构，皮质表面光滑，侧裂池变浅（白色箭头），大脑中动脉侧向移位（绿色箭头），皮质下连续低信号带与异位灰质一致（白色箭号）。

答案

1. 鉴别诊断包括鹅卵石状无脑回畸形（通常与先天性肌营养不良有关）、其他迁移异常（带状斜视）、单脑回和宫内感染。这种严重的形式与米勒-迪克尔（Miller-Dieker）综合征一致，是一种1型无脑回畸形（lissencephaly type 1）。
2. 典型的1型无脑回畸形是由神经元迁移不足所致，继发于综合征［Miller-Dieker综合征或诺曼-罗伯茨（Norman-Roberts）综合征］、X连锁或继发于宫内毒素暴露或先天性感染的散发型。
3. 典型的影像学特征包括沙漏状或“8”字形，皮层表面光滑，浅侧裂，大脑中动脉侧向移位。可见皮层下灰质和厚带状异位。
4. 仅有带状异位的患者绝大多数是女性，症状轻微。这与X染色体*DCX*基因有关，女性患者表现轻微，只出现带状异位。*DCX*基因具有轻微的表型。这些女性生下的男孩有更严重的无脑回畸形，以额叶为主。
5. 检查发现缺乏脑沟时必须结合胎龄来诊断无脑回畸形，区别于正常的未成熟大脑。

要点

- 妊娠3～4个月期间因神经元迁移受损而导致的大脑皮层严重畸形。
- 分为两种类型：经典（1型）和鹅卵石样（2型）无脑回畸形。
- **经典无脑回畸形** 是由移行不足引起的；可能是综合征性的、X染色体连锁的或散发（孤立）性的。
- 典型的影像学特征包括双侧大脑半球呈沙漏状或“8”字形，表面光滑，浅沟，大脑中动脉侧方移位；可能与带状异位有关。
- Miller-Dieker综合征可通过面部畸形和严重的无脑回畸形与孤立性无脑回畸形相鉴别。
- **鹅卵石样无脑回畸形** 是由于过度迁移导致皮层下紊乱和皮层不规则造成的，通常与先天性肌营养不良有关。
- 典型的影像学特征包括鹅卵石样外观，伴有髓鞘发育不良相关的严重巨脑室、蚓部发育不良、脑干扭结、小脑多小脑回或囊肿、脑膨出、胼胝体发育不良和脑积水。

建议阅读

Ghai S, Fong KW, Toi A, Chitayat D, Pantazi S, Blaser S. Prenatal US and MR imaging findings of lissencephaly: review of fetal cerebral sulcal development. *Radiographics*. 2006;26(2):389-405.

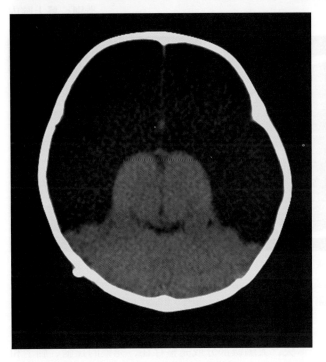 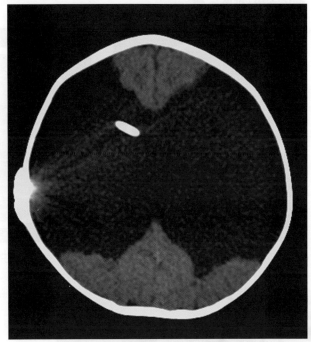

1. 鉴别诊断是什么?

2. 该疾病的可能原因是什么?

3. 该疾病典型的影像学特征是什么?

4. 该疾病治疗方案有哪些?

5. 如果存在的话，什么大脑皮质通常是完整的?

病例等级/难度：　　　　　　　　　　　　　　　　　　　类别：幕上脑内

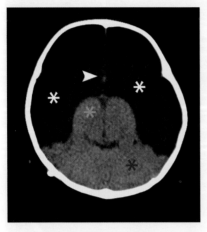

轴位CT显示颅顶积水（白色星号），大脑镰（白色箭头）、丘脑（绿色星号）和小脑半球（蓝色星号）完整。

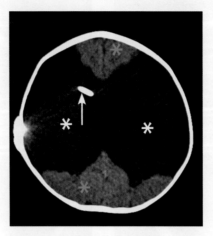

轴位CT显示颅顶积水（白色星号）。额叶和枕叶有残留的脑实质（绿色星号）。可见脑室腹腔分流（白色箭号）。

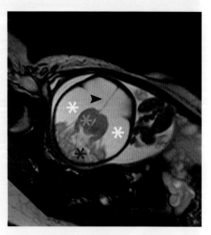

胎儿MRI轴位T$_2$图像显示颅顶积液（白色星号），大脑镰（黑色箭头）、丘脑（绿色星号）和枕叶（蓝色星号）完整。

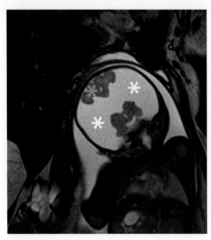

胎儿MRI显示颅顶积液（白色星号）。额叶有残留的脑实质（绿色星号），丘脑完整（蓝色星号）。

答案

1. 积水性无脑畸形的鉴别诊断包括重度脑积水、严重的双侧开唇型脑裂畸形和无脑叶型前脑无裂畸形。

2. 双侧床突上段颈内动脉闭塞是最常见的病因。其他可能的病因包括宫内感染、母亲一氧化碳或丁烷暴露以及单绒毛膜双胎死亡引起的血栓栓塞。

3. 典型的影像学特征包括：颅顶积水，大脑皮层缺失，大脑镰部分或完整存在，完整的丘脑、脑干和小脑。

4. 积水性无脑畸形（hydranencephaly）患者预后不佳，通常在婴儿期死亡。大头畸形的支持治疗建议采用脑室造瘘术。

5. 积水性无脑畸形残留的幕上皮层可包括大脑后动脉供血的结构，包括枕叶、旁正中顶叶和额叶后部。

要点

- 继发于大面积脑梗死的先天性脑缺损。
- 产后表现包括大头畸形、发育障碍、透明颅骨、癫痫或局限于脑干的神经功能。
- 产前和产后影像学特征相同。
- 经典的影像学特征包括颅顶积水，缺失的大脑皮层，部分或完整的大脑镰，完整的丘脑、脑干和小脑。

建议阅读

Gentry M, Connell M. Hydranencephaly. *Ultrasound Q.* 2013 Sep;29(3):267-268.

Poe LB, Coleman LL, Mahmud F. Congenital central nervous system anomalies. *Radiographics.* 1989 Sep;9(5):801-826.

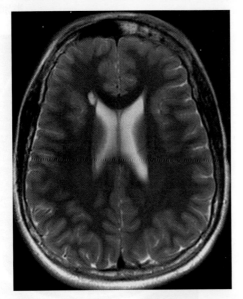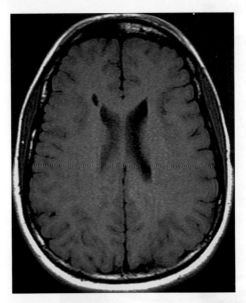

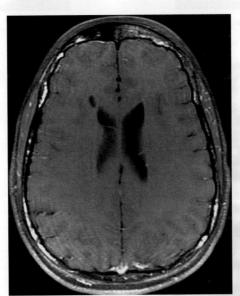

....

- 1. 异常在哪里?

- 2. 该病变的典型影像学表现是什么?

- 3. 鉴别诊断是什么?

- 4. 该疾病的病因是什么?

- 5. 该疾病的治疗方法是什么?

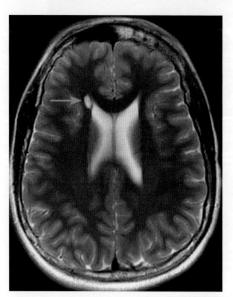

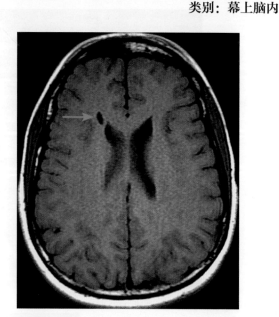

轴位T₂图像显示右额角附近白质内边界清晰的T₂高信号病变（箭号）。

轴位T₁图像显示右额角附近白质内边界清晰的低信号病变（箭号）。

3. 鉴别诊断包括血管周围间隙、脑穿通畸形囊肿和神经胶质囊肿。

4. 神经胶质囊肿也称为"胶质室管膜囊肿"，是先天性良性内衬神经上皮病变，被认为是退化的胚胎神经管内衬。

5. 该病变无须治疗。

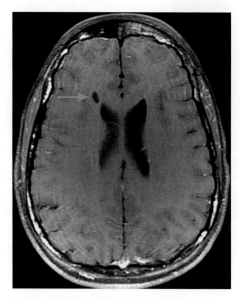

要点

- 神经胶质囊肿和胶质室管膜囊肿是良性内衬上皮细胞病变。
- 沿着神经轴的任何方向都可以看到神经胶质囊肿，但在脑实质（最常见的是额叶）内更常见。
- 这些病变通常边界清楚，呈圆形及单房显示。
- 如果是多房性的，要考虑血管周围间隙。
- 如果囊肿与脑室相通，考虑脑穿通畸形。
- 如果观察到对比增强，考虑肿瘤。

轴位T₁增强扫描未见异常强化（箭号）。

答案

1. 异常位于右侧额角附近的白质内。

2. 在CT和所有MRI序列上，神经胶质囊肿（neuroglial cyst，NGC）显示同脑脊液。MRI表现为T₁低信号、T₂高信号，CT为低密度。此外，增强扫描不强化。

建议阅读

Osborn AG, Preece MT. Intracranial cysts: radiologic-pathologic correlation and imaging approach. *Radiology*. 2006 Jun;239(3):650-664.

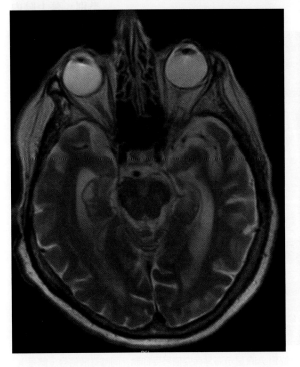 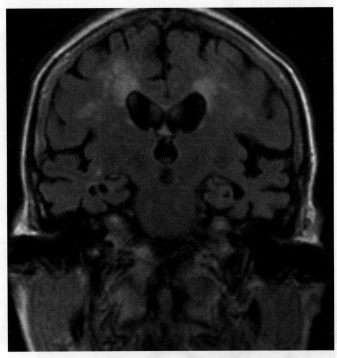

1. 异常部位在哪里？

2. 该病变的典型影像学表现是什么？

3. 鉴别诊断是什么？

4. 该病变的病因是什么？

5. 该病变的治疗方法是什么？

病例等级/难度： 🐾

类别：幕上脑内

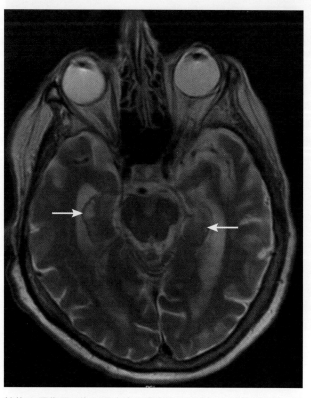

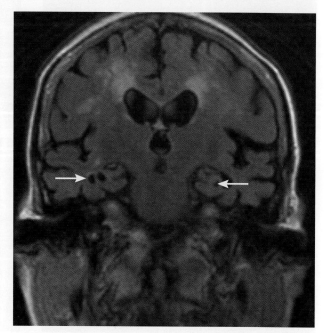

冠状位FLAIR显示海马病变信号受抑制，同脑脊液信号（箭号）。

轴位T$_2$图像显示海马回内边界清晰的亚厘米级T$_2$高信号病灶，呈"一串囊肿"表现（箭号）。

答案

1. 沿双侧海马可见一串囊性病变。

2. 海马沟残余囊肿（hippocampal sulcus remnantscyst，HSRC）在MRI上呈T$_2$高信号、T$_1$低信号和FLAIR低信号。HSRC在增强扫描不强化及DWI无弥散受限。

3. 鉴别诊断包括海马沟残余囊肿、颞叶内侧硬化和脉络膜囊肿。

4. HSRC被认为是海马沟部分未融合，因为海马角和齿状回折叠形成特征性的海马回。随着体积的减少可能会变得更加突出，在高分辨率成像中更加明显。

5. 这个病变无须治疗。

要点

- HSRC也被称为"海马沟空洞"，临床上非常常见，很可能是海马沿残留沟折叠不完全的结果。
- 海马区外侧边缘可见一串脑脊液囊肿。
- 如果FLAIR呈局灶性信号增高，则考虑梗死和脑炎。
- T$_2$及FLAIR信号增高，海马体积减小，考虑颞叶内侧硬化。

建议阅读

van Veluw SJ, Wisse LE, Kuijf HJ, et al. Hippocampal T2 hyperintensities on 7 Tesla MRI. *Neuroimage Clin*. 2013 Jan;3(3):196-201.

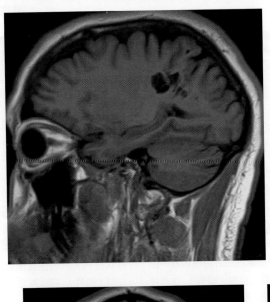
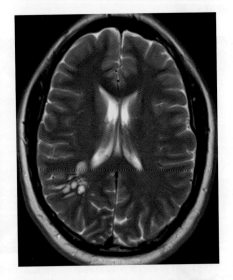
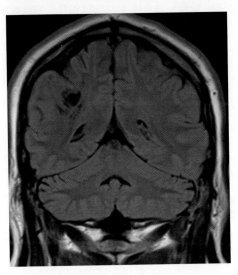
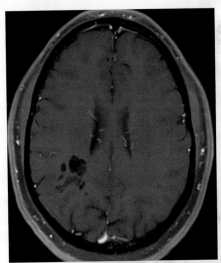

- 1. 异常位于哪里？

- 2. 该疾病的典型影像学表现是什么？

- 3. 有哪些鉴别诊断？

- 4. 该疾病的病因是什么？

- 5. 该疾病有哪些治疗方法？

病例等级/难度： 🌸

类别：幕上脑内

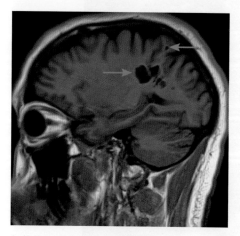

矢状位T₁图像显示右顶叶白质内多个边界清楚的低信号病变（箭号）。

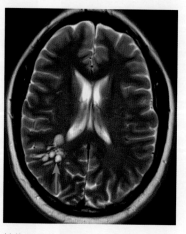

轴位T₂图像显示右顶叶白质内有一簇状高信号的囊状结构（箭号）。注意径向方向朝向侧脑室。

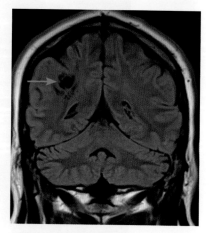

冠状位FLAIR图像显示囊性病变信号受抑制（箭号），同脑脊液。

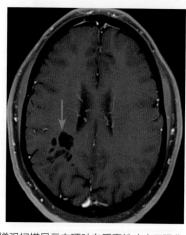

轴位T₁增强扫描显示右顶叶白质囊性病变无强化（箭号）。

答案

1. 异常位于右顶叶皮层下白质内。

2. 在MR成像上，血管周围间隙（perivascular space，PVS）总是在所有脉冲序列图像上同脑脊液信号一致。因此，表现为T₁低信号和T₂高信号，FLAIR图像上信号受抑制。这些间隙不会弥散受限或强化。

3. 鉴别诊断包括腔隙性脑梗死、血管周围间隙、囊性肿瘤、隐球菌性肉芽肿和脑囊虫病。

4. PVS被认为是发育性异常，由穿支血管和软脑膜之间的间质液聚积而成。

5. 该病无须治疗。

要点

- 血管周围间隙又称"V-R间隙"（Virchow-Robin space）。
- 在所有脉冲序列上同CSF信号，且不增强。
- 25%周围的FLAIR信号略有增加。
- 白质和深部灰质核团的位置。
- 最常见的部位在基底节下部。
- 在深部白质中径向朝向脑室。
- 随着年龄的增长，PVS的大小增加。
- 这些间隙的大小通常为2～5 mm。

建议阅读

Osborn AG, Preece MT. Intracranial cysts: radiologic-pathologic correlation and imaging approach. *Radiology*. 2006 Jun;239(3):650-664.

Kwee RM, Kwee TC. Virchow-Robin spaces at MR imaging. *Radiographics*. 2007;27(4):1071-1086.

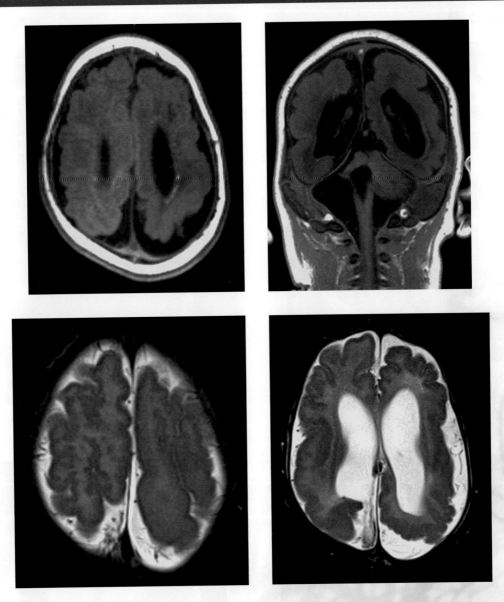

- 1. 该疾病的发病率是多少？

- 2. 该疾病典型的临床表现是什么？

- 3. 该疾病特征性的影像学表现是什么？

- 4. 有哪些鉴别诊断？

- 5. 该疾病的常见晚期并发症是什么？

病例等级/难度：　　　　　　　　　　　　　　　　　类别：幕上脑内

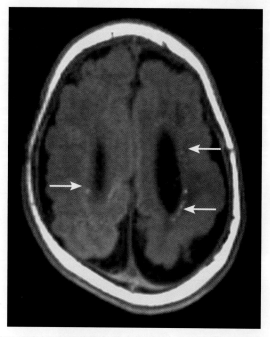

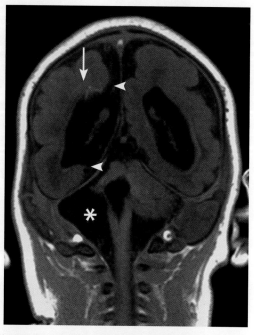

轴位T₁图像显示双侧侧脑室旁白质内多个T₁高信号点状病灶（白色箭号），与脑室周围钙化一致。

冠状位T₁图像显示右侧侧脑室周围白质的T₁高信号灶（白色箭号），与脑室周围钙化一致。右侧顶叶可见开唇型脑裂畸形（白色箭头）。右侧小脑发育不良（星号）也值得注意。

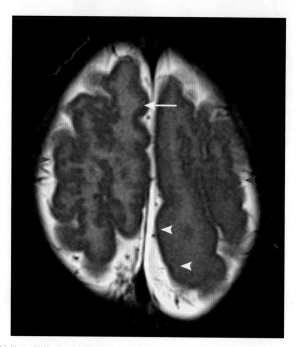

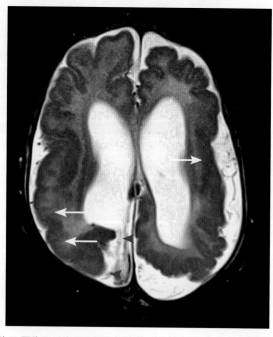

轴位T₂图像显示弥漫性移行异常伴巨脑回（箭号）、无脑回（白色箭头）和多小脑回（红色箭头）。

轴位T₂图像显示左额顶叶皮层巨脑回（箭号），右顶叶脑裂畸形裂口（红色箭头）。

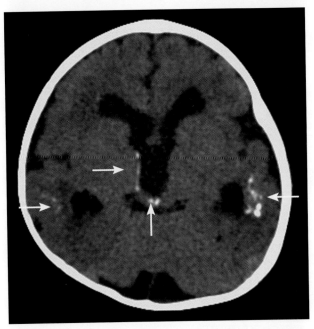
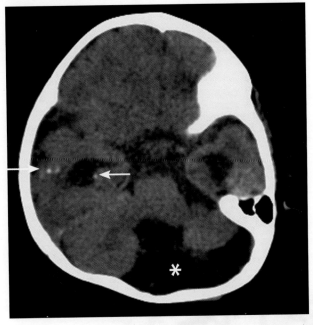

另一名先天性巨细胞病毒感染的婴儿CT平扫图像显示脑室周围钙化灶（箭号）。

CT平扫显示脑室周围钙化（白色箭号）和左侧小脑发育不良（星号）。

答案

1. 先天性巨细胞病毒（cytomegalovirus）感染是美国最常见的宫内严重病毒感染，约占所有新生儿的1%。

2. 只有10%受感染的婴儿在出生时有症状。疾病受累最常见的系统征象包括早产、肝脾大、黄疸、出血点、脉络膜视网膜炎和宫内生长迟滞。中枢神经系统受累包括小头畸形、癫痫、肌张力过低或过高，以及迟发性感音神经性听力损失。

3. 典型的中枢神经系统影像学表现包括脑室周围钙化、皮层畸形，包括无脑回、巨脑回、弥漫性多小脑回、局灶性皮质发育不良和脑裂畸形。髓鞘发育迟缓和小脑发育不全常见。

4. 先天性巨细胞病毒感染的鉴别诊断包括其他TORCH［弓形虫（toxoplasma），其他病原微生物（others），风疹病毒（rubella. virus），巨细胞病毒（cytomegalo. virus），单纯疱疹Ⅰ/Ⅱ型（herpes. virus）］感染、假性TORCH综合征和先天性淋巴细胞性脉络膜脑膜炎。

5. 感音神经性听力损失是最常见的晚期并发症；然而，其他中枢神经系统后遗症包括癫痫发作、缺乏协调性、智力低下和小头畸形。

要点

- 在美国，先天性巨细胞病毒是宫内感染导致先天性脑损伤的最常见原因。

- 通常无症状（90%）；只有10%的患儿在出生时有体征和症状。

- 典型临床表现：小头畸形、癫痫、脉络膜视网膜炎、出血点、耳聋和肝脾大。

- 典型的脑部表现：脑室周围钙化、皮层畸形，包括无脑回、巨脑回、弥漫性多小脑回、局灶性皮质发育不良、脑裂畸形，以及髓鞘形成延迟和小脑发育不全。

- 颅内异常程度取决于感染时的胎龄。

- 感音神经性听力损失是最常见的晚期并发症。

建议阅读

Malinger G, Lev D, Zahalka N, et al. Fetal cytomegalovirus infection of the brain: the spectrum of sonographic findings. *AJNR Am J Neuroradiol*. 2003 Jan;24(1):28-32.

Teissier N, Fallet-Bianco C, Delezoide AL, et al. Cytomegalovirus-induced brain malformations in fetuses. *J Neuropathol Exp Neurol*. 2014 Feb;73(2):143-158.

男，17岁，干细胞移植后患有严重再生障碍性贫血。出现发热和神经系统的改变

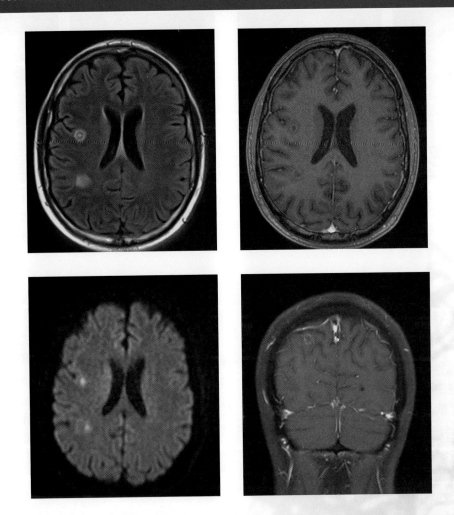

1. 该异常有哪些鉴别诊断？

2. 什么影像学征象有助于区分环状强化病变，如脓肿和转移瘤？

3. 该病灶周边 T_2 低信号的原因是什么？

4. 对于这些病灶什么血管分布更常见？

5. 什么微生物更可能侵袭血管？

病例等级 / 难度： 🐾   **类别：幕上脑内**

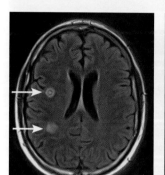 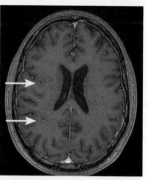 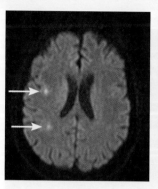 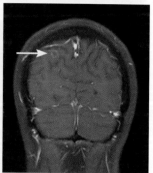

| 轴位FLAIR图像显示右侧额顶叶灰白质交界处有两个圆形环状病变。注意T₂低信号环和病灶周边轻微水肿（白色箭号）。 | 轴位T₁增强扫描显示边缘相对较弱的环形强化（白色箭号），可能是由于免疫抑制状态所致。 | 轴位DWI（b=1000）显示中央弥散受限（白色箭号），提示脓肿。 | 冠状位T₁增强显示另一处位于顶叶后部灰白质交界处的轻微环状强化病变（白色箭号）。 |

答案

1. 多发环状强化病变的鉴别包括真菌和细菌性脓肿、弓形虫病和转移性疾病。

2. 脓肿可因化脓性物质表现为中央扩散受限。同样，转移瘤可因富细胞性表现为周边扩散受限，而中央因坏死促进扩散。

3. T₂低信号环与周边强化相吻合，组织学上与脓肿包膜相关。巨噬细胞形成的顺磁性自由基产生磁化效应使T₂信号减弱。有研究表明，在真菌脓肿中，铁是产生顺磁性效应的重要成分。

4. 血行播散性脓肿多累及前循环，以灰白质交界处受累最多。

5. 血管侵袭通常在伴有免疫功能低下的侵袭性曲霉菌病（aspergillosis）和毛霉菌病（mucormycosis）中被描述。念珠菌病也有此描述，程度较轻。

要点

- 在免疫功能低下患者中要考虑到真菌病！
- 血源性真菌病MRI表现与细菌病因无法区别。
- 增强后图像可显示脑膜强化或实质内结节状、环形强化。
- 在免疫功能低下的患者中，环形强化的病灶可能表现出比预期更弱的强化和水肿。
- 真菌性脓肿可见中心弥散受限和周边T₂低信号，有助于区分转移性病变。
- 曲霉菌病和毛霉菌病可能是血管侵袭性的，导致霉菌性动脉瘤和出血性梗死。

建议阅读

Boes B, Bashir R, Boes C, Hahn F, McConnell JR, McComb R. Central nervous system aspergillosis. Analysis of 26 patients. *J Neuroimaging*. 1994 Jul;4(3):123-129.

Mathur M, Johnson CE, Sze G. Fungal infections of the central nervous system. *Neuroimaging Clin N Am*. 2012 Nov;22(4):609-632.

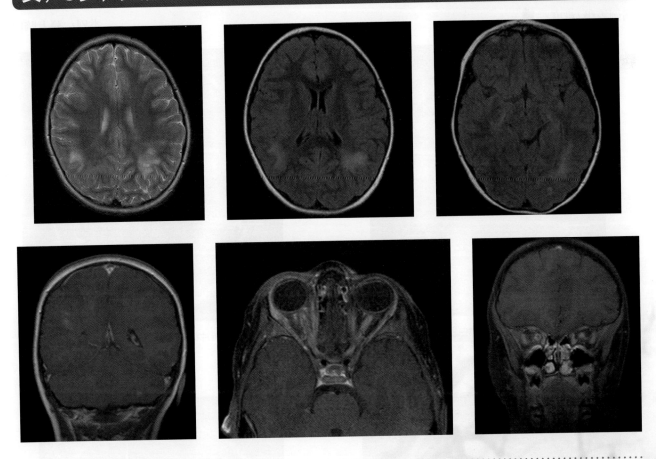

1. 该异常的鉴别诊断是什么?

2. 该疾病还有哪些其他表现?

3. 该疾病的治疗方法是什么?

4. 该疾病的预后如何?

5. 影像学与疾病进展的相关性如何?

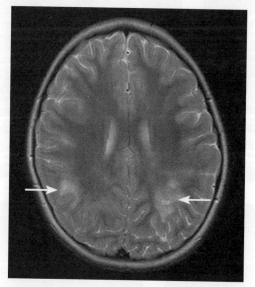

轴位T$_2$图像显示双侧斑片状不对称白质高信号（白色箭号）。

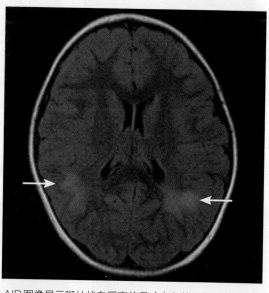

轴位FLAIR图像显示斑片状白质高信号（白色箭号），不延伸至胼胝体－隔界面。

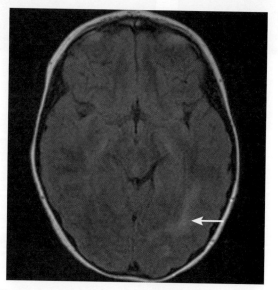

轴位FLAIR图像显示左侧颞叶皮质下白质T$_2$高信号（白色箭号）。

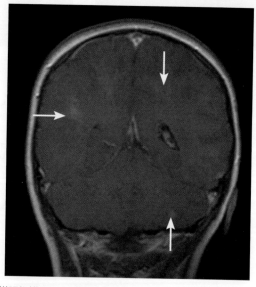

冠状位增强扫描显示白质病灶模糊无定形强化（白色箭号），受累区域无明显T$_1$低信号。注意左侧小脑的孤立病灶。

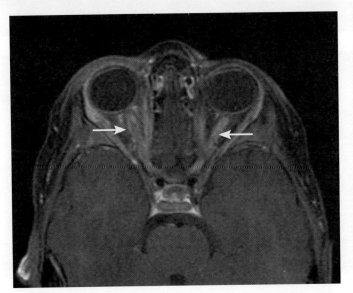 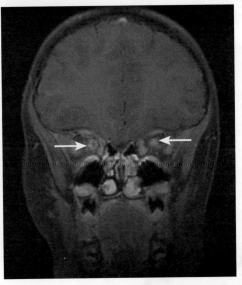

眼眶轴位T₁增强扫描显示双侧视神经增厚和强化（白色箭号）。这与视神经炎是一致的。

眶尖冠状位T₁增强扫描显示双侧视神经增粗和强化（白色箭号）。

答案

1. 双侧斑片状白质病变伴模糊强化的鉴别诊断包括急性播散性脑脊髓炎（acute disseminated encephalomyelitis，ADEM）、多发性硬化（multiple sclerosis，MS）等脱髓鞘过程。类似表现如果分布于双侧大脑后部，可考虑可逆性后部脑病综合征。

2. ADEM中50%可累及基底节区，30%可累及脊髓。颅神经受累并伴有水肿和强化也有描述。

3. 皮质类固醇免疫抑制是ADEM经典的一线治疗。对类固醇治疗无效的患者可能受益于血浆置换或静脉注射免疫球蛋白。

4. 50%～60%的ADEM患者经过充分的治疗可以康复，而不会留下永久性损害。高达30%的患者可能会有持续性后遗症，主要是癫痫发作。10%～20%的ADEM患者死亡。

5. 在ADEM中，影像表现通常滞后于临床症状。症状出现时的早期影像可能是正常的。

要点

- ADEM是一种单相性、免疫介导的炎性脱髓鞘病，发生于病毒或细菌感染和免疫接种1～2周后。
- 双侧斑片状白质受累为典型表现，伴各种形式的强化。
- 中央白质通常不像MS那样受累。
- 1/2的患者有基底节区受累。
- 可见颅神经受累并强化。
- 30%可见脊髓受累。
- 大多数人在接受治疗后完全康复。只有不到1/3的人有神经后遗症或进展到死亡。

建议阅读

Honkaniemi J, Dastidar P, Kähärä V, Haapasalo H. Delayed MR imaging changes in acute disseminated encephalomyelitis. *AJNR Am J Neuroradiol*. 2002 Feb;22(6):1117-1124.

Marin SE, Callen DJ. The magnetic resonance imaging appearance of monophasic acute disseminated encephalomyelitis: an update post application of the 2007 consensus criteria. *Neuroimaging Clin N Am*. 2013 May;23(2):245-266.

男，78岁，进行性头痛、头晕、言语含糊、精神状态改变和进行性失语

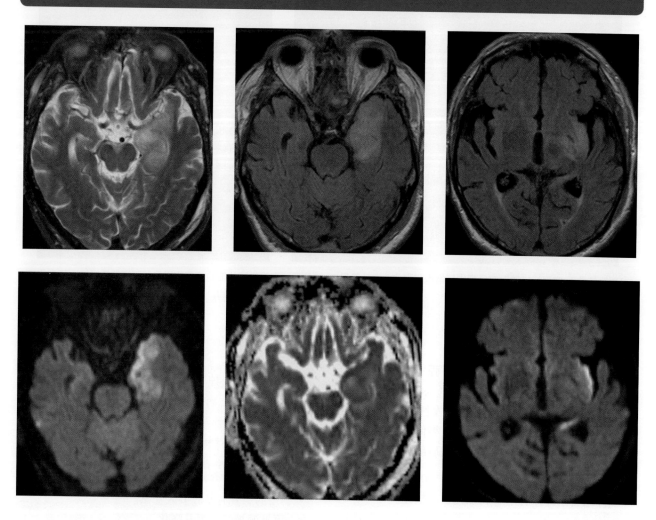

1. 这些MRI表现需要鉴别什么？

2. 该疾病常影响的解剖结构是什么？

3. 该疾病的预后如何？

4. 该疾病在不同脉冲序列上典型MRI表现是什么？

5. 哪些人群患本病的风险较高？

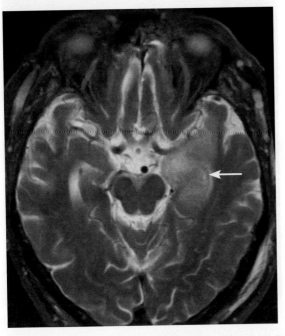

中脑层面轴位T₂图像显示内侧颞叶肿胀导致脑沟消失以及T₂高信号（白色箭号）。

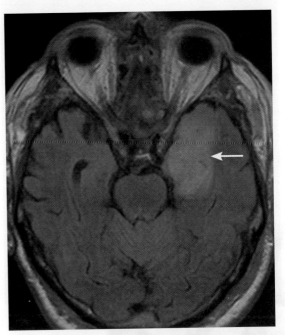

轴位FLAIR图像显示内侧颞叶高信号，脑沟消失（白色箭号）。

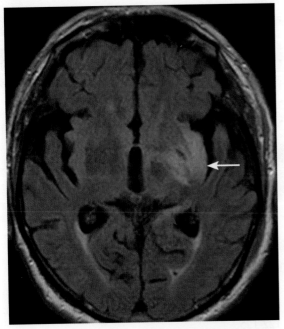

轴位FLAIR图像进一步显示岛叶皮层和丘脑底核受累，出现T₂高信号（白色箭号）。注意海马尾部受累（红色箭号）。

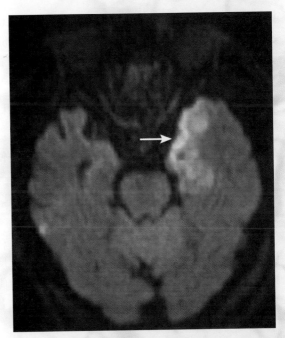

轴位DWI（b=1000）图像显示左侧内侧颞叶皮层和皮层下信号增高（白色箭号）。

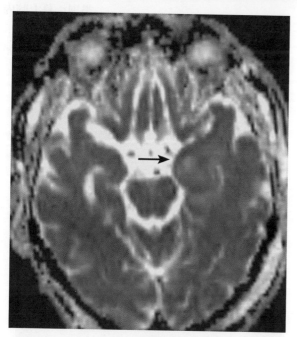

中脑水平的轴位ADC图显示弥散减低，主要累及内侧颞叶皮层（黑色箭号）。

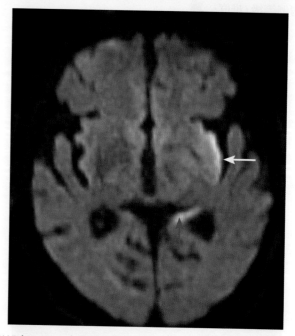

DWI（b=1000）轴位图像还显示左侧岛叶皮层（白色箭号）和海马尾部（红色箭号）的弥散受限。

答案

1. 内侧颞叶肿胀需要鉴别包括疱疹性脑炎（herpetic encephalitis）、急性卒中和边缘叶脑炎（limbic encephalitis）（不会持续引起弥散受限）。神经梅毒也有报道累及内侧颞叶，类似于疱疹脑炎。

2. 疱疹性脑炎多累及内侧颞叶、岛叶皮质和下额叶。这种疾病可以是双侧的，但不对称。

3. 未经治疗的疱疹脑炎死亡率可能高达70%。即使使用阿昔洛韦治疗，大多数（2/3）的患者也会有一些神经后遗症。疑似疱疹脑炎的患者应迅速开始使用阿昔洛韦治疗。

4. 在疱疹性脑炎中，内侧颞叶肿胀可引起T_2和FLAIR高信号，FLAIR敏感性高于T_2。在疾病早期强化表现多样；然而，一周后的脑回强化更为典型。DWI图像典型表现为皮质高信号，而ADC上的信号相应降低，表明弥散受限。

5. 疱疹性脑炎呈双峰型分布，多见于20岁以下和50岁以上人群。1/3的病例发生在20岁以下的人群中，他们的预后也往往好于50岁以上的患者。没有性别或种族差异。

要点

- 疱疹性脑炎常累及内侧颞叶、岛叶皮质和下额叶。
- 皮质弥散受限常见，病程早期有不同程度的强化。
- 深部白质和基底节常不受累。
- 任何涉及内侧颞叶的病理过程且有典型的发热和头痛病史，都必须包括疱疹作为鉴别诊断。
- 疑似疱疹脑炎，需要与临床团队紧急沟通，以便迅速开始抗病毒治疗（阿昔洛韦），因为未经治疗的疱疹脑炎通常是致死性的。

建议阅读

Küker W, Nägele T, Schmidt F, Heckl S, Herrlinger U. Diffusion-weighted MRI in herpes simplex encephalitis: a report of three cases. *Neuroradiology*. 2004 Feb;46(2): 122-125.

Noguchi T, Yoshiura T, Hiwatashi A, et al. CT and MRI findings of human herpesvirus 6-associated encephalopathy: comparison with findings of herpes simplex virus encephalitis. *AJR Am J Roentgenol*. 2010 Mar;194(3):754-760.

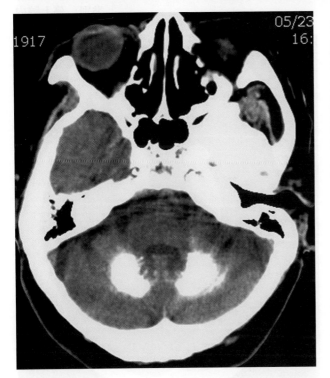 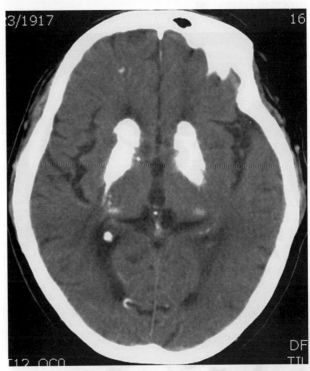

1. 异常位于何处？

2. 该疾病典型的影像学表现是什么？

3. 鉴别诊断是什么？

4. 该疾病可能涉及哪些脑结构？

5. 高密度的最常见来源是什么？

病例等级/难度：   类别：幕上脑内

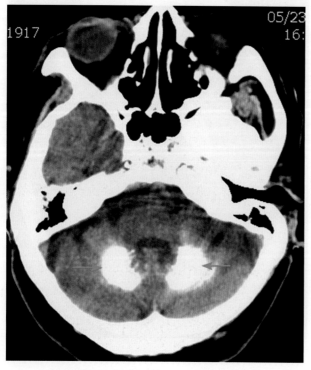

轴位CT显示齿状核（箭号）呈对称性高密度。

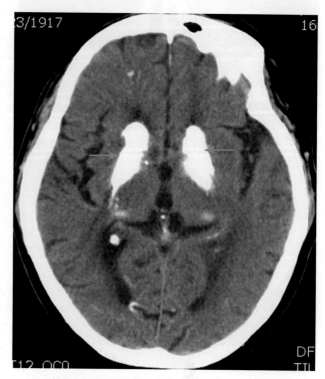

轴位CT显示双侧基底节区对称性高密度（箭号）。

答案

1. 基底节和齿状核内可见对称性高密度影。

2. 双侧基底节对称性高密度影，尤其在青年患者中。

3. 鉴别诊断包括甲状旁腺功能减退症（hypoparathyroidism）、假性甲状旁腺功能减退症（pseudohypoparathyroidism）、法尔病（Fahr disease）、既往损伤导致的矿化性微血管病、中老年正常钙化。

4. Fahr病可累及基底节（尾状核和豆状核）、齿状核、丘脑、皮质下白质和半卵圆中心。

5. 高密度的最常见来源是钙沉积。

要点

- Fahr病也称为"双侧纹状体-苍白球-齿状核钙质沉着症"。

- CT诊断的关键是无高钙血症的基底节区对称性高密度（钙化）。

- 40岁以下年轻人或儿童的双侧对称性基底节钙化通常不正常。

- CT上很容易看到钙化。

- 齿状核通常是钙化的。

建议阅读

Avrahami E, Cohn DF, Feibel M, Tadmor R. MRI demonstration and CT correlation of the brain in patients with idiopathic intracerebral calcification. *J Neurol*. 1994 May;241(6):381-384.

Govindarajan A. Imaging in Fahr's disease: how CT and MRI differ? *BMJ Case Rep*. 2013 Nov 27;2013.

Hegde AN, Mohan S, Lath N, Lim CC. Differential diagnosis for bilateral abnormalities of the basal ganglia and thalamus. *Radiographics*. 2011;31(1):5-30.

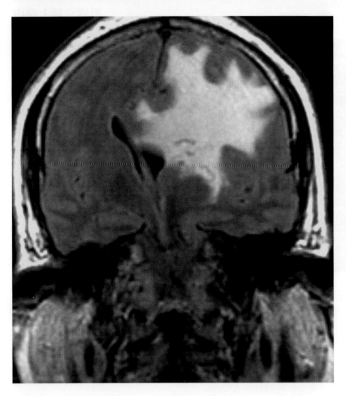 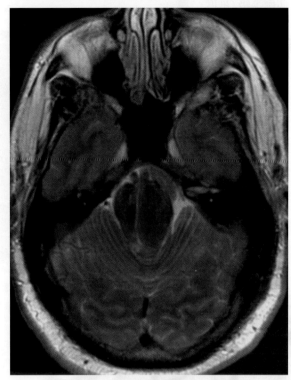

....

- **1.** 主要影像学表现是什么？

- **2.** 有哪些原因导致脑疝？

- **3.** 与左侧钩回疝有关的临床症状是什么？

- **4.** 什么是 Kernohan 切迹现象？

- **5.** Duret 出血发生在哪里？

病例等级/难度： 🌼　　　　　　　　　　　类别：幕上脑内

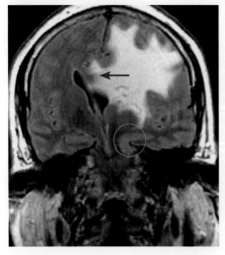 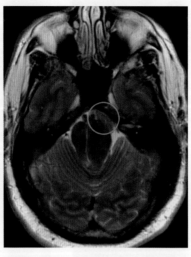 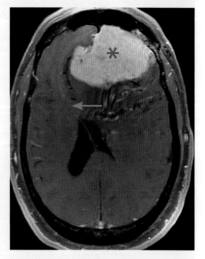

冠状位FLAIR图像显示左额叶血管源性水肿，导致从左至右大脑镰下疝（箭号）及左侧钩回疝（圆圈）。

轴位T₂图像显示左侧钩回疝，钩回位于左侧桥前池（圆圈）。

轴位T₁增强扫描显示左额部脑外肿块强化（星号），导致大脑镰下疝向右侧突出（箭号）。

答案

1. 主要的影像学表现是明显的血管源性水肿，导致右侧大脑镰下疝（subfalcine herniation）和左侧钩回疝（uncal hernation）的形成。

2. Chiari畸形、弥漫性脑水肿、中枢神经系统占位病变、脑积水、颅内出血是颅内疝的原因。

3. 占位效应作用于同侧第三对颅神经，导致副交感纤维功能障碍，出现瞳孔扩张，光刺激时瞳孔不能收缩。第三对颅神经压迫也会导致同侧眼球"向下和向外"偏离，分别保留了脑神经Ⅵ和Ⅳ支配的外直肌和上斜肌的功能。

4. 克诺汉切迹（Kernohannotch）现象是小脑幕切迹疝引起对侧中脑在幕上受压的结果（克诺汉切迹），继而导致与小脑幕切迹疝同侧，但与克诺汉切迹对侧的偏瘫。

5. 杜勒出血（Duret hemorrhages）是指快速脑疝患者的延髓或脑桥内的微出血。它们通常位于中线，可能是由于脑桥穿支动脉或引流静脉的撕裂损伤造成的。

要点

* 钩回疝是一种急症表现。
* 注意鞍上池和桥前池消失。
* 大脑镰下疝通常发生于小脑幕切迹疝之前。
* 一侧瞳孔突然散大，对光反射消失，寻找同侧颞叶钩回疝。
* 出现颞叶钩回疝时，小脑幕可能对大脑脚产生占位效应，从而导致同侧偏瘫。

建议阅读

Mejía Kattah J, Vilá Barriuso E, García Bernedo C, Gallart Gallego L. [Kernohan-Woltman notch phenomenon secondary to a cranial epidural hematoma]. *Rev Esp Anestesiol Reanim*. 2014 Jun-Jul;61(6):332-335.

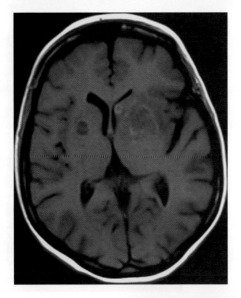 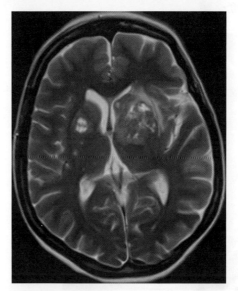

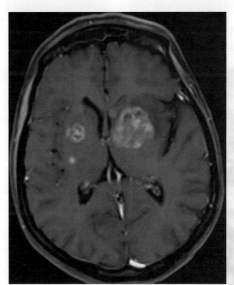

1. 病灶位于何处？

2. 该疾病的典型影像学表现是什么？

3. 鉴别诊断是什么？

4. 该表现最常见的病因是什么？

5. 该疾病的治疗方法是什么？

病例等级/难度： 🐾　　　　　　　　　　　　类别：幕上脑内

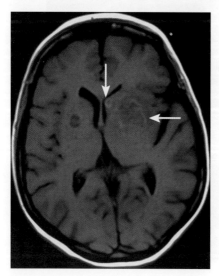

轴位 T₁ 图像显示双侧基底节区不均质病变，这些病变显示短 T₁ 信号，可能与血液产物（箭号）相对应。

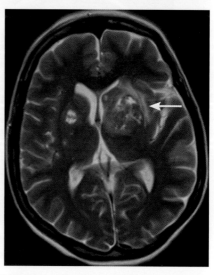

轴位 T₂ 图像显示病变不均质表现，左侧基底节区最大的病变旁有轻度水肿（箭号）。

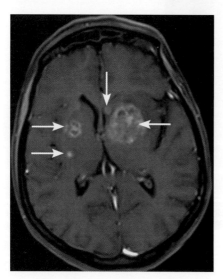

轴位 T₁ 增强扫描显示双侧基底节（箭号）内多个不均匀强化病灶。还要注意的是，左侧基底节区病变产生局部占位效应，导致左侧侧脑室前角消失和轻度中线移位。

答案

1. 病灶位于基底节区。

2. 转移（metastasis）可累及脑的任何部位。影像表现多种多样，取决于原发肿瘤。典型的是病变强化并且多发。

3. 鉴别诊断包括转移瘤、脓肿和脱髓鞘病变。

4. 最常见的病因包括肺癌、黑色素瘤和乳腺癌。

5. 中枢神经系统转移瘤的治疗依赖于原发肿瘤，但播散性疾病通常采用全脑放疗和（或）化疗。

要点

- 多发病变需要考虑转移。
- 最常涉及幕上大脑。
- 最常见的病因包括肺癌、黑色素瘤和乳腺癌。
- 50% 的中枢神经系统转移瘤为孤立性。
- 所有脑部肿瘤的 50%。
- 原发癌症病史。
- 免疫功能低下患者要考虑感染的病因。

建议阅读

Tang YM, Ngai S, Stuckey S. The solitary enhancing cerebral lesion: can FLAIR aid the differentiation between glioma and metastasis? *AJNR Am J Neuroradiol*. 2006 Mar;27(3):609-611.

Toh CH, Wei KC, Ng SH, Wan YL, Lin CP, Castillo M. Differentiation of brain abscesses from necrotic glioblastomas and cystic metastatic brain tumors with diffusion tensor imaging. *AJNR Am J Neuroradiol*. 2011 Oct;32(9):1646-1651.

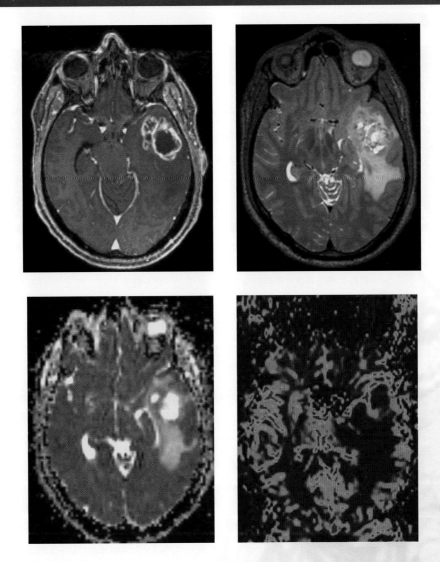

1. 鉴别诊断是什么？

2. 邻近脑白质T$_2$高信号代表什么？

3. 中央无强化成分代表什么？

4. 该疾病预后怎么样？

5. 灌注和扩散成像能看到什么？

病例等级/难度： ✤   类别：幕上脑内

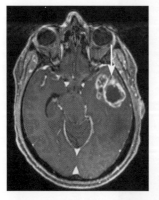 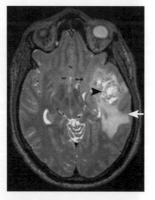 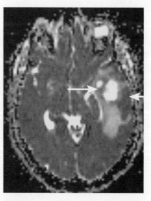 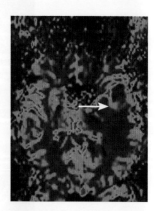

轴位T₁增强图像显示左侧颞叶有一不规则的环形强化病变（箭号）。

轴位T₂图像显示这例多形性胶质母细胞瘤病变的不均质性，具有T₂低信号环（黑色箭头），邻近白质T₂高信号（白色箭号），典型表现为血管源性水肿和肿瘤浸润。注意对中脑的占位效应。

轴位DWI ADC图显示肿瘤细胞密集部分表现出外周区域ADC值下降（箭号）。

动态磁敏感对比灌注成像显示，轴位相对脑血容量图显示环形高灌注，与增强成分（箭号）大体相关。

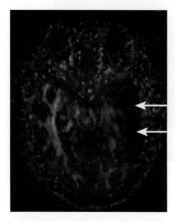

轴位各向异性分数图显示迈耶尔（Meyer）袢的各向异性丢失，可能是由于肿瘤浸润（箭号）。

答案

1. 环形强化占位样病变的鉴别包括胶质母细胞瘤（glioblastoma）、脓肿、中枢神经系统淋巴瘤、孤立性转移瘤和瘤样脱髓鞘。

2. 胶质母细胞瘤邻近脑白质T₂高信号是血管源性水肿和肿瘤浸润的混合表现。

3. 胶质母细胞瘤的中央无强化成分是典型的坏死部分，已无法供血。

4. 多发胶质母细胞瘤预后较差，多数病例在12个月内死亡。

5. 与其他高级别肿瘤相似，胶质母细胞瘤的特征是中央坏死，周边有存活的肿瘤细胞，对应高灌注和扩散受限。

要点

- 多形性胶质母细胞瘤（glioblastoma multiforme, GBM）是成人最常见的原发性脑肿瘤。
- 可见不均匀强化，有时呈环形强化伴中央坏死。
- 增强成分可能表现为T₂信号降低和ADC值降低，以及灌注增加，来源于肿瘤的细胞密集部分。
- 典型表现为邻近白质T₂高信号，代表血管源性水肿和肿瘤浸润。
- 中央坏死区域无扩散受限，扩散受限见于脓肿。

建议阅读

Hirai T, Murakami R, Nakamura H, et al. Prognostic value of perfusion MR imaging of high-grade astrocytomas: long-term follow-up study. *AJNR Am J Neuroradiol*. 2008 Sep;29(8):1505-1510.

Young GS, Setayesh K. Spin-echo echo-planar perfusion MR imaging in the differential diagnosis of solitary enhancing brain lesions: distinguishing solitary metastases from primary glioma. *AJNR Am J Neuroradiol*. 2009 Mar;30(3):575-577.

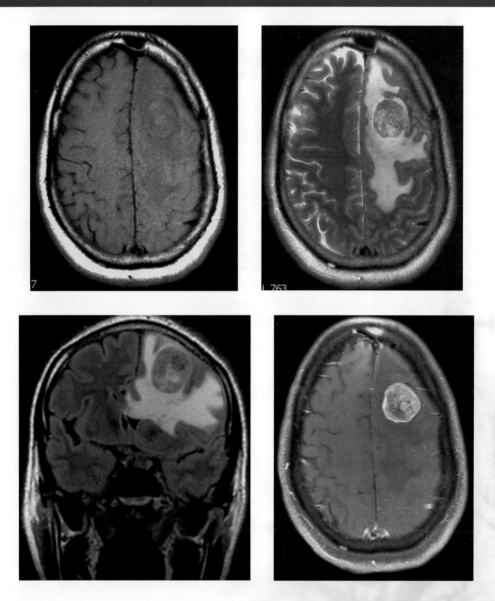

1. 病灶位于何处？

2. 典型的影像学表现是什么？

3. 鉴别诊断是什么？

4. 该病通常累及大脑的哪个部位？

5. 成人此病最常见的原发病因是什么？

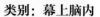

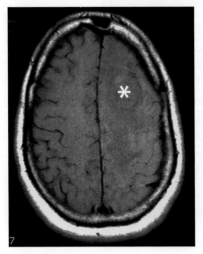

轴位T₁图像显示左侧额叶内的不均质性病变，在额上回皮层/皮层下位置（星号）。

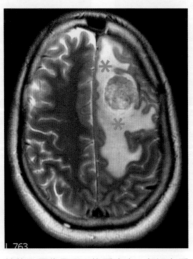

轴位T₂图像显示不均质病变，邻近白质内有明显的T₂高信号，可能是血管源性水肿（星号）所致。

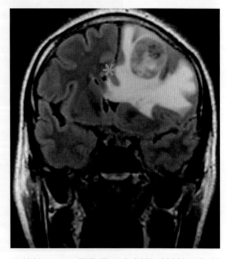

冠状位FLAIR图像显示左侧额叶肿块及相关水肿，造成左向右中线移位（星号）。

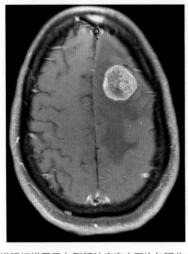

轴位T₁增强扫描显示左侧额叶病变内不均匀强化（星号）。

5. 中枢神经系统转移多见于肺癌、黑色素瘤和乳腺癌。

要点

- 至少50%的脑肿瘤来自于转移瘤。
- 最常见的病因包括肺癌、黑色素瘤和乳腺癌。
- 50%的颅内转移瘤为孤立性病变。
- 影像学表现多样，病灶强化形式不同，从实性强化到"环状"强化。
- 有原发癌病史或有肿瘤高危因素时，要首先考虑转移瘤。
- 如果没有原发癌症的诊断，考虑行体部CT来寻找原发性肿瘤。
- 免疫抑制患者考虑感染性病变。

答案

1. 病灶位于左额叶内。

2. 脑实质转移瘤（metastasis）的影像学表现多种多样。没有典型的影像学表现，因为它取决于原发肿瘤。大多数病灶存在不同形式的强化，由实性强化到"环形"强化，周边不同程度的水肿。灰白质交界处边界相对清楚的肿块倾向于考虑转移瘤。

3. 鉴别诊断包括胶质母细胞瘤、转移瘤和脓肿。

4. 转移可累及大脑的任何部位。最常见的是累及幕上脑。

建议阅读

Tang YM, Ngai S, Stuckey S. The solitary enhancing cerebral lesion: can FLAIR aid the differentiation between glioma and metastasis? *AJNR Am J Neuroradiol*. 2006 Mar;27(3):609-611.

Toh CH, Wei KC, Ng SH, Wan YL, Lin CP, Castillo M. Differentiation of brain abscesses from necrotic glioblastomas and cystic metastatic brain tumors with diffusion tensor imaging. *AJNR Am J Neuroradiol*. 2011 Oct;32(9):1646-1651.

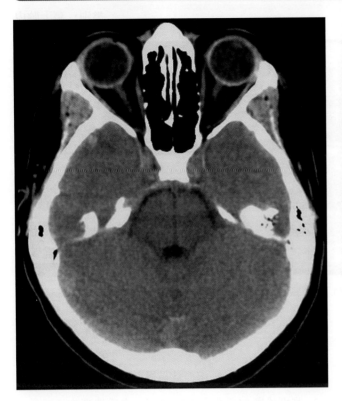 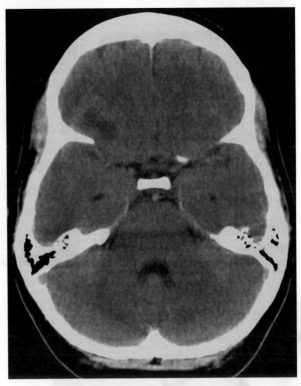

- **1.** 病灶位于何处？

- **2.** 哪种 MRI 序列特别适用于这种类型损伤？

- **3.** 鉴别诊断是什么？

- **4.** 其他什么中枢神经系统表现与该类型损伤有关？

- **5.** 高密度的来源是什么？

病例等级/难度： 🌰

类别：幕上脑内

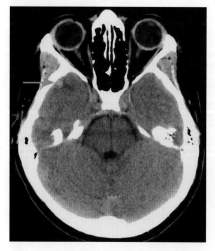

轴位CT显示右颞叶前部高密度灶，周围有血管源性水肿（箭号）。

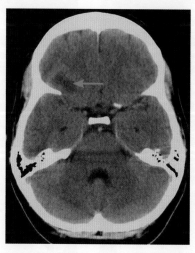

轴位CT显示右额叶下部低密度灶（箭号）。

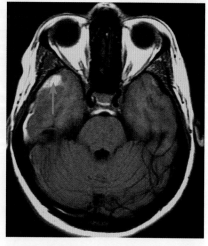

轴位T₁图像显示右颞叶前部高信号病灶，与血液产物相对应（绿色箭号），也可见右侧小硬膜下血肿（红色箭号）。

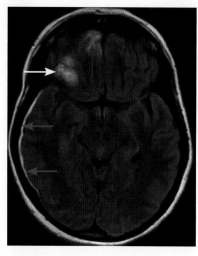

轴位FLAIR图像显示右侧额叶下部高信号病灶（白色箭号），累及右侧直回，CT上不可见（蓝色箭号）。右侧硬膜下血肿再次可见（红色箭号）。

答案

1. 病灶位于右侧颞叶和额叶下部。

2. 尽管所有脉冲序列均可能看到病灶，但T_2^*成像如GRE常用于观察微小创伤性出血灶，因其产生的"开花"伪影（使出血灶显得更大，更容易观察到）。

3. 鉴别诊断包括高密度转移瘤、皮质挫裂伤（cortical contusion）和胶质瘤。

4. 脑挫裂伤可与蛛网膜下腔出血、硬膜外血肿、硬膜下血肿、弥漫性轴索损伤和颅骨骨折有关。

5. 高密度影继发于出血。

要点

- 脑挫裂伤伴随着大脑对颅骨的减速损伤而发生。
- 挫裂伤分为颅骨骨折、撞击和对冲伤。
- 常见位置为颞叶前部和额叶。
- 挫裂伤如果小于5 mm，CT可能看不到水肿。
- 寻找小的蛛网膜下腔出血灶和小的硬膜下血肿。
- 采用磁共振GRE和SWI序列识别创伤相关出血。

建议阅读

Aiken AH, Gean AD. Imaging of head trauma. *Semin Roentgenol*. 2010 Apr;45(2):63-79.

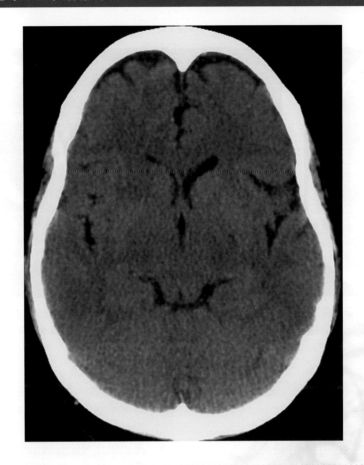

1. 病灶位于何处？

2. 哪种MRI序列对本病的诊断最准确？

3. 鉴别诊断是什么？

4. 该病变有什么症状？

5. 该疾病的治疗方法是什么？

病例等级/难度：🦬　　　　　　　　　　　　　　　　　　类别：幕上脑内

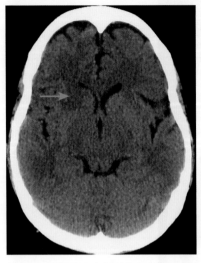

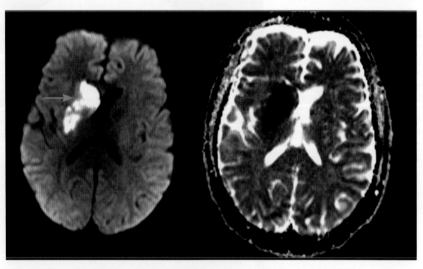

轴位CT图像显示右侧基底节低密度区，累及尾状核头、内囊前肢和前外侧豆状核（箭号）。

轴位DWI和ADC图在弥散加权像（绿色箭号）上显示右侧基底节内的高信号，在ADC图像上显示相应的低信号（红色箭号），这与细胞毒性水肿相一致。

答案

1. 病灶位于右侧基底节区。

2. DWI对急性梗死的敏感性和特异性最高。

3. 鉴别诊断包括脑血管意外、脓肿和转移。

4. 基底节梗死通常表现为对侧肌无力。

5. 组织型纤溶酶原激活物（tissue-type plasminogen activator，t-PA）溶栓治疗可通过静脉注射或直接经微导管动脉内给药。机械导管溶栓也是另一种治疗选择。

要点

- 大多数梗死是由于血管闭塞引起的缺血（80%）。
- 大脑中动脉（middle cerebral artery，MCA）是最常见的受累血管。
- 基底节（basal ganglia，BG）的血液供应来自豆纹动脉。
- 扩散受限必须通过ADC上的低信号来确认。

- 双侧基底节梗死（basal ganglia infarct）考虑中毒/代谢原因。
- 皮层梗死可能有脑回样强化。
- 环状强化考虑肿瘤或脓肿。
- 寻找大脑中动脉分布区的灰质受累情况，以确认大脑中动脉血管闭塞相关的基底节梗死。

建议阅读

de Lucas EM, Sánchez E, Gutiérrez A, et al. CT protocol for acute stroke: tips and tricks for general radiologists. *Radiographics*. 2008 Oct;28(6):1673-1687.

Saenz RC. The disappearing basal ganglia sign. *Radiology*. 2005 Jan;234(1):242-243.

Tomura N, Uemura K, Inugami A, Fujita H, Higano S, Shishido F. Early CT finding in cerebral infarction: obscuration of the lentiform nucleus. *Radiology*. 1988 Aug;168(2):463-467.

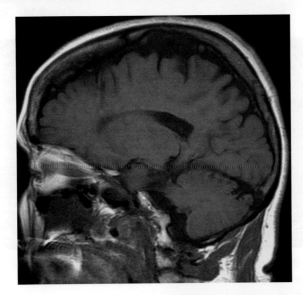
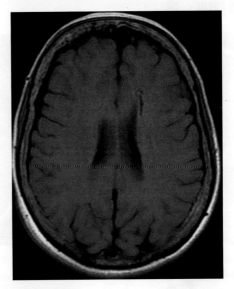
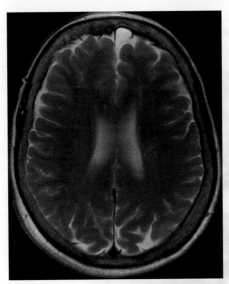

1. 病灶位于何处？

2. 该疾病典型的影像学表现是什么？

3. 什么MRI序列有助于显示这个病灶？

4. 该病灶的临床表现是什么？

5. 该疾病的治疗方法是什么？

病例等级/难度： 🏵️   类别：幕上脑内

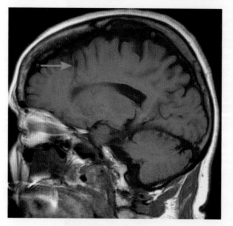
矢状位T₁图像显示额叶血管结构（箭号），分支延伸至左侧侧脑室水平（倒伞状）。

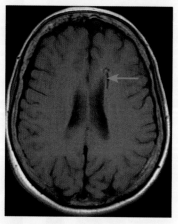
轴位T₁图像显示侧脑室旁低信号的血管畸形（箭号）。

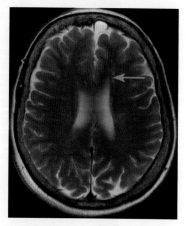
轴位T₂图像显示左侧额叶白质内模糊的血管畸形，呈分支状（箭号）。

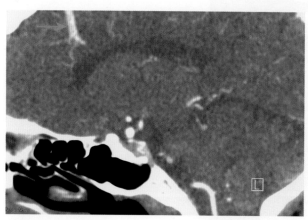
矢状位CT增强扫描能更好地显示额叶白质内的血管畸形（箭号）。在形态上，它有一个倒置的"伞"或"水母头"外观。

要点

- 发育性静脉异常（developmental venous anomaly，DVA）是一种先天性血管畸形。
- 这是尸检中最常见的血管畸形类型。
- 最常见的位置在侧脑室额角附近。
- 形态学上，呈倒置的"伞"或"水母头"状。
- 蓝色橡皮疱痣综合征（blue rubber bleb nevus syndrome，BRBNS）可见多个DVA。
- 增强后成像和SWI使检测变得更容易。
- 如果看到血管源性水肿，要考虑转移瘤，或者DVA相关海绵状血管畸形和（或）近期出血。

答案

1. 病灶位于额叶内。

2. 脑实质内一条大的静脉呈倒置的"伞"状。

3. MRI上，T₁、PD、FLAIR和T₂的信号强度各不相同。MRI上使用增强剂或磁敏感加权成像（susceptibility weighted imaging，SWI）更容易发现病变。

4. 发育性静脉畸形通常是无症状的，但有时也会伴有头痛。

5. 该病灶通常不需要治疗。

建议阅读

Fushimi Y, Miki Y, Togashi K, Kikuta K, Hashimoto N, Fukuyama H. A developmental venous anomaly presenting atypical findings on susceptibility-weighted imaging. *AJNR Am J Neuroradiol*. 2008 Aug;29(7):E56.

Robert T, Villard J, Oumarou G, Daniel RT, Pollo C, Uské A. Intracerebellar hemorrhage caused by developmental venous anomaly, from diagnosis to treatment. *J Neurol Surg A Cent Eur Neurosurg*. 2013 Dec;74(suppl 1): e275-e278.

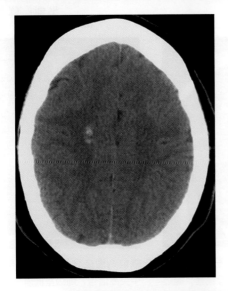
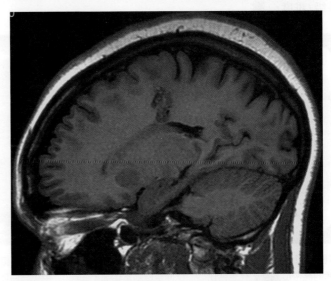
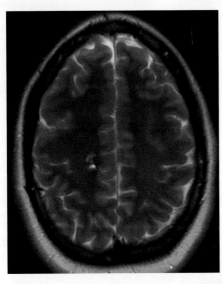
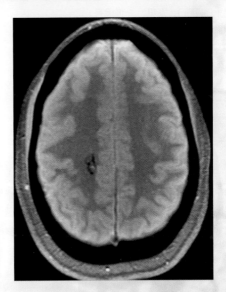

- 1. 病灶位于何处？

- 2. 该疾病典型的影像学表现是什么？

- 3. 与此病灶相关的其他影像学表现是什么？

- 4. 选择的成像方法是什么？

- 5. 该疾病的治疗方法是什么？

病例等级/难度：   类别：幕上脑内

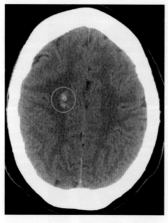 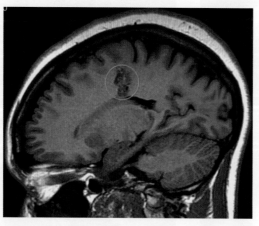 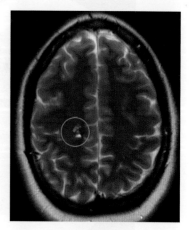

轴位CT图像显示右侧额叶后部皮层下白质的高密度病变，代表钙化或亚急性血液产物（圆圈）。未见明显的血管源性水肿。

矢状位T₁图像显示右侧额叶后部混合信号病变，向下延伸至侧脑室体部（圆圈）。中央与白质等信号，周边低信号。

轴位T₂图像显示右额叶后部病变呈中央高信号，周边呈低信号（圆圈）。中央高信号可能是囊腔内亚急性晚期的血液降解产物。没有明显的血管源性水肿。

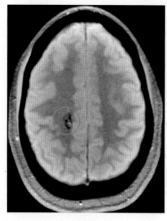

轴位梯度回波显示与含铁血黄素边缘一致的"开花"伪影，主要位于病灶（圆圈）内。海绵状血管畸形可随着反复出血而增大。

答案

1. 右侧额叶皮层下白质内有局灶性病变。

2. 典型的影像表现在CT平扫表现为钙化的"爆米花"样病变，MRI含有不同阶段的血液降解产物。较大的病灶显示中央小腔囊，可能有液-液平面和含铁血黄素环。除非有出血，否则没有血管源性水肿。

3. 可能还存在其他血管畸形，最显著的是发育性静脉异常。海绵状血管畸形可以是单一的（散发性），也可以是多个的（家族性）。

4. MRI采用磁敏感加权或梯度回波序列评价多发病变。

5. 较大的、有症状的、再出血风险较高的病变可以手术切除。

> **要点**
>
> - 海绵状血管畸形（cavernous malformation，CM）可能与其他血管畸形合并发生，特别是发育性静脉异常。
> - 典型表现为CT平扫显示"爆米花"样钙化。
> - 出血性病变在MRI上表现为不同阶段的血液产物。
> - 除非近期有出血，否则没有血管源性水肿。
> - 较大的病灶可能有中央小腔囊伴液-液平面。
> - 可能有轻微强化或无强化。
> - 典型CM在DSA上看不到（"隐匿性血管造影"）。
> - 患者通常无症状，然而，当出血时，可表现为癫痫发作。

建议阅读

Ginat DT, Meyers SP. Intracranial lesions with high signal intensity on T₁-weighted MR images: differential diagnosis. *Radiographics*. 2012;32(2):499-516.

Vilanova JC, Barceló J, Smirniotopoulos JG, et al. Hemangioma from head to toe: MR imaging with pathologic correlation. *Radiographics*. 2010 Jul;24(2): 367-385.

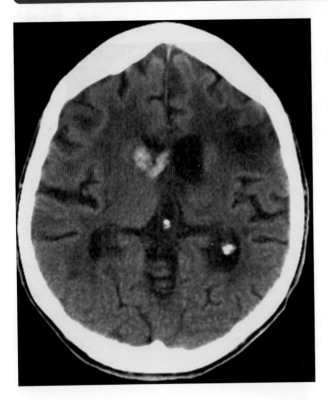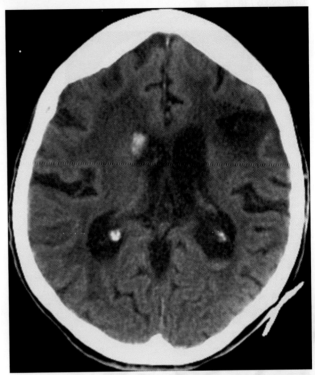

1. 病灶在哪里？

2. 鉴别诊断是什么？

3. 该疾病最常见的发生部位是哪里？

4. 基底节区由哪些血管供血？

5. 什么结构通常由 Heubner 回返动脉供血？

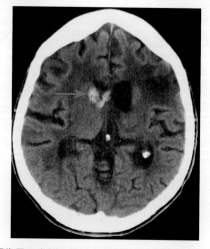

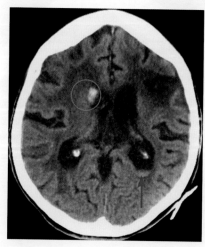

轴位CT图像显示右侧尾状核头高密度灶（绿色箭号），右侧侧脑室前角旁可见相似的高密度灶（红色箭号）。左侧额叶脑软化。侧脑室旁可见明显的融合性低密度区域，可能来源于高血压性小动脉硬化。

轴位CT图像显示左侧侧脑室后角内高密度的液–液平面（红色箭号）。右侧尾状核出血再次可见（圆圈）。

答案

1. 病变位于右侧基底节和侧脑室。

2. 鉴别诊断包括血管畸形、肿瘤相关性出血和高血压性出血。

3. 高血压性出血最常见的部位为基底节区，其次为丘脑、脑桥和小脑。

4. 大脑前动脉A1段的分支（内侧豆纹动脉）供应基底节前下部和内囊前肢。大脑中动脉M1段分支（外侧豆纹动脉）供应尾状核头上部和体部，以及苍白球大部分、壳核和内囊后肢。

5. 赫伯纳（Heubner）回返动脉供应尾状核头、豆状核前部和内囊前肢。它起源于大脑前动脉近端，并且是血管造影能看到的大脑前动脉近端最大的分支血管。

要点

- 高血压是老年人群自发性颅内出血最常见的原因。
- 高血压性出血（hypertensive hemorrhage）最常累及基底节区、丘脑、脑桥和小脑。
- 是导致卒中的第二常见原因（10%～20%的卒中患者）。
- 观察侧脑室内是否有血液。
- 观察透明隔的位置，评估是否有中线移位。
- 中线移位（钩回疝）出现在小脑幕切迹疝之前。

建议阅读

Lin WM, Yang TY, Weng HH, et al. Brain microbleeds: distribution and influence on hematoma and perihematomal edema in patients with primary intracerebral hemorrhage. *Neuroradiol J*. 2013 Apr;26(2):184-190.

Zheng T, Wang S, Barras C, Davis S, Yan B. Vascular imaging adds value in investigation of basal ganglia hemorrhage. *J Clin Neurosci*. 2012;19(2):277-280.

Zheng W, Zhang C, Hou D, Cao C. Comparison on different strategies for treatments of hypertensive hemorrhage in the basal ganglia region with a volume of 25 to 35 ml. *Acta Cir Bras*. 2012 Oct;27(10):727-731.

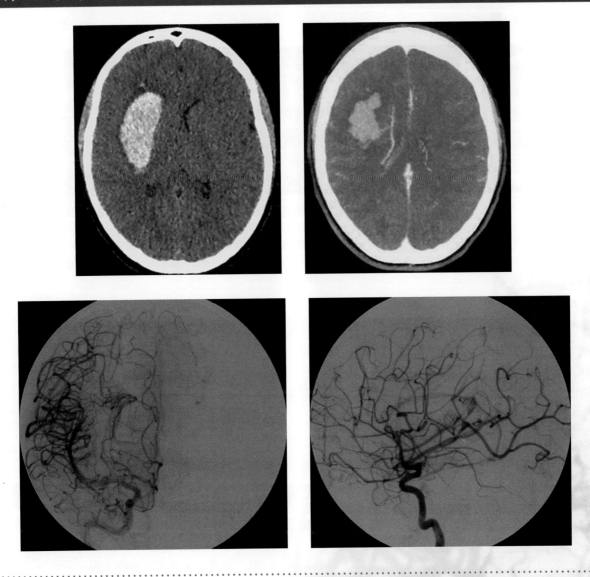

1. 鉴别诊断是什么？

2. 该病变的患者通常临床表现是什么？

3. 该病变的三种基本血管成分是什么？

4. 动静脉瘘的数字减影血管造影主要表现是什么？

5. 容易发生动静脉畸形的相关综合征是什么？

病例等级/难度：

类别：幕上脑内

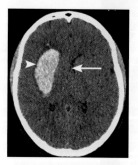

轴位CT图像显示右侧基底节中心大量出血（箭头）中线轻度偏移（箭号）。

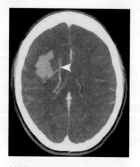

轴位MIP图像显示血肿内侧，突出的引流静脉（箭头）。

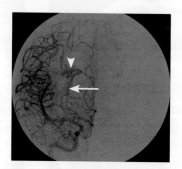

右侧内颈动脉注射后的正位片显示与血管巢一致的血管缠结（箭头），早期显影的引流静脉（箭号）排空进入罗森塔尔（Rosentha）基底静脉。

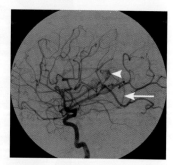

右侧颈内动脉注射后的侧面放射片显示与血管巢一致的血管缠结（箭头），早期显影的引流静脉（箭号）排空进入罗森塔尔基底静脉。

答案

1. 脑实质内出血伴相关异常血管的鉴别诊断包括动静脉畸形（arterial venous malformation，AVM）、硬脑膜动静脉瘘，也可能是一种高级别肿瘤，其明显的新生血管引起分流。

2. 典型的临床表现是青年人出现头痛和脑出血。50%的病例表现为头痛和自发出血。

3. 动静脉畸形的三个基本成分是扩张的供血动脉、致密的病灶和扩张的引流静脉。血管巢内动脉瘤（>50%）和供血动脉动脉瘤（10%～15%）是相关的，但不是必须的。

4. 数字减影血管造影（digital subtraction angiography，DSA）上早期引流静脉是动静脉分流的关键发现，在动静脉畸形和动静脉瘘中看不到中间的毛细血管床。

5. 虽然AVM的中枢神经系统综合征很少见（2%），但患者出现多发血管畸形时，有必要认识相关综合征，包括遗传性出血性毛细血管扩张症、克利佩尔-特伦诺内-韦伯（Klippel-Trenaunay-Weber）综合征，怀-梅二氏（Wyburn-Mason）综合征，以及毛细血管畸形-动静脉畸形综合征。

要点

- AVM是一种异常的软脑膜血管畸形，从动脉到静脉直接分流，而没有中间的毛细血管床。
- 2%的病例与遗传性出血性毛细血管扩张症（Osler-Weber-Rendu）等综合征有关。
- 50%表现为出血，其余表现有癫痫发作或血管盗血后缺血导致的局灶性神经缺损症状。
- 影像的三个基本要素：扩张的供血动脉、致密的异常血管病灶和扩张的引流静脉。
- 50%以上的患者有颅内动脉瘤。
- DSA通过实时成像对早期引流静脉进行可视化，最详细地显示了血管结构。
- 治疗包括栓塞、手术和立体定向放射治疗。
- 施佩茨勒-马丁量表（Spetzler-Martin scale）评估手术风险。

建议阅读

Dmytriw AA, Ter Brugge KG, Krings T, Agid R. Endovascular treatment of head and neck arteriovenous malformations. *Neuroradiology*. 2014 Mar;56(3):227-236.

Fiehler J, Illies T, Piening M, et al. Territorial and microvascular perfusion impairment in brain arteriovenous malformations. *AJNR Am J Neuroradiol*. 2009 Feb;30(2):356-361.

Mamourian A, Wallace R. When is an atypical DVA an AVM? *AJNR Am J Neuroradiol*. 2009 Feb;30(2):E24; author reply E25.

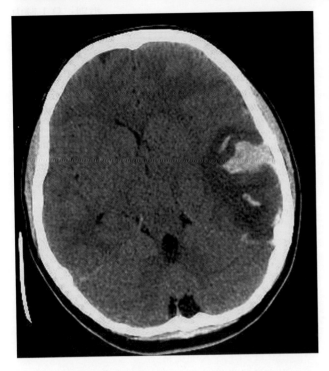 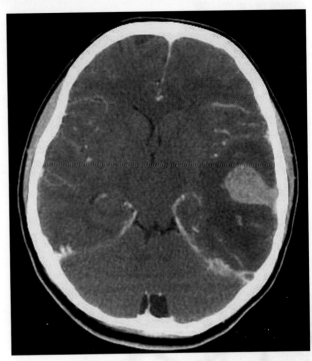

1. 鉴别诊断是什么？

2. 最常见的临床表现是什么？

3. 该诊断在什么年龄段高发？

4. 典型的影像学表现是什么？

5. 最敏感的诊断方法是什么？

病例等级/难度：

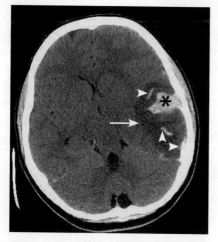

轴位CT图像显示左顶叶有致密管状结构（致密条索征），提示皮质静脉血栓形成（白色箭头）。左顶叶高密度病灶（黑色星号），周围血管源性水肿（白色箭号）与脑实质内出血相符。

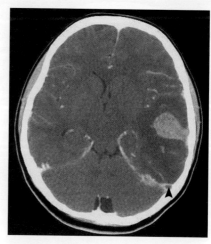

轴位CT静脉成像显示左侧横窦/乙状窦交界处管腔内血栓（黑色箭头）。

答案

1. 应考虑鉴别出血性肿瘤（来源于原发性肿瘤或转移性肿瘤），出血性动脉性梗死，高血压出血，以及淀粉样血管病。对于年轻的女性患者应考虑脑静脉性梗死（cerebral venous infarction），尤其是梗死区域不符合动脉分布时。

2. 脑静脉梗死最常见的临床症状是头痛。临床症状可分为三个临床综合征：孤立的颅高压征象、癫痫或局灶性神经缺损，以及多灶性征象，包括脑病、木僵或昏迷。

3. 脑静脉梗死在年轻成年女性中更常见。

4. 脑静脉血栓的直接CT征象包括索条征（高密度静脉血栓）和空三角征（矢状窦缺乏管腔强化）。血栓和出血性梗死在磁共振T_2^*可见磁敏感伪影，主要表现为T_2高信号，可能与典型的动脉分布不同。

5. MRI增强扫描和MR静脉成像是静脉血栓形成和梗死最敏感的检查方法。对比剂增强的时间飞跃法（time of flight，TOF）磁共振静脉成像（magnetic resonance venography，MRV）有助于降低非增强时间飞跃法的假阴性，其对腔内血流动力学高度敏感。

要点

- 脑静脉梗死相对动脉梗死少见。
- 20%～25%的病例无法确定病因。

- 在女性和年轻人中更常见。
- 头痛是最常见的临床表现。
- CT在高达30%的病例中正常。
- 脑静脉血栓在CT上的直接征象：致密三角形血块征象，索条征，增强后空三角征。
- 间接CT征象：大脑镰和小脑幕明显强化，脑髓静脉扩张，小脑室、脑实质异常。
- MRI增强扫描和MR静脉成像是显示血栓和闭塞的硬脑膜窦/静脉最敏感的成像方式（注意：TOF MRV对血流不均匀性很敏感，信号丢失，可能导致假阳性）。
- 梗死静脉呈T_2高信号，容易因血液的转化而呈现不同的出血性信号。
- 梗死可能位于典型的动脉分布外，存在不同的弥散受限。

建议阅读

Buyck PJ, De Keyzer F, Vanneste D, Wilms G, Thijs V, Demaerel P. CT density measurement and H:H ratio are useful in diagnosing acute cerebral venous sinus thrombosis. *AJNR Am J Neuroradiol*. 2013 Aug;34(8):1568-1572.

Leach JL, Strub WM, Gaskill-Shipley MF. Cerebral venous thrombus signal intensity and susceptibility effects on gradient recalled-echo MR imaging. *AJNR Am J Neuroradiol*. 2007 May;28(5):940-945.

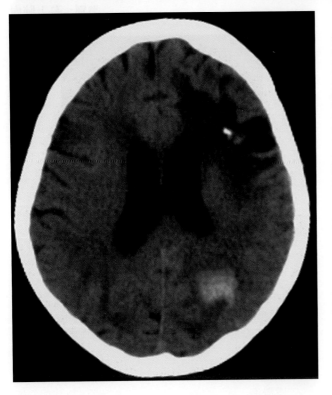 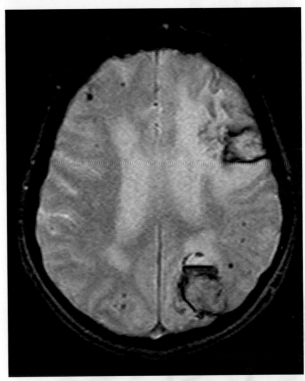

▪ 1. 有哪些鉴别诊断？

▪ 2. 该疾病的常见临床表现是什么？

▪ 3. 典型的影像特征是什么？

▪ 4. 最好的影像学检查方式是什么？

▪ 5. 脑淀粉样疾病的其他表现或相关表现是什么？

病例等级/难度： 🐾   类别：幕上脑内

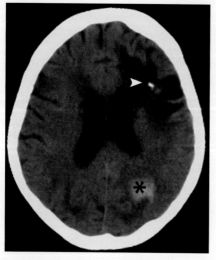 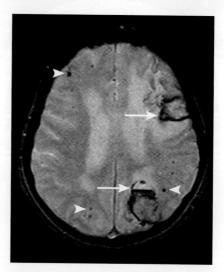

轴位CT脑成像显示左顶叶血肿（黑色星号）伴有轻微周围血管源性水肿。还注意到左额叶有一个营养不良性钙化（白色箭头）伴有脑软化，与先前出血有关。

轴位GRE成像显示两侧大脑半球散布多个点状磁敏感伪影（白色箭头）。还注意到在左额叶的磁敏感伪影环，以及在左顶叶的液－液平面（白色箭号）。老年人多发性皮质出血符合淀粉样血管病。

答案

1. 除了脑淀粉样血管病（cerebral amyloid angiopathy，CAA）外，鉴别诊断还包括高血压性脑出血，出血性梗死，出血性转移瘤或原发性脑肿瘤，凝血障碍，或潜在的血管畸形。

2. 急性期患者可出现卒中样症状，而慢性期患者则更常见痴呆。

3. 典型的影像特征包括脑叶皮层/皮层下白质出血，可能延伸到脑室或蛛网膜下腔，多发性不同时期的血肿和微出血。

4. MRI是最好的检查手段，由于其对不同时期脑出血和微出血敏感。GRE/SWI序列是检测微出血最敏感的方法。

5. 脑淀粉样血管病是脑淀粉样疾病最常见的疾病，见于88%的阿尔茨海默病患者。脑淀粉样疾病其他表现包括少见的局灶淀粉样瘤和罕见的白质脑病。

要点

- 一种继发于脑和软脑膜中小血管内淀粉样β-蛋白沉积的脑血管疾病。
- CAA是脑淀粉样疾病最常见的表现，后者也包括少见的局灶性淀粉样瘤和罕见的弥漫性脑白

质浸润。
- 高达88%的阿尔茨海默病患者患有CAA。
- 急性期出现卒中样症状，慢性期表现为痴呆。
- 影像学特征包括脑叶出血，通常位于皮层和皮层下白质。
- 较年轻患者患炎性CAA的表现可能类似于可逆性后部脑病综合征（posterior reversible encephalopathy syndrome，PRES）。
- 60岁以上血压正常的痴呆患者中出现多次颅内出血的情况要考虑CAA。
- SWI是检测慢性微出血最敏感的技术。

建议阅读

Chao CP, Kotsenas AL, Broderick DF. Cerebral amyloid angiopathy: CT and MR imaging findings. *Radiographics*. 2009 Dec;26(5):1517-1531.

Haacke EM, DelProposto ZS, Chaturvedi S, et al. Imaging cerebral amyloid angiopathy with susceptibility-weighted imaging. *AJNR Am J Neuroradiol*. 2007 Feb;28(2):316-317.

Wagle WA, Smith TW, Weiner M. Intracerebral hemorrhage caused by cerebral amyloid angiopathy: radiographic-pathologic correlation. *AJNR Am J Neuroradiol*. 1990 May;5(2):171-176.

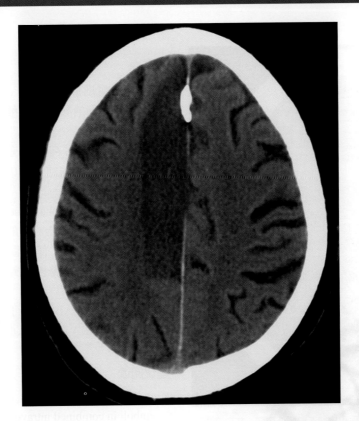

1. 病灶在哪里？

2. 典型的影像学表现是什么？

3. 鉴别诊断是什么？

4. 该病灶最常见的动脉分布是什么？

5. 治疗方法是什么？

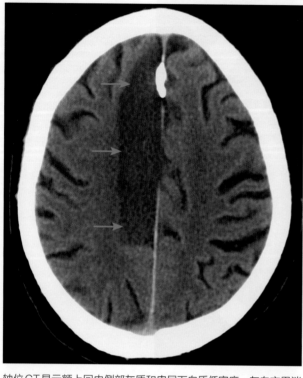

轴位CT显示额上回内侧部灰质和皮层下白质低密度，灰白交界消失（绿色箭号）。

要点

- 大脑前动脉（anterior cerebral artery，ACA）是最不常见的导致梗死的"威利斯（Willis）环"血管。
- 细胞毒性水肿高峰出现在48～72小时。
- DWI在梗死的前7～10天内具有高度的敏感性和特异性。
- 莫霍克征（Mohawk sign）为细胞毒性水肿，累及ACA区域相对应的内侧额叶。
- 可能有继发于"奢华灌注"的脑回强化。
- SWI对急性血栓和脑实质出血可能显示高光溢出效应。
- 动脉内高FLAIR信号可见于慢血流和血栓。
- CTA或MRA评估动脉血栓/闭塞。

建议阅读

King S, Khatri P, Carrozella J, et al. Anterior cerebral artery emboli in combined intravenous and intra-arterial rtPA treatment of acute ischemic stroke in the IMS Ⅰ and Ⅱ trials. *AJNR Am J Neuroradiol*. 2008 Mar;28(10):1890-1894.

Moussouttas M, Boland T, Chang L, Patel A, McCourt J, Maltenfort M. Prevalence, timing, risk factors, and mechanisms of anterior cerebral artery infarctions following subarachnoid hemorrhage. *J Neurol*. 2013 Jan;260(1):21-29.

Park YW, Kim CH, Kim MO, Jeong HJ, Jung HY. Alien hand syndrome in stroke—case report & neurophysiologic study. *Ann Rehabil Med*. 2012 Aug;36(4):556-560.

答案

1. 病灶位于右侧额叶内侧，沿大脑前动脉分布。

2. 大脑前动脉梗死与其他动脉卒中具有相似的表现。梗死的CT征象包括灰白质交界处模糊，血管内高密度影。在MR上，细胞毒性水肿的T_2像（包括PD和T_2 FLAIR）呈高信号，对应的T_1呈低信号。DWI显示信号增高，与扩散受限导致的ADC低信号相对应。

3. 鉴别诊断包括大脑前动脉梗死、转移瘤和脑炎。

4. 大脑前动脉梗死是最少见的"Willis环"血管梗死。缺血性卒中最常见的病因是大脑中动脉梗死。

5. 经典的治疗为支持性治疗或溶栓治疗。

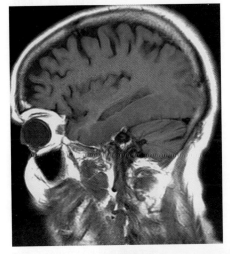
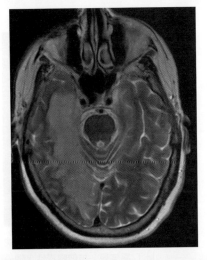
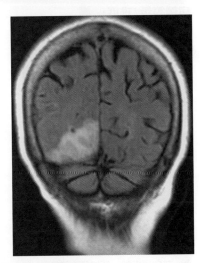

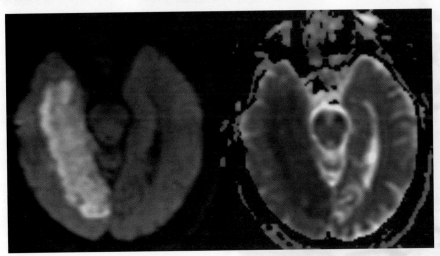

1. 病灶位于何处？

2. 该疾病典型的影像学表现是什么？

3. 鉴别诊断是什么？

4. 该疾病可能的病因是什么？

5. 该疾病的治疗方法是什么？

病例等级/难度：✦

类别：幕上脑内

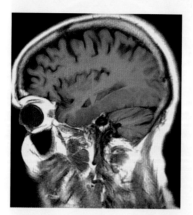

矢状位 T_1 图像显示右颞叶下部脑回增大，灰白质模糊，低信号（箭号）。

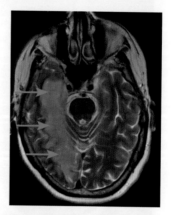

轴位 T_2 图像显示右内侧颞叶和枕叶 T_2 高信号，与细胞毒性水肿一致（箭号）。

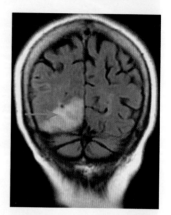

冠状位 FLAIR 显示右侧枕叶脑回由于细胞毒性水肿产生的 T_2 高信号（箭号）。

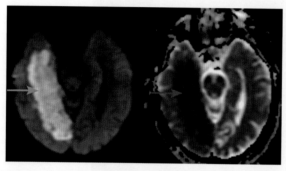

轴位 DWI（$b=1000$）和 ADC 图（红色箭号）显示右颞叶脑回和右枕叶的 DWI 高信号（绿色箭号）和相应的 ADC 图低信号（红色箭号），显示细胞毒性水肿和急性大脑后动脉梗死。

答案

1. 病灶位于右颞叶和枕叶。

2. 梗死的 CT 征象包括灰白质界限模糊，脑沟变小，血管内高密度。对于急性脑卒中的影像检查，MRI 平扫比 CT 准确度更高。MR 表现为 T_2 高信号（包括 PD 和 T_2 FLAIR），对应 T_1 低信号。特别是 DWI 序列是检测急性脑梗死最准确的 MRI 成像序列。

3. 鉴别诊断包括梗死、转移瘤和脑炎。转移通常是多灶性的，并伴有血管源性水肿。颞叶脑炎常见于单纯疱疹病毒性脑炎。

4. 大脑后动脉梗死最常见的病因是动脉粥样硬化性疾病引起的血栓形成。

5. 该疾病的治疗通常是支持性治疗，考虑溶栓治疗。

要点

- 大脑后动脉（posterior cerebral artery，PCA）梗死在缺血性卒中占比为5%~10%。
- PCA 在 FLAIR 图像上信号可见于血流减慢和血栓。
- PCA 供应枕叶内侧、颞叶、丘脑、下丘脑和内囊后肢。
- 累及颞叶、岛叶、额叶下部而深部白质不受累的病灶需要考虑疱疹脑炎。
- PCA 梗死最常见的病因是与动脉粥样硬化性疾病相关的血栓形成。
- 小脑幕切迹疝也可导致继发于颞叶和小脑幕之间受压的双侧 PCA 梗死。
- 枕内侧叶梗死导致同向偏盲（视野缺损累及双眼左侧或右侧一半的视野）。
- CTA 或 MRA 评估动脉血栓/闭塞。

建议阅读

Cereda C, Carrera E. Posterior cerebral artery territory infarctions. *Front Neurol Neurosci*. 2012 Jul;30(30): 128-131.

Förster A, Gass A, Kern R, Wolf ME, Hennerici MG, Szabo K. MR imaging-guided intravenous thrombolysis in posterior cerebral artery stroke. *AJNR Am J Neuroradiol*. 2011 Feb;32(2):419-421.

Seo KD, Lee KO, Choi YC, Kim WJ, Lee KY. Fluid-attenuated inversion recovery hyperintense vessels in posterior cerebral artery infarction. *Cerebrovasc Dis Extra*. 2013 Dec;3(1):46-54.

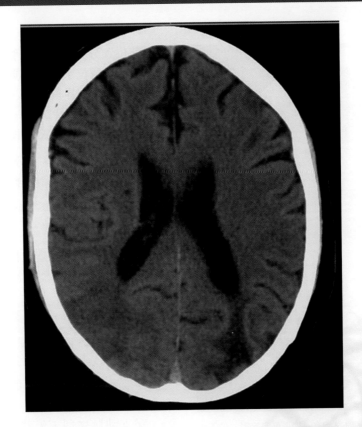

1. 病灶在哪里？

2. 该疾病典型的影像学表现是什么？

3. 鉴别诊断是什么？

4. 该疾病的病因是什么？

5. 该疾病的治疗方法是什么？

病例等级/难度：

类别：幕上脑内

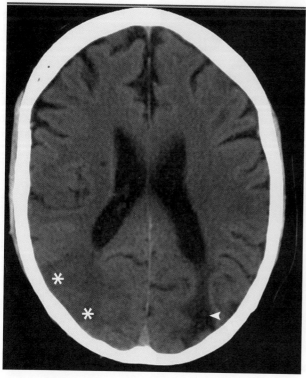

轴位CT图像显示在右枕叶和顶叶之间有一楔形低密度影，位于大脑中动脉和大脑后动脉供血区之间（星号）。注意在对侧分水岭区域的左枕叶内有一个脑软化区（箭头）。

答案

1. 病灶位于大脑中动脉和后动脉之间的动脉分水岭区域，累及右顶叶和枕叶。

2. 分水岭梗死（watershed infarct）根据影像诊断，基

于其位置分布于主要血管供血区域之间的楔形皮质区梗死或位于深部白质。梗死的CT征象包括低密度、灰白交界模糊，以及脑沟变浅。MR表现为T_2高信号（包括PD和T_2 FLAIR）对应T_1低信号。DWI为高信号对应ADC图低信号。

3. 鉴别诊断包括边界区（分水岭）梗死、栓塞性脑梗死、后部可逆性脑病综合征和脑炎。

4. 分水岭梗死通常继发于血管疾病、动脉狭窄、低血压和血流动力学障碍。

5. 该疾病的治疗通常是支持性治疗，包括纠正低血压，闭塞性疾病考虑抗栓治疗。

要点

- 分水岭梗死也被称为"交界区梗死"（border zone infarct）。

- 主要动脉供血区之间的（ACA、MCA、PCA）皮质和皮质下白质。

- 穿支动脉之间（矢状窦旁的深部白质），呈"串珠"状。

- 当分水岭损伤是双侧时，病因通常是继发于低血压。

建议阅读

Mangla R, Kolar B, Almast J, Ekholm SE. Border zone infarcts: pathophysiologic and imaging characteristics. *Radiographics*. 2011 Oct;31(5):1201-1214.

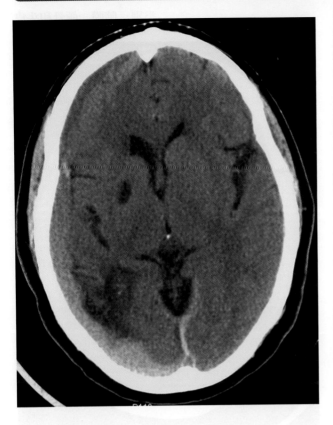 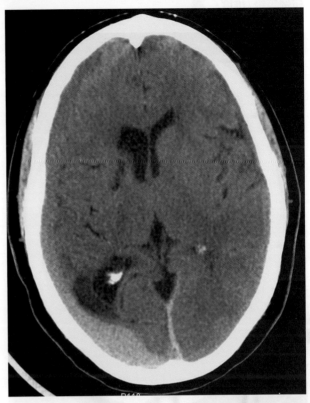

1. 病灶在哪里？

2. 损伤的时间有多久？

3. 鉴别诊断是什么？

4. 该病灶中混合密度的意义是什么？

5. 什么解剖结构的损伤导致了高密度？

病例等级/难度：   类别：脑膜、颅骨和头皮

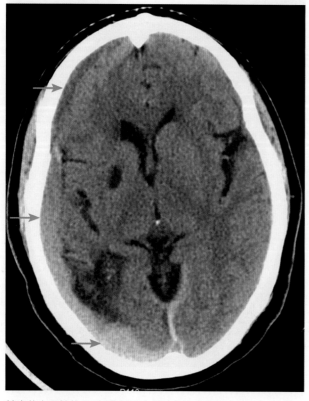 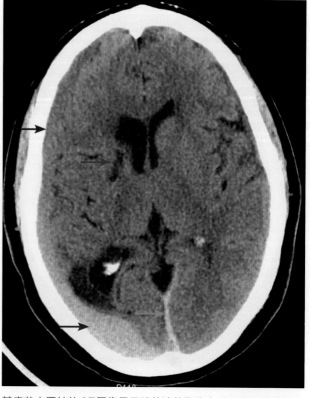

基底节水平轴位CT图像显示右侧脑外液体聚集（箭号），液体后部混杂更高密度。

基底节水平轴位CT图像显示脑外液体聚集向后延伸至后纵裂大脑镰（绿色箭号）。再次可见右半球混合密度新月形硬脑膜下血肿（SDH）（蓝色箭号）。右基底节可见慢性期腔隙性梗死灶（红色箭号）。

答案

1. 考虑到脑外液体聚集的形态（新月形），并且因为它跨越颅缝线，所以它在硬膜下间隙。

2. 分层高密度提示急性、亚急性出血。与脑实质相比，密度增加表明存在急性期出血。

3. 脑外脑出血的鉴别诊断包括硬膜下血肿、硬膜外血肿和蛛网膜下腔出血。

4. 硬脑膜下血肿混合密度的出现通常代表急性血肿中存在超急性出血或慢性血肿中存在急性出血。

5. 硬膜下血肿中最常见的出血来源是桥静脉。

要点

- 硬膜下血肿（subdural hematoma，SDH）最常继发于外伤后。
- 新月形。
- 硬膜下血肿可根据病程分为三类：急性期1～7天、亚急性期1～3周和慢性期3周以上。
- 混合密度表明慢性损伤再出血或急性血凝块和未凝结的出血产物。
- 大多数由桥静脉损伤引起。
- 对冲伤位置最常见。

建议阅读

Aiken AH, Gean AD. Imaging of head trauma. *Semin Roentgenol.* 2010 Apr;45(2):63-79.

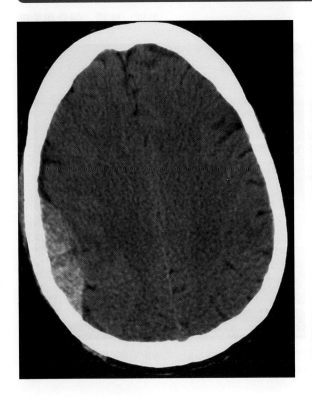
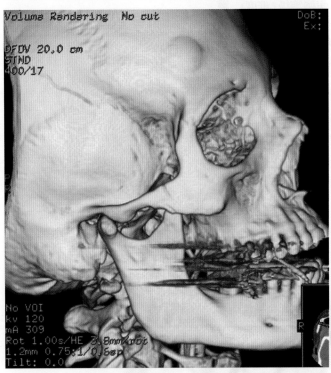

1. 病灶在哪里？

2. 什么病理状态通常与该疾病有关？

3. 鉴别诊断是什么？

4. 该病灶中混合密度的意义是什么？

5. 导致高密度最常见的原因是什么？

病例等级/难度：　　　　　　　　　　　　　　　　　类别：脑膜、颅骨和头皮

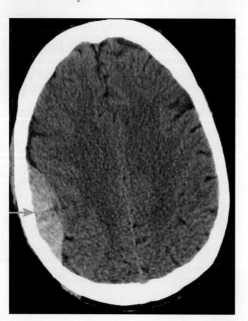

轴位CT图像显示右侧大脑半球附近的凸透镜状（凸面）脑外液体聚集（箭号）。

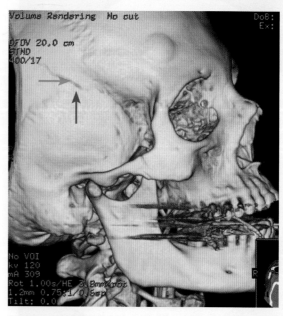

这个颅骨的三维重建图像显示一处骨折（绿色箭号）穿过右顶骨，连接鳞状缝（红色箭号）。

2. 硬膜外血肿（epidural hematomas，EDH）通常与颅骨骨折有关。

3. 脑外出血的鉴别诊断包括硬膜外血肿、硬膜下血肿和蛛网膜下腔出血。

4. 硬膜外血肿内的混合密度通常表示凝血块和非凝固的血液成分的混合物。提示这可能是正在扩大的血肿。

5. 高密度病灶（血液）最常见的来源是动脉损伤。

> **要点**
> - 硬膜外血肿最常继发于创伤。
> - 凸透镜状。
> - 局限于颅缝之间。
> - 可以越过中线。
> - 与颅骨骨折高度相关。
> - 主要是脑膜中动脉损伤，尽管少数病例可能是硬脑膜静脉窦撕裂。

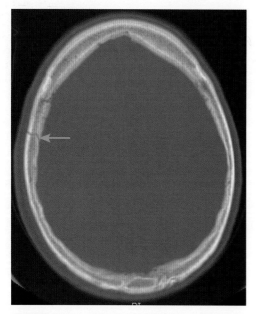

轴位CT骨窗图像显示一条骨折线穿过右顶骨（箭号），覆盖在硬膜外血肿上面。

答案

1. 病灶位于硬膜外间隙。病灶显而易见，是由于具有特征性的凸透镜形状。

建议阅读

Aiken AH, Gean AD. Imaging of head trauma. *Semin Roentgenol*. 2010 Apr;45(2):63-79.

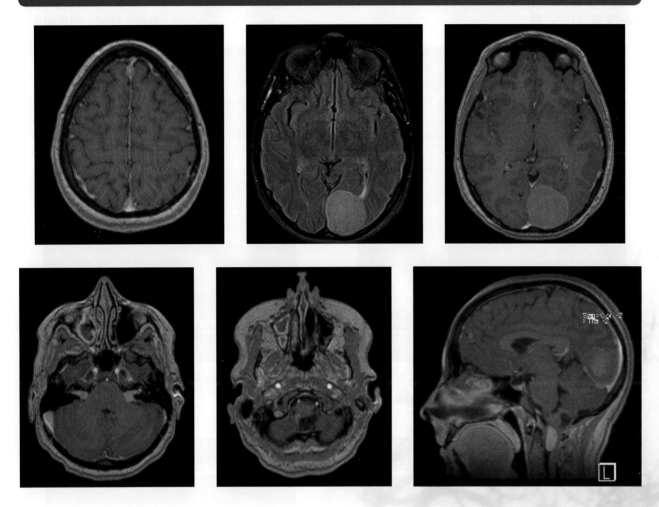

1. 鉴别诊断是什么？

2. 该疾病的特征性影像学表现是什么？

3. 该疾病哪个染色体存在异常？

4. 该疾病的诊断标准是什么？

5. 该疾病的主要治疗方案是什么？

病例等级/难度：   **类别：脑膜、颅骨和头皮**

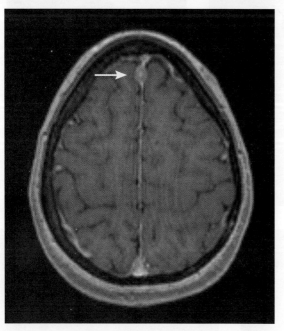

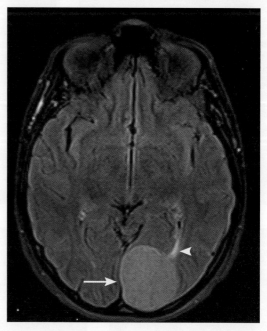

轴位 T_1 增强扫描显示额部大脑镰有一小而均匀强化的病灶，与脑膜瘤一致（箭号）。

轴位 FLAIR 图像显示左侧枕部有一个大的脑外肿块（箭号），呈均匀的高信号，边界清楚，相邻水肿少（箭头）。

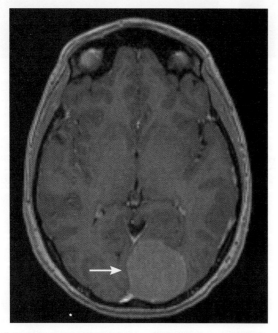

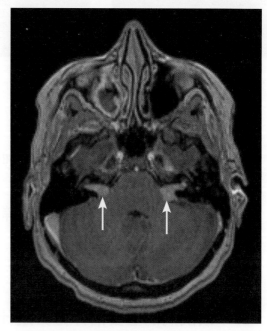

轴位 T_1 增强扫描显示脑外肿块，呈均质强化，与脑膜瘤一致（箭号）。

轴位 T_1 增强扫描显示双侧内听道强化的肿块（箭号），与前庭神经鞘瘤一致，有助于诊断神经纤维瘤病2型。

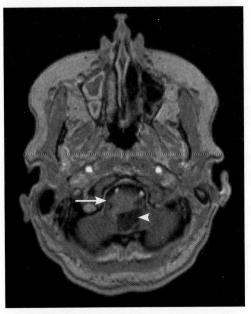

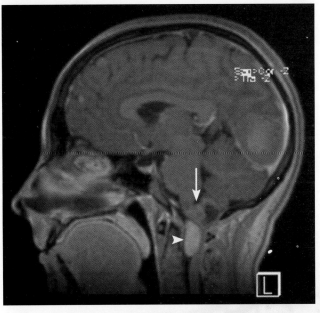

轴位T₁增强图像显示延髓混合强化的肿块（箭号）和与室管膜瘤一致的背侧囊肿（箭头）。

矢状位T₁增强图像显示延髓中等强化的肿块和背侧囊肿（箭号），略高于颅颈交界处明显均匀强化的肿块，后者符合颈部脑膜瘤（箭头）。

答案

1. 多发性原发脑外强化肿块的鉴别诊断包括神经纤维瘤病、神经鞘瘤病和多发性脑膜瘤病。

2. 影像学特征表现为"MISME"——多发性遗传性神经鞘瘤（multiple inherited schwannomas，MIS）、脑膜瘤（meningiomas，M）和室管膜瘤（ependy-momas，E）。有可疑神经纤维瘤病2型（neurofibro-matosis 2，NF2）特征的患者需要仔细评估其他脑神经和整个神经轴。

3. NF2基因位于染色体22q12上，编码膜突样（mer-lin）蛋白，具有抑瘤功能。

4. NF2的诊断标准包括双侧前庭神经鞘瘤，或一级亲属患有NF2及一个前庭神经鞘瘤，或一级亲属患有NF2及两个以下肿瘤：神经纤维瘤、脑膜瘤、神经鞘瘤、胶质瘤或晶状体后膜囊混浊。

5. 手术切除是有症状肿瘤的首选治疗方法。对无法切除的肿瘤，临床试验显示辅助化疗可缩小肿瘤大小。放射治疗有争议，因为潜在增加了治疗诱发肿瘤的发病率。

要点

- 神经皮肤综合征；50%常染色体显性遗传和50%新突变。

- 染色体22q12异常。
- merlin基因缺陷，导致产生缩短的merlin蛋白，merlin蛋白是一种肿瘤抑制蛋白。
- "MISME"——多发性遗传性神经鞘瘤、脑膜瘤及室管膜瘤。
- 比神经纤维瘤病1型少见，皮肤表现更少。
- 诊断标准包括：
  - 双侧前庭神经鞘瘤；
  - 一级亲属患有NF2及一个前庭神经鞘瘤；
  - 一级亲属患有NF2及两个以下表现：神经纤维瘤、脑膜瘤、神经鞘瘤、胶质瘤或晶状体后膜囊混浊。

建议阅读

Aboukais R, Zairi F, Baroncini M, et al. Intracranial meningiomas and neurofibromatosis type 2. *Acta Neurochir (Wien)*. 2013 Jun;155(6):997-1001; discussion 1001.

Koontz NA, Wiens AL, Agarwal A, Hingtgen CM, Emerson RE, Mosier KM. Schwannomatosis: the overlooked neurofibromatosis? *AJR Am J Roentgenol*. 2013 Jun; 200(6):W646-W653.

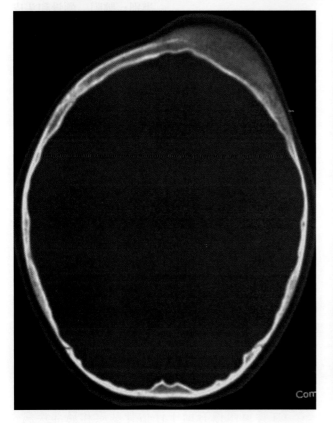 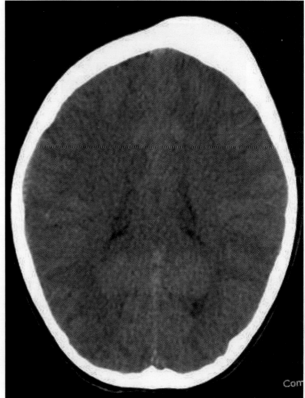

1. 鉴别诊断是什么？

2. 该疾病典型的影像学表现是什么？

3. 该疾病常见的部位在哪里？

4. 与该疾病相关的最常见的综合征是什么？

5. 该疾病可能的临床表现是什么？

病例等级/难度：　　　　　　　　　　　　　　　　　　　类别：脑膜、颅骨和头皮

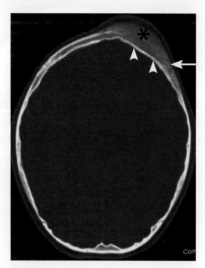

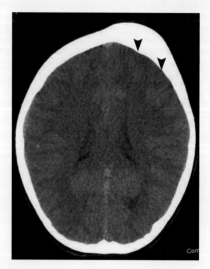

轴位CT扫描骨窗显示：膨胀性病变，主要位于额骨，呈磨玻璃样病变（星号）和狭窄的移行带。跨越左侧冠状缝（箭号），内侧板相对不受累（箭头）。

轴位CT骨窗显示内侧板不受累，对下面的脑实质无明显占位效应（箭头）。

答案

1. 膨胀性颅骨病变的鉴别包括纤维发育不良（fibrous dysplasia，FD）、母细胞转移瘤、非骨化性纤维瘤、佩吉特（Paget）病和硬化性骨髓炎。

2. FD典型的影像表现包括膨胀性骨病灶、狭窄的移行区和磨玻璃样基质。当颅骨受累时，内侧板相对完整。在"佩吉特病"样FD中可见溶骨性与硬化性混合病灶，1/3的病例可见均匀骨硬化性表现。

3. 单骨性FD最常见的三个部位是肋骨、股骨近端和颅面骨，眼眶、颅底、下颌骨和上颌骨是颅面骨疾病最常受累的部位。多骨性FD可能是单肢的，累及四肢的一侧。

4. 3%的FD患者伴有纤维性骨营养不良（McCune-Albright）综合征，表现为经典的三联征：多骨性FD、牛奶咖啡斑、性早熟。单骨性FD可发生在McCune-Albright综合征中。马扎布罗（Mazabraud）综合征是一种伴有多骨性FD和肌肉黏液瘤的罕见病。

5. 临床症状包括肿胀和畸形，以及引起疼痛的病理性骨折。颅神经病变可见于颅底和眼眶受累引起的眼球突出。多骨性FD伴多种内分泌疾病，可见于有或没有McCune-Albright综合征的情况。有报道称放射治疗增加了肉瘤转化的风险。

要点

- CT骨窗图像有助于评估骨基质和局部疾病程度。
- MRI可能有不同的表现和强化，可能造成诊断的困扰，但有助于评估疾病程度和骨髓受累。
- PET和核素骨扫描摄取多变，骨扫描有助于非特异性评估多骨性FD的程度。
- 磨玻璃样基质是典型表现。
- "佩吉特病"样FD存在溶骨性和硬化性混合病变。
- 还可以看到均质性骨硬化。

建议阅读

Lui YW, Dasari SB, Young RJ. Sphenoid masses in children: radiologic differential diagnosis with pathologic correlation. *AJNR Am J Neuroradiol*. 2011 Apr;32(4):617-626.

Sirvanci M, Karaman K, Onat L, Duran C, Ulusoy OL. Monostotic fibrous dysplasia of the clivus: MRI and CT findings. *Neuroradiology*. 2002 Oct;44(10):847-850.

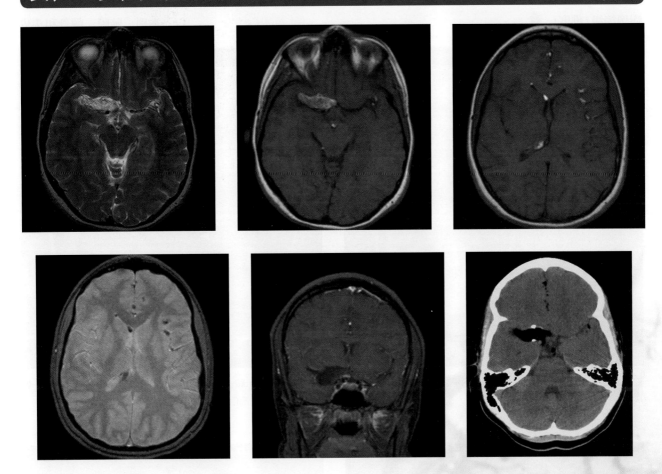

1. T_1高信号物质的生化成分是什么?

2. 该病变的典型MRI表现是什么?

3. 该病变是如何发展的?

4. 该病变会有什么危及生命的后果?

5. 什么原因可导致化学性脑膜炎?

病例等级/难度： 🌂　　　　　　　　　　　　　　　　　　　　　　　　**类别：脑膜、颅骨和头皮**

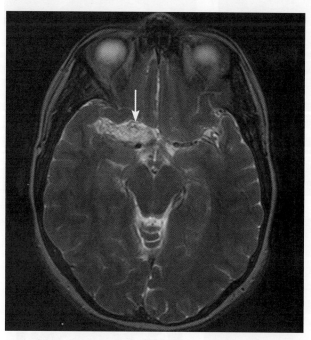

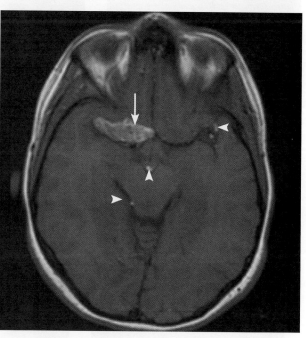

轴位T$_2$图像显示鞍上池层面的一个高信号、不均匀的脑实质外肿块，导致右侧大脑中动脉移位（箭号）。

轴位T$_1$图像显示鞍上池层面的高信号，与脑外脂肪病变信号一致（白色箭号），T$_1$高信号病灶提示囊肿破裂（箭头）。

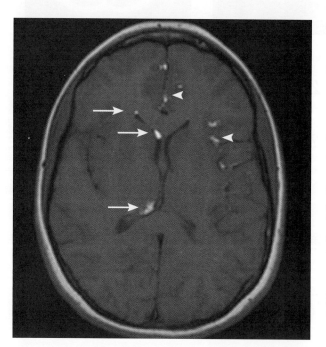

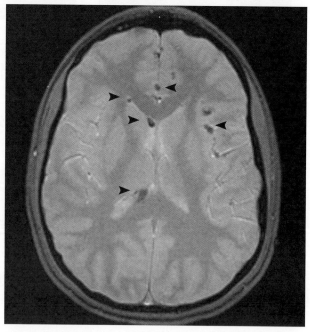

轴位T$_1$图像显示囊肿破裂形成的脑实质外高信号脂肪滴（箭头），发生于有化学性脑膜炎体征和症状的患者。注意右侧侧脑室内脂滴的脂–液平面，不依附于侧脑室（箭号）。

轴位梯度回波图像显示皮样囊肿破裂引起的蛛网膜下腔脂肪滴（箭头）信号被抑制。

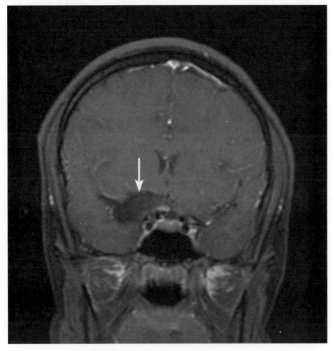

冠状位T₁增强压脂像证实了肿块的脂肪性质（箭号）；中央无强化。

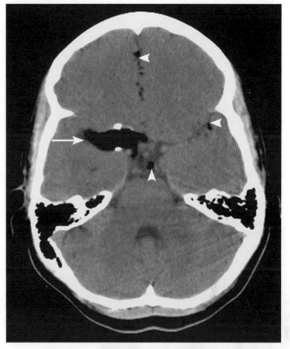

鞍上池层面的轴位CT图像证实了脑外皮样囊肿（箭号）的低密度脂肪性质，以及伴有破裂进入蛛网膜下腔（箭头）。

答案

1. 在这个皮样囊肿（dermoid cyst）破裂的病例中，T₁高信号来自脂肪。

2. 皮样囊肿是倾向位于中线的脑外病变。含有脂肪成分的囊肿内呈现典型的不均质性，如果有破裂，在囊肿和脑室内可呈现脂-液平面。包膜强化方式多变，但里面不强化。而在压脂序列上，如STIR或GRE，信号会减低。

3. 皮样囊肿和表皮样囊肿被认为是在胚胎发育的第3～5周，被埋入闭合神经管内的隔绝部分的外胚层表面而产生的。

4. 皮样囊肿破裂所致的化学性脑膜炎是最常见的威胁生命的并发症。化学性脑膜炎可以是轻度自限性，也可以是严重危及生命。无论皮样囊肿是否破裂均可出现癫痫。较大的肿块可能导致梗阻性脑积水。恶变非常罕见，但在皮样和表皮样囊肿有该风险的描述。

5. 产生化学性脑膜炎的原因可以是血液制品、神经外科手术后，以及颅内囊性肿瘤的破裂，如表皮样囊肿、皮样囊肿、颅咽管瘤和拉特克（Rathke）裂囊肿。其他报道的原因包括硬膜外注射类固醇或布比卡因，以及鞘内注射对比剂。

要点

- 化学性脑膜炎（chemical meningitis）可由各种原因引起，包括血液制品、神经外科手术后、颅内囊性肿瘤破裂和硬膜外药物治疗。
- 化学性脑膜炎的磁共振成像并不能灵敏地检测出所有病例的脑膜强化，需要结合临床病史和脑脊液分析。
- 皮样囊肿是以中线为主的先天性病变，可破入蛛网膜下腔。
- 脂肪抑制技术有助于确认囊肿的脂肪性质，以区分皮样和表皮样囊肿。
- 脑室和囊肿内的脂-液平面也有助于确认脂肪的存在。
- 皮样囊肿比脂肪瘤更不均质性。

建议阅读

Burke JW, Podrasky AE, Bradley WG. Meninges: benign postoperative enhancement on MR images. *Radiology*. 1990 Jan;174(1):99-102.

Smirniotopoulos JG, Chiechi MV. Teratomas, dermoids, and epidermoids of the head and neck. *Radiographics*. 1995 Nov;15(6):1437-1455.

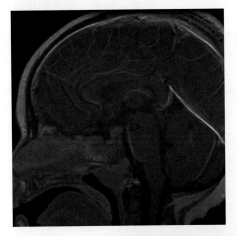
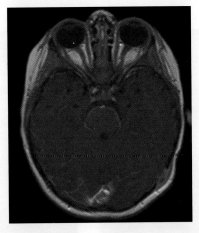
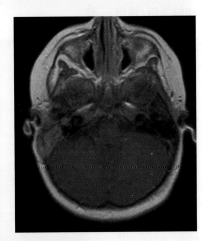

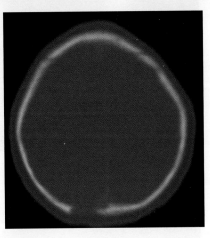
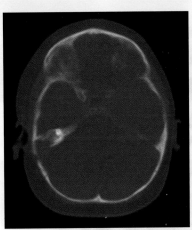

1. 鞍上病变的鉴别诊断是什么？

2. 颅骨病变的鉴别诊断是什么？

3. 该疾病的预后如何？

4. 该疾病的治疗方法是什么？

5. 最常累及的器官系统是什么？

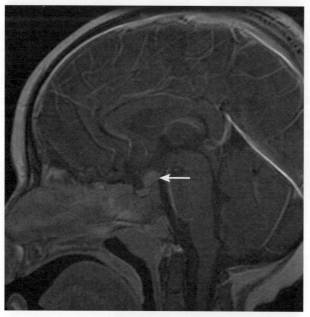

中线矢状位T₁增强扫描显示鞍上强化肿块，累及漏斗（箭号）。

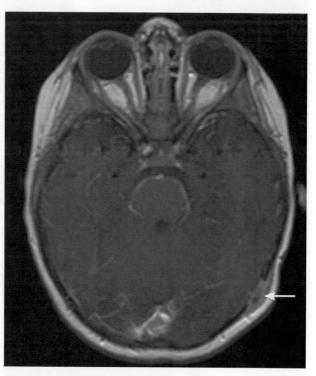

轴位T₁增强扫描显示软组织肿块强化，局部破坏左侧顶骨（箭号）。

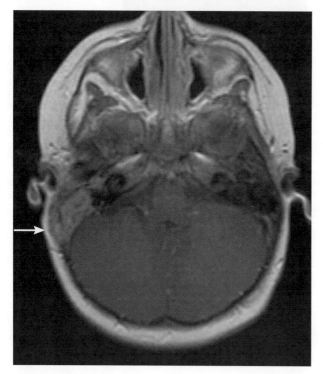

轴位T₁增强扫描显示右颞骨肿块样强化（箭号），患者患有朗格汉斯细胞组织细胞增生症。

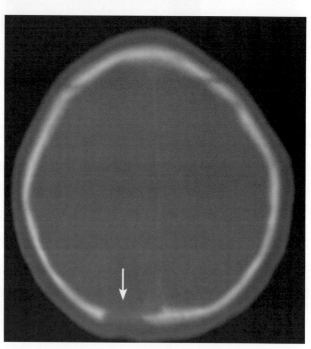

轴位CT骨窗显示右侧顶骨溶骨性病变，边缘呈"斜面"（箭号）。

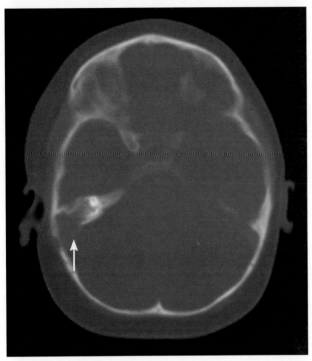

头颅轴位CT骨窗显示右侧颞骨一个溶骨性肿块（箭号），这是朗格汉斯细胞组织细胞增生症的常见发病部位。

答案

1. 垂体柄实性强化肿块的鉴别包括朗格汉斯细胞组织细胞增生症、生殖细胞瘤和淋巴细胞性垂体炎。

2. 儿童颅骨多发性溶骨性病变，要考虑朗格汉斯细胞组织细胞增生症和恶性转移瘤。结核可以表现为多发性骨骼病变，特别是在流行区域。髓母细胞瘤通常不会转移到骨骼，即使是疾病晚期。

3. 朗格汉斯细胞组织细胞增生症（Langerhans cell histiocytosis，LCH）以前被分为三个亚型，现在根据全身受累情况进行分类：单灶性——以前的嗜酸性肉芽肿，典型地累及骨骼中的一个或多个病变，不累及骨外，预后良好。多灶性单系统——以前称

为汉-许-克病（Hand-Schüller-Christian）病，50%累及垂体柄，以及头皮和颅骨受累。尿崩症、眼球突出和溶骨性病变被认为是Hand-Schüller-Christian三联征。预后各不相同，完全缓解率为30%，慢性病程为60%，死亡率为10%。多灶性多系统——以前的莱特勒-西韦（Letterer-Siwe）病，多器官受累，即使接受积极的化疗也有50%的死亡率。

4. 全身性类固醇和（或）化疗用于多灶性疾病。手术切除和局部放疗可用于孤立的病变。

5. 骨骼病变是朗格汉斯细胞组织细胞增生症最常见的表现。

要点

- LCH是一种炎性或肿瘤性病变，常见于儿童。
- LCH是儿童单发或多发溶骨性病变的鉴别诊断，尤其是伴有尿崩症。
- LCH的中枢神经系统（多灶单系统或汉-许-克病）多见于垂体柄和下丘脑，增强扫描可见强化和T$_2$加权轻度高信号。
- 强化肿块累及脉络丛、软脑膜和基底节有罕见报道。
- 小脑白质脱髓鞘也有罕见报道。

建议阅读

Chung EM, Murphey MD, Specht CS, Cube R, Smirniotopoulos JG. From the archives of the AFIP. Pediatric orbit tumors and tumorlike lesions: osseous lesions of the orbit. *Radiographics*. 2008 Aug;28(4):1193-1214.

D'Ambrosio N, Soohoo S, Warshall C, Johnson A, Karimi S. Craniofacial and intracranial manifestations of langerhans cell histiocytosis: report of findings in 100 patients. *AJR Am J Roentgenol*. 2008 Aug;191(2):589-597.

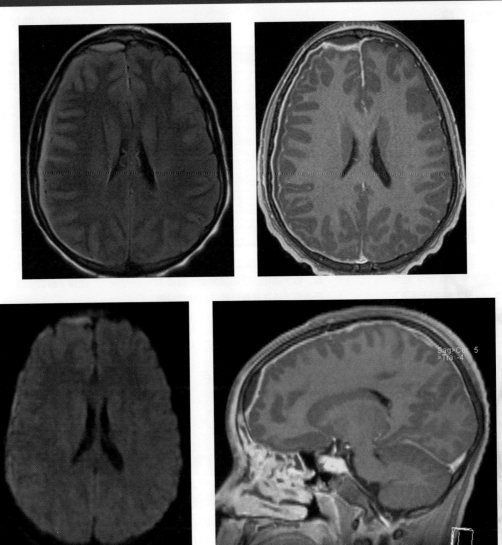

1. 鉴别诊断是什么?

2. 哪种成像序列对该疾病具有最高的敏感度?

3. 该疾病在成人中最常见的病因是什么?

4. 该疾病在婴儿中最常见的病因是什么?

5. 该疾病中，什么手术是潜在致命的?

病例等级/难度： 🐾

类别：脑膜、颅骨和头皮

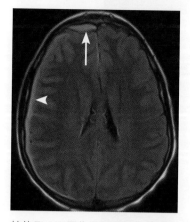

轴位FLAIR图像显示右侧额部硬膜外间隙有高信号聚集（箭号），延伸至前部大脑镰，以及大脑半球硬膜下（箭头），具有相似信号特点。

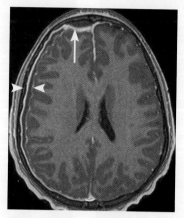

轴位T₁增强扫描显示硬膜外液体聚集，位于强化的硬脑膜表面（箭号），而硬膜下液体聚集处硬脑膜和软脑膜均有强化（箭头）。

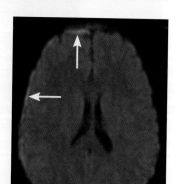

轴位DWI-ADC图显示硬膜外和硬膜下病变（箭号）弥散受限。

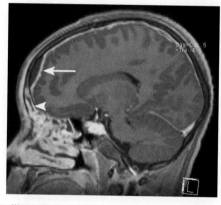

矢状位T₁增强扫描显示硬膜外积脓（箭号）合并鼻窦炎（箭头）。

要点

- 积脓（empyema）是脓液积聚在硬膜下或硬膜外间隙的表现，硬膜下更为常见。
- 大多数病例来自副鼻窦疾病（幕上）或乳突炎（幕下）。
- 婴儿积脓更常见的原因是细菌性脑膜炎。
- 硬膜下积脓比硬膜外积脓更容易出现脑炎、脓肿、脑积水和静脉窦血栓等并发症。
- 影像通常显示脑外积脓呈边缘强化，FLAIR图像无抑制（表现为高信号）。
- 扩散受限为其典型表现。
- 积脓是一种急症，需要神经外科引流。
- 腰椎穿刺术可能是致命的。

答案

1. 脑外液体聚集的鉴别包括硬膜下血肿、水囊瘤和积液。硬膜增厚强化应提示积脓或硬脑膜转移。

2. 扩散受限是硬膜下积脓的典型表现，也是最敏感的成像序列。

3. 副鼻窦炎或乳突炎占成人和较大儿童积脓病例的75%。2/3的幕上积脓由副鼻窦炎导致，20%幕下积脓由乳突炎导致。

4. 细菌性脑膜炎是婴儿积脓最常见的病因。

5. 腰椎穿刺术与积脓患者的快速恶化和死亡有关。

建议阅读

Han KT, Choi DS, Ryoo JW, et al. Diffusion-weighted MR imaging of pyogenic intraventricular empyema. *Neuroradiology*. 2007 Oct;49(10):813-818.

Nickerson JP, Richner B, Santy K, et al. Neuroimaging of pediatric intracranial infection—part 1: techniques and bacterial infections. *J Neuroimaging*. 2012 Apr;22(2):e42-e51.

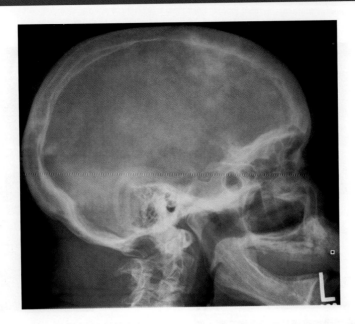

1. 异常之处在哪里？

2. 该疾病的典型影像学表现是什么？

3. 鉴别诊断是什么？

4. 该病变的临床表现是什么？

5. 该疾病的治疗方法是什么？

病例等级/难度：

类别：脑膜、颅骨和头皮

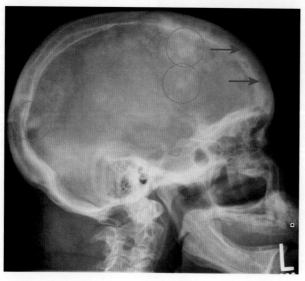

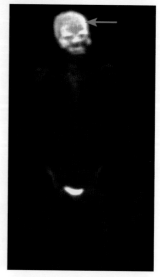

头颅侧位X线片显示前方和后方颅骨均有斑片状密度增高影（圆圈）。注意板障间隙增宽、密度增加（箭号）。颅底和前颅窝底也可见密度增加。

^{99m}Tc-MDP骨扫描显示：放射性示踪剂摄取明显累及颅骨（箭号）。

答案

1. 前部的额骨和后部的枕骨均可见斑片状密度增高区域。

2. 佩吉特病（Paget disease）早期颅骨显示额骨和枕骨局部透光区，称为"局限性骨质疏松症"。随后，成骨细胞活动增强，出现局灶性、斑片状混浊被称为"棉絮状"颅骨。板障间隙明显增厚，内板增厚，由此产生的增大也可被称为"宽顶无檐圆帽状"（tam-o-shanter）颅骨，可见扁平颅底及颅底凹陷。

3. 鉴别诊断包括佩吉特病、转移和肾性骨营养不良。

4. 患者的症状包括疼痛、骨体积增大、弯曲变形、颅神经损害（由于受压）和活动范围减小。患者在混合期血清碱性磷酸酶升高。继发性骨关节炎、痛风、CPPD和类风湿关节炎都与佩吉特病有关。肉瘤转化很少见（最常见的是骨肉瘤）。

5. 治疗的目的是控制疼痛，并通过抑制骨吸收来实现。使用的药物包括降钙素、双膦酸盐、米曲霉素和硝酸镓。

要点

- 佩吉特病有三个阶段：溶骨期（骨吸收）、混合期（黄骨髓逐渐恢复）和成骨期（骨硬化）。
- 佩吉特病最常见于中轴骨和多骨型。
- 颅骨受累的病例占25%～65%。
- 局限性骨质疏松症出现在溶骨期的早期。
- 后期常见"棉絮状"颅骨征。
- 肉瘤转化罕见，尤其在颅骨（<1%）。
- 肉瘤性恶变的特征包括皮质破坏和软组织肿块。
- 骨巨细胞瘤转化表现为溶骨性病变代替骨髓，无骨膜反应或软组织肿块。

建议阅读

Love C, Din AS, Tomas MB, Kalapparambath TP, Palestro CJ. Radionuclide bone imaging: an illustrative review. *Radiographics*. 2007 Oct;23(2):341-358.

Smith SE, Murphey MD, Motamedi K, Mulligan ME, Resnik CS, Gannon FH. From the archives of the AFIP. Radiologic spectrum of Paget disease of bone and its complications with pathologic correlation. *Radiographics*. 2007 Oct;22(5):1191-1216.

Tjon-A-Tham RT, Bloem JL, Falke TH, et al. Magnetic resonance imaging in Paget disease of the skull. *AJNR Am J Neuroradiol*. 2008 Jan;6(6):879-881.

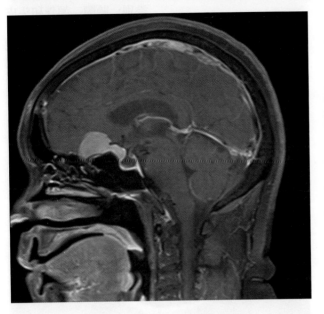 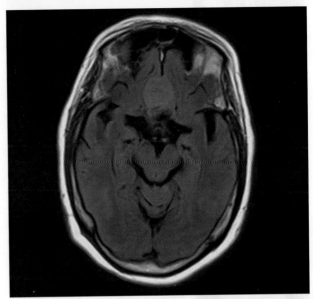

■ 1. 异常之处位于哪里？

■ 2. 鉴别诊断是什么？

■ 3. 在哪些疾病中也可以看到局限性骨质增生？

■ 4. 该病灶有多少比例是有症状的？

■ 5. 脑膜瘤发病率增加与哪些症状或病史有关？

病例等级/难度：   类别：脑膜、颅骨和头皮

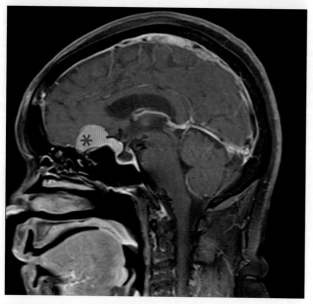

矢状位T₁增强扫描显示蝶骨上方一个脑外均匀强化病变，向后延伸至蝶鞍（星号），病变对鞍隔造成占位效应，并伴有空蝶鞍。

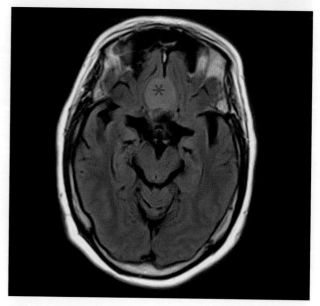

轴位FLAIR图像显示半球间病变，相对灰质呈等或稍高信号（星号）。

答案

1. 这是一个位于蝶骨平台的脑外病变，对视交叉有压迫效应，并延伸至蝶鞍。

2. 鉴别诊断包括硬脑膜转移瘤、血管外皮细胞瘤和脑膜瘤。

3. 局灶性骨肥厚见于脑膜瘤、纤维发育不良、佩吉特病、Dyke-Davidoff-Mason综合征和额骨内板增生症。广泛颅骨增厚可见于慢性重度贫血、肢端肥大症、骨硬化症、进行性骨干发育异常和甲状旁腺功能亢进症。

4. 在所有脑膜瘤中，有症状的不到10%。

5. 神经纤维瘤病2型、基底细胞痣综合征和既往放疗病史与脑膜瘤发病率增加有关。

要点

- 脑膜瘤是起源于脑膜蛛网膜细胞的肿瘤。
- 脑膜瘤可长得很大，可以侵犯硬脑膜静脉窦和向骨内延伸。
- 是最常见的脑外中枢神经系统肿瘤。
- 主要影像表现包括：脑外病变伴邻近颅骨内板肥厚、增强扫描明显/均匀强化，偶见钙化。
- 当年轻患者出现脑膜瘤时，要考虑神经纤维瘤病2型。
- 脑膜瘤可能在怀孕期间生长。

建议阅读

Buetow MP, Buetow PC, Smirniotopoulos JG. Typical, atypical, and misleading features in meningioma. *Radiographics*. 1991 Nov;11(6):1087-1106.

Wang CW, Li YY, Zhu SG, et al. Surgical management and evaluation of prognostic factors influencing postoperative visual outcome of suprasellar meningiomas. *World Neurosurg*. 2011 Feb;75(2):294-302.

Wong RH, Wong AK, Vick N, Farhat HI. Natural history of multiple meningiomas. *Surg Neurol Int*. 2013 Nov;4(4):71.

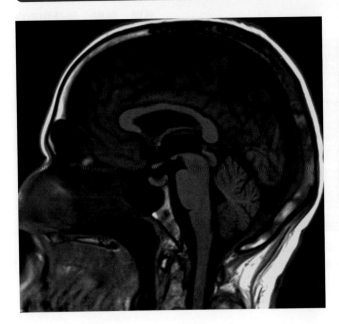 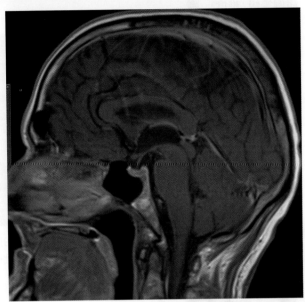

1. 异常之处位于哪里？

2. 该疾病的典型影像学表现是什么？

3. 鉴别诊断是什么？

4. 该异常的常见病因是什么？

5. 该疾病的治疗方法是什么？

病例等级/难度： 🌸

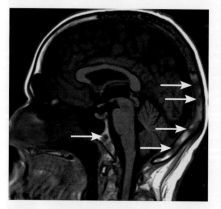 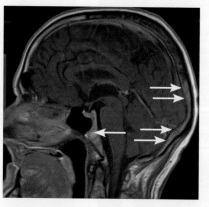 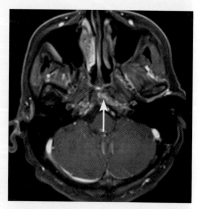

矢状位T₁平扫显示斜坡和枕骨内多个不规则的T₁低信号病灶（箭号）。

矢状位T₁增强扫描显示增强前的颅骨内多发T₁低信号病灶在增强扫描后呈明显强化（箭号）。

轴位T₁压脂增强扫描显示斜坡病变强化更明显（箭号）。

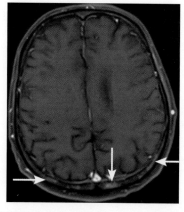

轴位T₁增强扫描显示后部颅骨病变压脂后增强扫描强化更加明显（箭号）。

答案

1. 异常位于斜坡和后部颅骨（枕骨和顶骨）。

2. 在MRI上，骨转移瘤的典型表现是局灶性T₁低信号，低于骨骼肌信号并且明显强化。强化形式多变。由于原发肿瘤的不同，T₂信号也有差别。

3. 鉴别诊断包括转移瘤、贫血时的红骨髓扩张、结节病和肾性骨营养不良。

4. 颅骨转移常见于患有乳腺癌、肺癌、前列腺癌、肾细胞癌、甲状腺滤泡状癌、黑色素瘤和多发性骨髓瘤的成人。

5. 治疗取决于原发癌类型和颅骨转移是否有症状。通常将放疗（通常针对单个病灶）和化疗（通常针对全身性或广泛性病灶）结合使用。

要点

- 成人最常见的颅骨转移瘤（skull metastasis）包括乳腺癌、肺癌、前列腺癌、肾细胞癌、甲状腺滤泡状癌、黑色素瘤和多发性骨髓瘤。
- 头颈部肿瘤可直接转移到颅底（鳞状细胞癌、淋巴瘤和腺样囊性癌）。
- 压脂后的增强扫描可增加该疾病检测的敏感性。
- 溶骨性转移更为常见。
- 在没有原发肿瘤病史的情况下，如果检测到T₁低信号骨病变，则必须进一步评估才能找到原发肿瘤。
- 可考虑用全身骨扫描来评估骨质受累的程度。
- T₁高信号的骨病变可能是良性的。

建议阅读

Abdel Khalek Abdel Razek A, King A. MRI and CT of nasopharyngeal carcinoma. *AJR Am J Roentgenol.* 2012 Jan;198(1):11-18.

Barakos JA, Dillon WP, Chew WM. Orbit, skull base, and pharynx: contrast-enhanced fat suppression MR imaging. *Radiology.* 1991 Apr;179(1):191-198.

Lauenstein TC, Goehde SC, Herborn CU, et al. Whole-body MR imaging: evaluation of patients for metastases. *Radiology.* 2004 Oct;233(1):139-148.

女，71岁，X线片上见透亮影

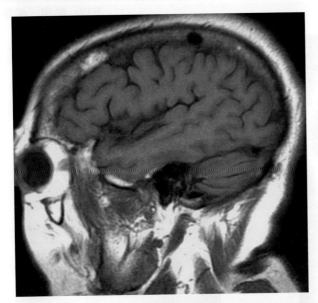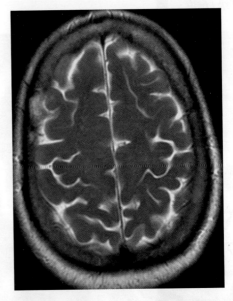

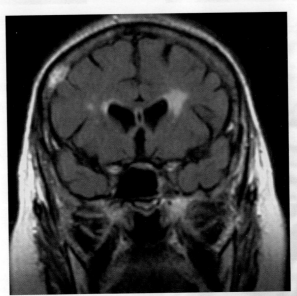

1. 异常之处位于哪里？

2. 该疾病的典型影像学表现是什么？

3. 鉴别诊断是什么？

4. 该病变的临床表现是什么？

5. 该疾病的经典治疗方法是什么？

病例等级/难度： 🐾

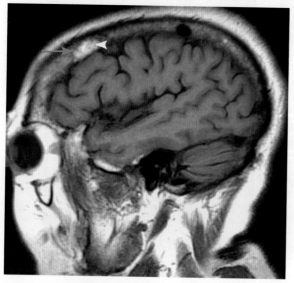

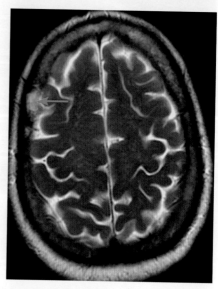

轴位 T₁ 平扫显示病变位于右侧额骨，边缘清楚，T₁ 高信号（箭号），其内可见点状增厚的小梁（箭头）。

轴位 T₂ 图像显示病变轻度扩张，T₂ 呈高信号（箭号）。

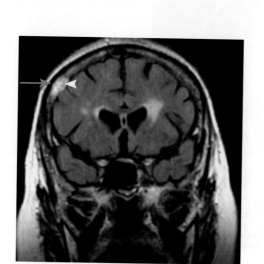

冠状位 FLAIR 图像显示病变轻度扩张，内板变薄（箭号），可见病灶内点状增厚的小梁（箭头），提示血管瘤。

4. 血管瘤是良性血管病变，通常无临床症状。较大的病变罕见会导致脑外颅内出血。

5. 通常不需要治疗。由于肿块效应、出血或美容，较大的病变可能需要手术切除。

> **要点**
> - 血管瘤（hemangioma）是良性血管病变。
> - 最常见的部位是额骨和顶骨。
> - 血管瘤通常位于颅骨的髓腔。
> - T₁ 高信号的骨病变常为良性。
> - 边界清晰。
> - 在增强扫描中可能表现出强化。
> - 颅骨内板和外板通常无受损。
> - 在 CT 上应关注增厚的小梁。

答案

1. 异常位于额骨内。

2. 在 CT 上，血管瘤典型表现为增厚的小梁结构。MR 表现为 T₁ 等/高信号、T₂ 高信号。骨间血管瘤增强扫描可见强化。病变内可出现血红蛋白各时期的表现。

3. 鉴别诊断包括转移瘤、血管瘤、皮样/表皮样囊肿、血管内皮瘤和 Paget 病。

建议阅读

Bastug D, Ortiz O, Schochet SS. Hemangiomas in the calvaria: imaging findings. *AJR Am J Roentgenol.* 1995 Mar;164(3):683-687.

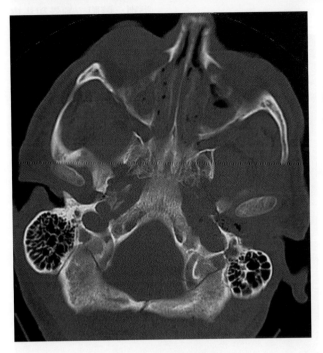 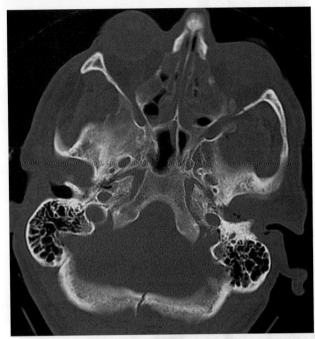

- 1. 异常之处在哪里？

- 2. 该疾病的典型影像学表现是什么？

- 3. 哪种影像检查有助于评估可能的动脉损伤？

- 4. 该异常的病因是什么？

- 5. 该疾病的常见后遗症是什么？

病例等级/难度：　　　　　　　　　　　　　　　　　　类别：脑膜、颅骨和头皮

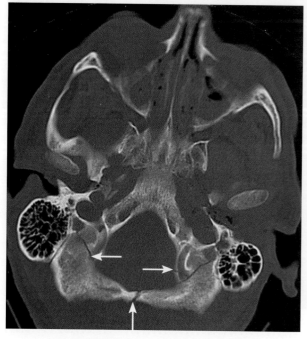

轴位CT骨窗图像显示骨折线累及枕骨（箭号）。

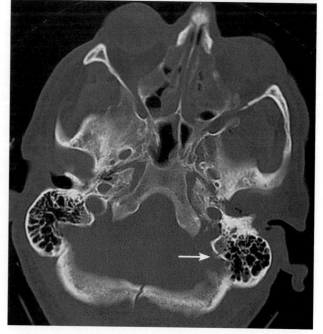

轴位CT骨窗图像显示骨折从左侧枕骨延伸至左侧颞骨（箭号）。

答案

1. 异常位于枕骨内。

2. 典型的影像表现为颅底粉碎性或凹陷性骨折，累及枕骨底部、蝶骨底部和（或）颞骨。

3. 怀疑有血管损伤的颅底骨折（basilar skull fractures）可以用CTA检查。金标准仍然是血管造影，但这是微创检查。

4. 最常见的病因是：直接击中头颅后部或头颅后部摔倒导致颅底骨折。

5. 颅底骨折可能有凹陷的碎片，导致脑实质挫伤。这些骨折还可能延伸到颞骨或血管孔/颅神经孔，导致听力丧失、动脉夹层、血栓形成或假性动脉瘤。

要点

- 颅底骨折可能有粉碎性或凹陷性骨碎片。
- 游离的碎片可能导致颅内出血或脑损伤（脑实质挫伤）。
- 评估脑实质挫伤和脑外出血。
- 沿骨折线检查是否累及血管孔。
- 如果骨折横穿血管孔，则需要CTA以排除动脉夹层、血栓形成或假性动脉瘤。
- 颅腔积气可提示骨折。
- 静脉窦受损可出现静脉性硬膜外血肿。

建议阅读

Aiken AH, Gean AD. Imaging of head trauma. *Semin Roentgenol*. 2010 Apr;45(2):63-79.

York G, Barboriak D, Petrella J, DeLong D, Provenzale JM. Association of internal carotid artery injury with carotid canal fractures in patients with head trauma. *AJR Am J Roentgenol*. 2005 May;184(5):1672-1678.

Zayas JO, Feliciano YZ, Hadley CR, Gomez AA, Vidal JA. Temporal bone trauma and the role of multidetector CT in the emergency department. *Radiographics*. 2011 Oct;31(6):1741-1755.

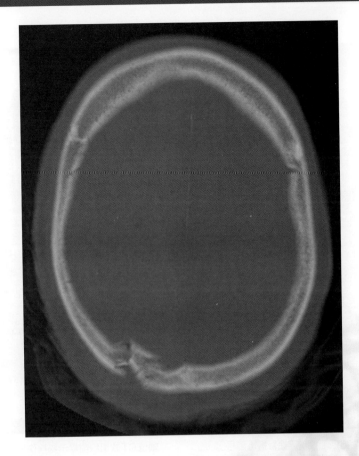

- 1. 异常之处位于哪里？

- 2. 该疾病的典型影像学表现是什么？

- 3. 鉴别诊断是什么？

- 4. 该疾病的病因是什么？

- 5. 该疾病的治疗方法是什么？

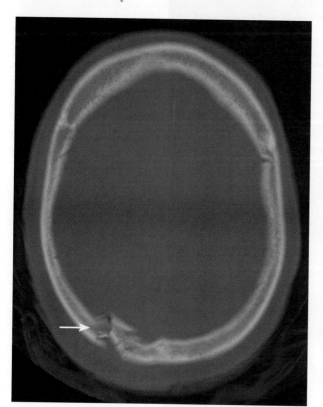

轴位CT骨窗显示右侧顶骨后方凹陷性粉碎性骨折（箭号）。

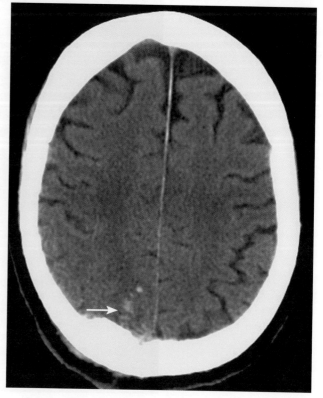

轴位CT软组织窗显示脑挫伤导致多个点状出血灶（箭号）。

答案

1. 异常累及右侧顶骨。

2. 颅骨凹陷性骨折（depressed skull fracture）的影像学表现包括内板移位至颅骨内，伴有碎片。

3. 鉴别诊断包括骨缝分离、蛛网膜颗粒和颅骨凹陷性骨折。

4. 颅骨凹陷性骨折是由于对颅骨的一小部分区域进行剧烈钝性打击导致。

5. 颅骨凹陷性骨折也有感染和静脉窦损伤的风险。因此，这些骨折通常通过手术探查，通常需要将骨折碎片抬高和（或）移除。

要点

- 颅骨骨折主要有三种类型：颅底骨折、线性骨折和凹陷性骨折。
- 评估脑实质挫伤和脑外出血。
- 颅骨骨折可能会破坏静脉窦。
- 颅骨凹陷性骨折也有感染的风险。
- 颅内积气是骨折的线索。

建议阅读

Aiken AH, Gean AD. Imaging of head trauma. *Semin Roentgenol*. 2010 Apr;45(2):63-79.

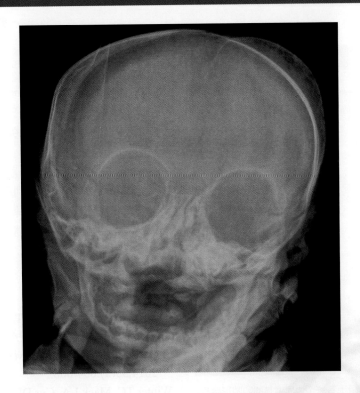

1. 异常之处位于哪里？

2. 该疾病的典型影像学表现是什么？

3. 鉴别诊断是什么？

4. 该疾病的病因是什么？

5. 该疾病的治疗方法是什么？

病例等级/难度：

类别：脑膜、颅骨和头皮

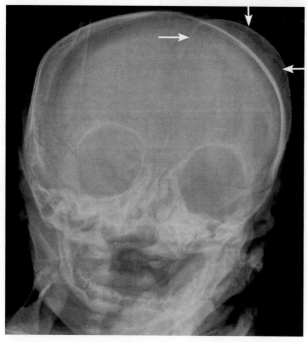

颅骨前后位X线片显示左侧顶骨上有一个边界清楚的卵圆形结构，注意它没有越过中线，而且周围有钙化（箭号）。

要点

- 头颅血肿（cephalohematoma）是一种骨膜下血肿，固定于骨缝间。
- 如果血肿越过中线，考虑胎头水肿和帽状腱膜下血肿。
- 随着时间的推移，头颅血肿可能会在周围钙化，然后骨化并合并到颅骨中。
- 头颅血肿最常累及顶骨，其次是枕骨。
- 不要误认为骨纤维异常增殖症，这在新生儿期并不常见。

建议阅读

Nabavizadeh SA, Bilaniuk LT, Feygin T, Shekdar KV, Zimmerman RA, Vossough A. CT and MRI of pediatric skull lesions with fluid-fluid levels. *AJNR Am J Neuroradiol.* 2014;35(3):604-608.

Winter TC, Mack LA, Cyr DR. Prenatal sonographic diagnosis of scalp edema/cephalohematoma mimicking an encephalocele. *AJR Am J Roentgenol.* 1993 Dec;161(6):1247-1248.

答案

1. 异常位于左侧顶骨。

2. 头颅血肿通常表现为边界清楚的头皮下肿块，周围有颅缝。

3. 鉴别诊断包括头颅血肿、帽状腱膜下血肿、胎头水肿和脑膨出。

4. 头颅血肿通常是由外伤引起的，常见于器械分娩的新生儿。可能会有相关的颅骨骨折。

5. 该疾病常不需要治疗。头颅血肿最终会骨化，并与颅骨一起重塑。

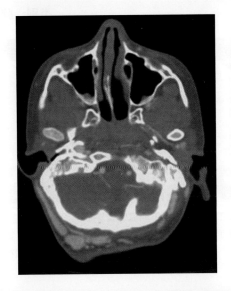 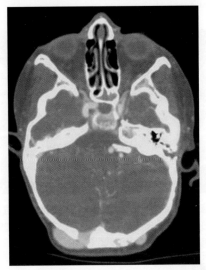

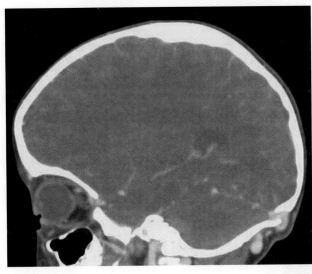 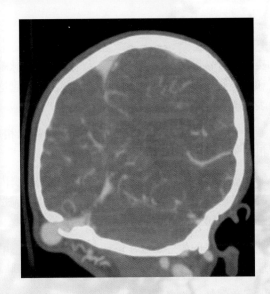

■ 1. 鉴别诊断是什么？

■ 2. 与该肿块相通的颅内血管结构是什么？

■ 3. 在可能的手术切除前应该做什么影像学检查？

■ 4. 颅外成分有哪些影像表现？

■ 5. 该病变产生的原因是什么？

病例等级/难度：　　　　　　　　　　　　　　　　类别：脑膜、颅骨和头皮

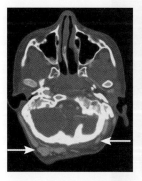 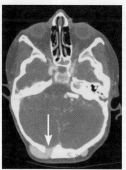 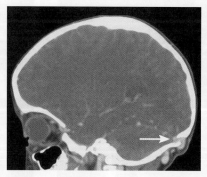 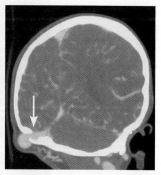

轴位CT增强扫描静脉期示枕部头皮（箭号）呈迂曲血管结构，右侧大于左侧。

轴位CT增强扫描延迟期显示头皮血管团与右横窦相连，之间的骨质缺损（箭号）。

矢状位CT增强扫描延迟期显示骨缺损与右横窦相通（箭号）。

CT增强扫描延迟期斜位重建显示头皮血管团通过右侧骨缺损（箭号）和右横窦相通。

答案

1. 头皮血管性肿块的鉴别包括颅骨骨膜窦、静脉畸形和动静脉畸形。婴儿血管瘤也可以考虑，尽管这种表现不典型。

2. 颅骨骨膜窦通常与硬脑膜静脉窦或皮质静脉相通，很少出现发育性静脉畸形。

3. 静脉造影、CT、MR或导管是评估颅骨骨膜窦内相关静脉结构的重要手段，也是评估脑静脉引流是否充分，以防止结扎后静脉梗死的重要方法。

4. 颅骨骨膜窦的颅外成分常包括头皮静脉曲张，可呈迂曲扩张，或血管畸形，伴有囊肿、间隔和静脉石。

5. 大多数颅骨骨膜窦被认为是先天性的，可能与其他静脉畸形和变异有关，或者由静脉窦血栓导致。静脉创伤后撕裂伤也是一种病因。

要点

- 颅骨·骨膜窦（sinus pericranii）是颅内外静脉循环之间的一种交通变异。
- 典型表现为头皮静脉曲张，通过经颅骨导静脉与硬脑膜静脉窦相通。
- 病因可以是先天性或创伤性。
- 颅外静脉结构也可表现为伴有间隔、囊肿和静脉石的静脉畸形。
- 颅内交通通常是硬脑膜静脉窦、皮质静脉，或较少见的发育性静脉异常。
- CT或MR静脉成像有助于识别所有相关的静脉血管成分。
- 在手术结扎前，评估合适的静脉引流途径对于预防静脉梗死是必要的。

建议阅读

Gandolfo C, Krings T, Alvarez H, et al. Sinus pericranii: diagnostic and therapeutic considerations in 15 patients. *Neuroradiology*. 2007 Jun;49(6):505-514.

Kim YJ, Kim IO, Cheon JE, Lim YJ, Kim WS, Yeon KM. Sonographic features of sinus pericranii in 4 pediatric patients. *J Ultrasound Med*. 2011 Mar;30(3):411-417.

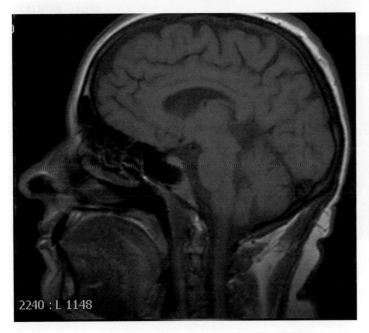 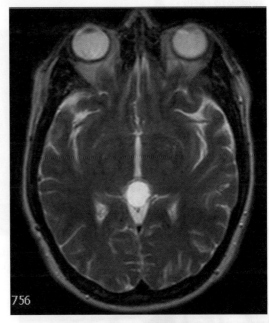

1. 异常病变位于哪里？

2. 该疾病的影像学表现是什么？

3. 鉴别诊断是什么？

4. 该疾病的并发症是什么？

5. 该疾病的治疗方法是什么？

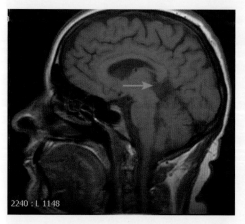

矢状位T₁图像显示松果体内低信号病变，但信号比脑脊液高（箭号）。

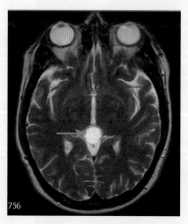

轴位T₂图像显示松果体囊性病变，呈高信号，同脑脊液信号（箭号）。

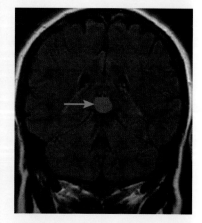

冠状位FLAIR显示松果体病变较脑脊液信号高（箭号）。

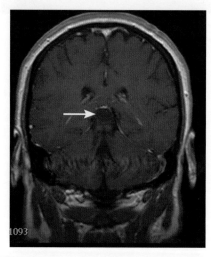

冠状位增强图像显示松果体内病变不强化（箭号）。

要点

- 松果体囊肿（pinealcysts，PC）有一层外层纤维结缔组织，松果体实质内部有或没有出血产物。
- 诊断要点是松果体内可见液体信号病变。
- 大于1.5 cm的PC可能压迫导水管，导致脑积水。
- 检查侧脑室大小。
- 检查导水管是否被挤压。
- 当看到实性成分时考虑松果体细胞瘤。

建议阅读

Osborn AG, Preece MT. Intracranial cysts: radiologic-pathologic correlation and imaging approach. *Radiology*. 2006 Jun;239(3):650-664.

答案

1. 异常位于松果体。

2. 影像表现为T₁信号与脑脊液相比类似或稍亮，T₂信号同脑脊液，周边或边缘强化。

3. 鉴别诊断包括蛛网膜囊肿、松果体囊肿和松果体细胞瘤。

4. 当病灶直径大于1.5 cm时，可能导致梗阻性脑积水。

5. 通常不需要治疗，除非其增长引起梗阻性脑积水。

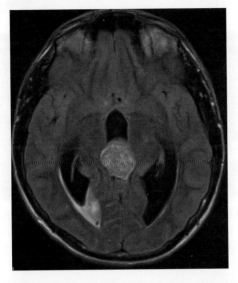
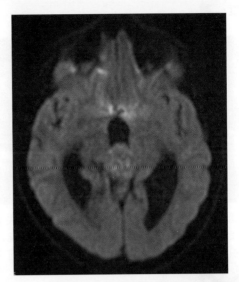
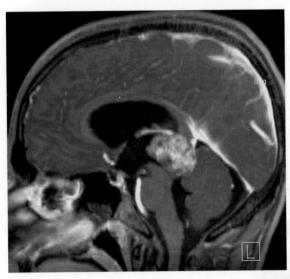
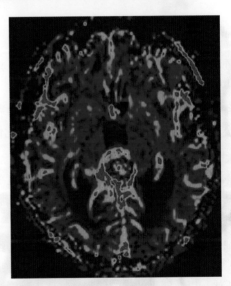

1. 鉴别诊断是什么？

2. 该肿瘤最常见的部位是哪里？

3. 该肿瘤在男性和女性中最常见的部位是哪里？

4. 该肿瘤的典型影像学特征是什么？

5. 该疾病的预后如何？

病例等级/难度：

类别：松果体区

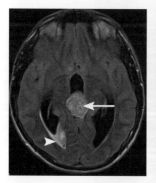
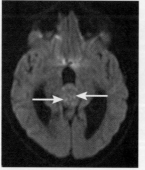
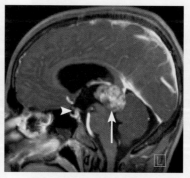
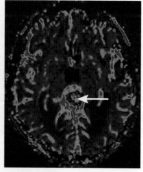

轴位FLAIR显示松果体区的分叶状肿块，较灰质呈略高信号（箭号），导致脑积水和室管膜下脑脊液（箭头）。

轴位DWI（b=1000）图像显示由于细胞密度高引起的弥散受限（箭号）。

矢状位T₁增强显示松果体肿块明显强化，可能侵犯顶盖（箭号）。鞍上池内可见第二个较小的强化团块（箭头）。

动态磁敏感对比灌注成像的轴位彩色CBV图显示肿瘤内高灌注区（箭号）。

答案

1. 松果体区肿块的鉴别应包括生殖细胞肿瘤（germ cell tumor）、松果体母细胞瘤和顶盖胶质瘤。

2. 生殖细胞肿瘤最常见的部位是松果体区和鞍上区。松果体区生殖细胞肿瘤比鞍上更常见，比例为2∶1。

3. 松果体生殖细胞瘤（germinoma）发生在男性的可能性是女性的10倍，而女性中75%的生殖细胞肿瘤发生在鞍上。

4. 生殖细胞瘤通常表现为均匀强化，但由于富细胞性，扩散受限。随着肿瘤体积的增大，可见肿瘤囊变和坏死，以及邻近结构的侵犯。临床中脑脊液播散并不少见。

5. 单纯生殖细胞瘤对放射治疗和铂类化疗敏感，预后良好。仅采用放射治疗即有超过90%的5年存活率。相比之下，非生殖细胞肿瘤由于对治疗相对不敏感，通常预后较差。

要点

- 生殖细胞瘤是生殖细胞肿瘤的一个亚类，而非生殖细胞瘤的生殖细胞肿瘤包括卵黄囊肿瘤和畸胎瘤。

- 中枢神经系统生殖细胞瘤通常发生在中线部位的松果体和鞍上。

- 位于松果体区的中枢神经系统生殖细胞瘤男女比例为10∶1，而位于鞍上的生殖细胞瘤75%发生于女孩。

- 影像显示分叶状强化肿瘤侵犯松果体或漏斗。松果体钙化呈中央包裹性，而不像松果体母细胞瘤那样呈"爆炸状"钙化。

- 生殖细胞瘤由于细胞密度高，可表现为扩散受限。在CT上表现为高密度。

- 较大的肿瘤可侵犯邻近脑实质。

- 单纯生殖细胞瘤对放化疗高度敏感，预后良好。

建议阅读

Dumrongpisutikul N, Intrapiromkul J, Yousem DM. Distinguishing between germinomas and pineal cell tumors on MR imaging. *AJNR Am J Neuroradiol*. 2012 Mar;33(3):550-555.

Mathews VP, Broome DR, Smith RR, Bognanno JR, Einhorn LH, Edwards MK. Neuroimaging of disseminated germ cell neoplasms. *AJNR Am J Neuroradiol*. 2003 Jan;11(2):319-324.

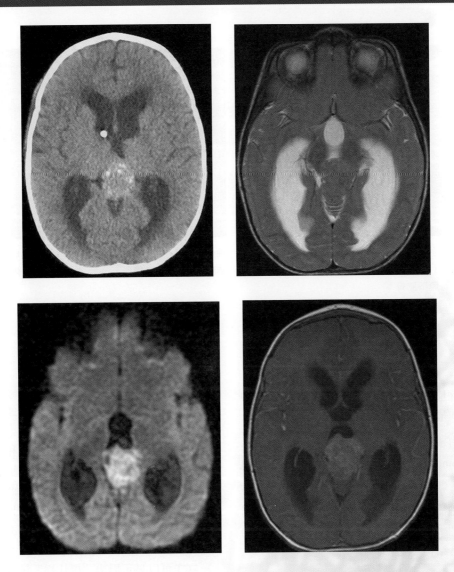

1. 该肿瘤的鉴别诊断是什么？

2. 扩散加权成像如何帮助鉴别这些肿瘤？

3. 该肿瘤的典型影像学表现是什么？

4. 该肿瘤与什么遗传病有关？

5. 该松果体肿瘤的预后如何？

病例等级/难度： ✿

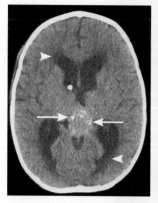 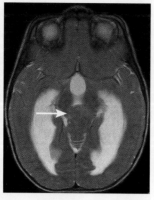 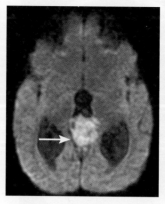 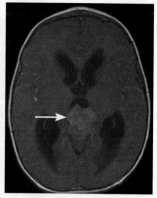

轴位CT显示松果体区肿瘤，周围钙化呈"爆炸状"（箭号）。梗阻性脑积水伴室管膜下脑脊液（箭头）。右侧脑室可见分流导管。

轴位T₂图像显示肿瘤实质部分呈低信号（箭号）。

轴位DWI（b=1000）显示松果体肿瘤扩散受限（箭号）。

轴位增强后图像显示松果体肿瘤不均匀强化（箭号）。

答案

1. 松果体区肿瘤应考虑松果体实质肿瘤、生殖细胞肿瘤和顶盖胶质瘤。

2. 松果体肿瘤扩散受限提示高级别病变，如松果体母细胞瘤（pinealoblastoma）和低分化的生殖细胞肿瘤。

3. 松果体母细胞瘤的典型影像表现包括"爆炸状"周边钙化、实性部分T₂信号降低和扩散受限、不均匀强化和邻近结构侵犯。

4. 松果体母细胞瘤和相关松果体区原始神经外胚层肿瘤与家族性视网膜母细胞瘤的联系众所周知（加上双侧视网膜母细胞瘤形成"三侧视网膜母细胞瘤"）。此外，松果体母细胞瘤也被报道与Turcot综合征有关，这是家族性腺瘤性息肉病的一种亚型。

5. 松果体区有两种主要的肿瘤类型，松果体实质肿瘤和生殖细胞肿瘤。总体而言，松果体实质肿瘤的存活率比生殖细胞肿瘤差。这可能是因为45%的松果体实质肿瘤是松果体母细胞瘤。松果体母细胞瘤就诊后，尽管接受治疗，中位生存期仍只有1～2年。

要点

- 松果体母细胞瘤是一种低分化的胚胎性WHO Ⅳ级肿瘤，起源于松果体。
- 松果体区原始神经外胚层肿瘤和松果体母细胞瘤有显著的组织学重叠，被认为是相关疾病。
- 已知与散发性和遗传性视网膜母细胞瘤有关，形成RB1基因突变引起的"三侧视网膜母细胞瘤"。
- 影像显示松果体区有一个大而不均匀的分叶状肿瘤，常侵犯邻近结构。
- CT可以显示周边"爆炸样"钙化，而不是生殖细胞肿瘤所见的中央包裹性钙化。
- 由于高细胞密度，实性成分表现为T₂低信号和弥散受限。
- 不均匀强化、坏死和出血是常见的。
- 典型的临床表现是幼儿出现颅内压升高和可能的帕里诺综合征（Parinaud syndrome）。

建议阅读

Kakigi T, Okada T, Kanagaki M, et al. Quantitative imaging values of CT, MR, and FDG-PET to differentiate pineal parenchymal tumors and germinomas: are they useful? *Neuroradiology*. 2014;56(4):297-303.

Rodjan F, de Graaf P, Moll AC, et al. Brain abnormalities on MR imaging in patients with retinoblastoma. *AJNR Am J Neuroradiol*. 2010 Sep;31(8):1385-1389.

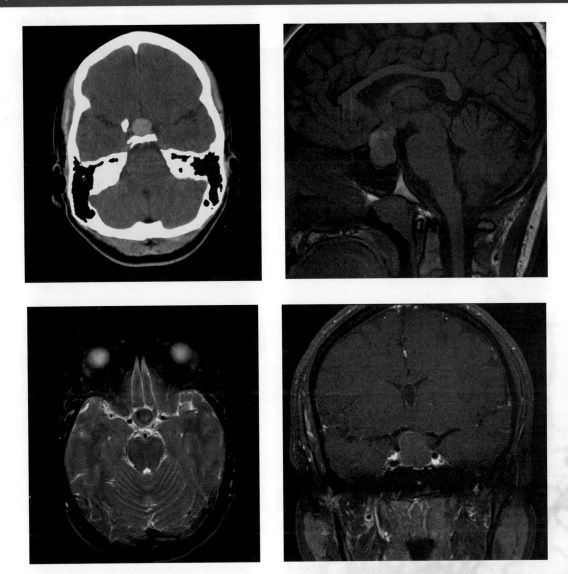

1. 鉴别诊断是什么？

2. 该疾病特异性影像学征象是什么？

3. 该诊断最常见的临床症状是什么？

4. 该疾病有哪些特征性的影像学表现？

5. 该疾病的主要治疗方法是什么？

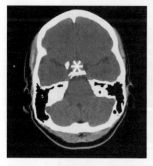

脑CT平扫显示鞍区/鞍上区一个圆形高密度肿块（星号）。

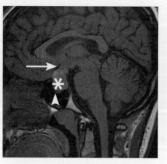

矢状位T₁显示鞍区有一个大的T₁略高信号肿块，延伸至鞍上区（星号），导致垂体柄轻度前偏（白色箭号）。注意垂体窝底部有可见垂体（白色箭头）。

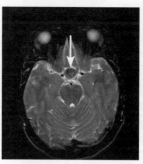

轴位T₂图像显示鞍区/鞍上肿块呈混合信号。囊内可见T₂低信号结节（箭号）。

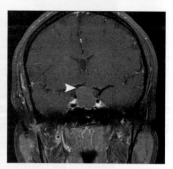

增强后冠状位T₁显示鞍区/鞍上肿块周边轻度强化（白色箭头）。

答案

1. 颅咽管瘤（craniopharyngioma）、垂体大腺瘤（pituitary macroadenoma）、Rathke裂囊肿（Rathke cleft cyst，RCC）、血栓性动脉瘤、皮样/表皮样囊肿均可发生在同一部位，通常起源于鞍上，在鉴别诊断中应予以考虑。

2. Rathke裂囊肿的特异性影像表现包括周围强化垂体的"爪征"和囊内T₂低信号结节。

3. 大多数Rathke裂囊肿是偶然发现的，没有症状。头痛通常是最常见的症状，并可伴有视交叉、垂体和下丘脑受压的症状。

4. 位于鞍区/鞍上区的无强化的中线囊性病变，起源于垂体的前叶和中间部，是特征性的影像学表现。但部分病例（10%～15%）可见囊壁钙化和强化，未见内部钙化和强化。

5. 当有症状时，Rathke裂囊肿通常通过手术切除来治疗。

要点

- 良性，鞍区/鞍上内衬上皮的囊性病变，起源于Rathke囊的残留物。
- 女性多发。
- 通常是偶然发现的，且没有症状，尸检中可有1/10的发病率。
- 影像学表现为鞍内位于前叶和中间部之间的边界清晰、无强化的中线囊肿。
- 60%向鞍上延伸。
- 由于囊内蛋白质浓度的不同，信号特征也不同。
- 大多数病例有T₂低信号的囊内结节。
- 前三位的鉴别诊断包括颅咽管瘤、囊性微腺瘤和动脉瘤。
- 对于有症状者，蝶窦入路切除术是一种治疗选择。

建议阅读

Bonneville F, Cattin F, Marsot-Dupuch K, Dormont D, Bonneville JF, Chiras J. T₁ signal hyperintensity in the sellar region: spectrum of findings. *Radiographics*. 2006 May;26(1):93-113.

Sumida M, Uozumi T, Mukada K, Arita K, Kurisu K, Eguchi K. Rathke cleft cysts: correlation of enhanced MR and surgical findings. *AJNR Am J Neuroradiol*. 1994 Mar;15(3):525-532.

Takanashi J, Tada H, Barkovich AJ, Saeki N, Kohno Y. Pituitary cysts in childhood evaluated by MR imaging. *AJNR Am J Neuroradiol*. 2005 Sep;26(8):2144-2147.

男，45岁，头痛、偏盲和全垂体功能减退

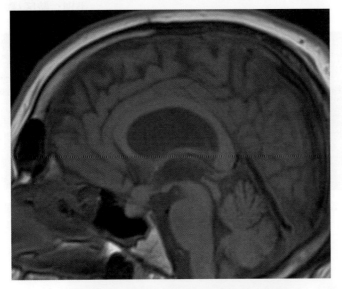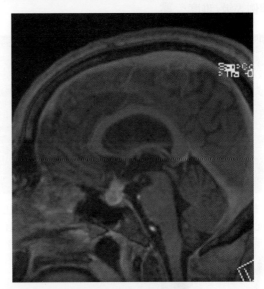

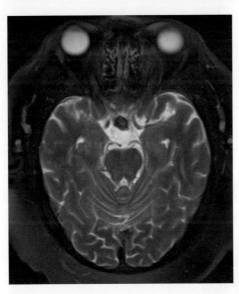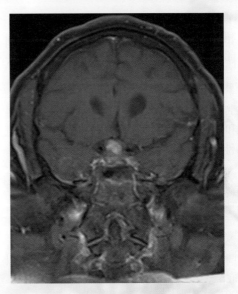

■ 1. 鉴别诊断是什么？

■ 2. 哪种影像特征可以帮助区分最可能的两种鉴别诊断？

■ 3. 该疾病的病理生理机制是什么？

■ 4. 有多少比例的患者会合并患有其他自身免疫疾病？

■ 5. 该疾病的治疗方法是什么？

病例等级/难度： 🍂

类别：鞍区/鞍上

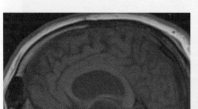 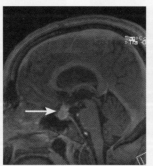 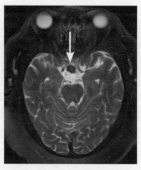 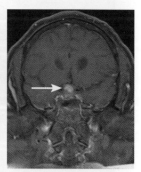

中线水平矢状位T₁图像显示以垂体柄为中心的等信号肿块（箭号）。垂体后叶亮点消失。

中线水平矢状位增强扫描显示垂体柄实质强化，主要累及垂体前叶（箭号）。

鞍上池水平轴位T₂图像显示漏斗部肿块呈T₂低信号（箭号）。这是淋巴细胞性垂体炎而非垂体腺瘤。

冠状位T₁增强后再次显示漏斗内肿块并延伸至鞍区（箭号）。

答案

1. 累及漏斗并延伸至垂体前叶的均质强化肿块需鉴别淋巴细胞性垂体炎和垂体腺瘤。当生殖细胞瘤和下丘脑胶质瘤被考虑时，侵犯垂体的情况很少见。

2. 鞍区或鞍上均质性强化肿块主要的鉴别是淋巴细胞性垂体炎和垂体大腺瘤。两者均可有均匀强化，但淋巴细胞性垂体炎未见囊性改变。淋巴细胞性垂体炎中有3/4可见垂体后部亮点消失，但如果垂体腺瘤足够大，则可使神经垂体消失。淋巴细胞性垂体炎的T₂低信号是一种特异性征象，在腺瘤中看不到。

3. 淋巴细胞性垂体炎是一种自身免疫介导的腺垂体和垂体柄炎症。

4. 近1/4的淋巴细胞性垂体炎患者患有其他自身免疫性疾病。

5. 淋巴细胞性垂体炎的治疗方法是免疫抑制剂，如皮质类固醇，并根据需要进行激素替代。

要点

- 淋巴细胞性垂体炎（lymphocytic hypophysitis，LH）是一种发生在垂体前叶和垂体柄上的自身免疫性疾病。
- 虽然LH与围产期妇女有关，但从青春期到老年，男性和女性都可发生。
- 女性患LH的可能性比男性高8倍，但男性往往比女性晚10年出现，平均年龄为45岁。
- MRI表现为均匀强化，垂体柄增厚，垂体增大或不增大。
- 75%LH的垂体后部T₁图像亮点消失。
- T₂低信号是LH的特征性征象，有助于与垂体腺瘤鉴别。

建议阅读

Bellastella A, Bizzarro A, Coronella C, Bellastella G, Sinisi AA, De Bellis A. Lymphocytic hypophysitis: a rare or underestimated disease? *Eur J Endocrinol*. 2003 Nov;149(5):363-376.

Nakata Y, Sato N, Masumoto T, et al. Parasellar T2 dark sign on MR imaging in patients with lymphocytic hypophysitis. *AJNR Am J Neuroradiol*. 2010 Nov; 31(10):1944-1950.

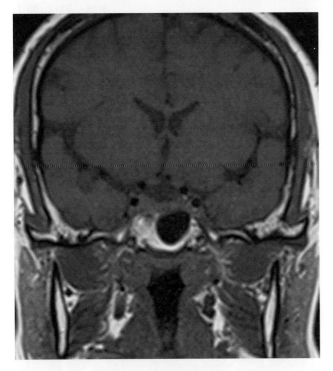 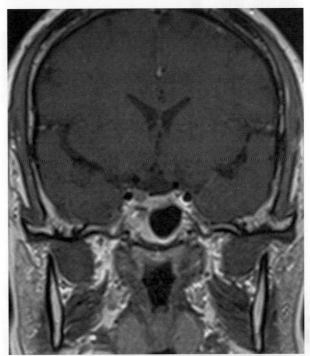

1. 异常部位在哪里？

2. 该疾病的典型影像学征象是什么？

3. 鉴别诊断是什么？

4. 该疾病可能的临床症状是什么？

5. 该疾病的治疗方法是什么？

病例等级/难度：🍂　　　　　　　　　　　　　　　　　　　类别：鞍区/鞍上

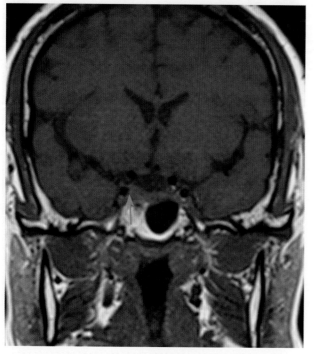

鞍区冠状位 T₁ 平扫显示右侧矢状窦旁垂体饱满（箭号）。

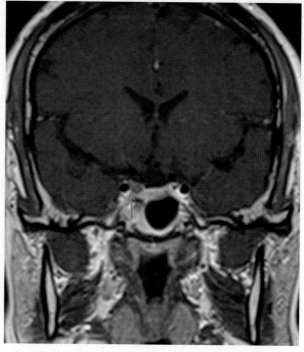

鞍区冠状位 T₁ 增强显示，相对于腺体的其余部分，该区域增强较弱（箭号）。

答案

1. 异常位于垂体右侧部分。

2. 经典的垂体微腺瘤（pituitary microadenoma）在 T_1 和 T_2 加权像上与灰质信号相同，表现为增强减弱，即垂体内的"充盈缺损"。

3. 鉴别诊断包括微腺瘤、颅咽管瘤和 Rathke 裂囊肿。

4. 泌乳素瘤是最常见的激素活性微腺瘤类型。这通常会导致乳房溢乳，并降低男性患者的性欲。

5. 该疾病的治疗包括激素活性病变的药物治疗和手术切除。如果没有功能，大多数微腺瘤可以保守治疗。

要点

- 垂体腺瘤（pituitary adenoma）是垂体的良性肿瘤。
- 垂体微腺瘤 <1 cm。
- 微腺瘤通常具有激素活性，而大腺瘤通常不是。
- 最常见的微腺瘤是泌乳素瘤。
- 腺瘤的强化通常比腺体的其他部位慢，10%～30% 的腺瘤只有动态鞍区成像才能看到。
- 当看到无强化的中线垂体病变时考虑 Rathke 囊肿。
- 如果鞍区有钙化的不均质性病变，考虑颅咽管瘤。

建议阅读

Johnsen DE, Woodruff WW, Allen IS, Cera PJ, Funkhouser GR, Coleman LL. MR imaging of the sellar and juxtasellar regions. *Radiographics*. 1991 Sep;11(5):727-758.

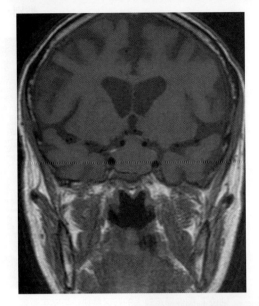
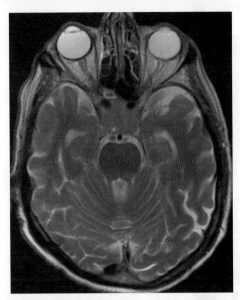

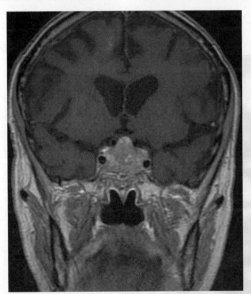

- 1. 异常部位在哪里？

- 2. 该疾病的典型影像学征象是什么？

- 3. 鉴别诊断是什么？

- 4. 该病变的临床症状是什么？

- 5. 该疾病的治疗方法是什么？

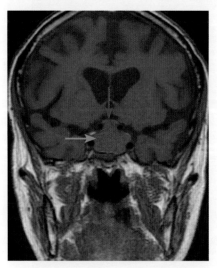

冠状位T$_1$平扫显示巨大鞍区肿块，与脑实质信号相同（绿色箭号）。注意肿块延伸至鞍上池，压迫视交叉（红色箭号）。

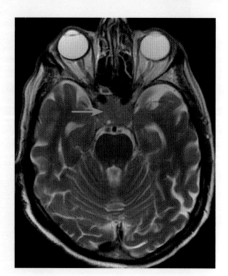

轴位T$_2$图像显示较大的鞍区肿块，与脑实质等信号（箭号）。

5. 该疾病的治疗包括药物治疗（当肿瘤有激素活性时）和手术切除（如果出现压迫性症状）。

要点

- 垂体腺瘤是垂体的良性肿瘤。
- 大腺瘤呈典型的"雪人"或"8"字形，大于1 cm。
- 大腺瘤可侵犯海绵窦或蝶窦。
- 如果看到流空信号，则考虑动脉瘤。
- 如果发现与脑实质信号相同但不累及垂体的病变，则考虑为鞍隔脑膜瘤。
- 颈内动脉海绵窦段被完全包绕是海绵窦受侵犯的高度特异性但不敏感的征象。
- CTA或MRA可用于排除动脉瘤。

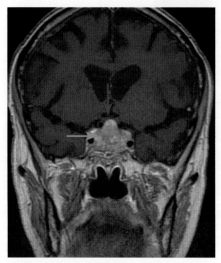

冠状位T$_1$增强扫描显示鞍区肿块强化（绿色箭号）。注意，肿块压迫视交叉（红色箭号）。

建议阅读

Douglas-Akinwande AC, Hattab EM. AJR teaching file: central skull base mass. *AJR Am J Roentgenol*. 2010 Sep;195(3 suppl):S22-S24.

Johnsen DE, Woodruff WW, Allen IS, Cera PJ, Funkhouser GR, Coleman LL. MR imaging of the sellar and juxtasellar regions. *Radiographics*. 1991 Sep;11(5):727-758.

答案

1. 异常位于脑垂体内。

2. 这些病灶典型表现为在T$_1$和T$_2$加权像上与灰质信号相同。肿瘤有相应的强化。

3. 鉴别诊断包括垂体大腺瘤、脑膜瘤和动脉瘤。

4. 患者通常因视交叉受压而出现双颞侧偏盲。

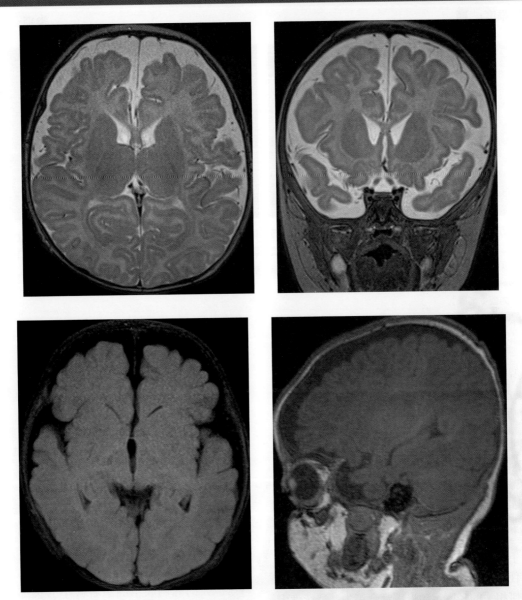

- **1.** 鉴别诊断是什么？

- **2.** 该疾病的典型影像学表现是什么？

- **3.** 发生该疾病的性别比例是多少？

- **4.** 该疾病的自然史是什么？

- **5.** 硬膜下血肿必须排除哪些因素？

病例等级/难度： 🦫　　　　　　　　　　　　**类别：蛛网膜下腔**

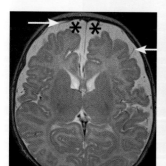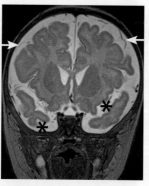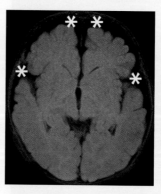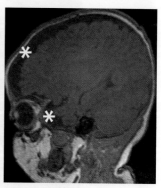

轴位 T₂ 图像显示扩大的脑脊液间隙主要位于额部（星号）。没有占位效应，可见明显的脑沟和桥静脉，这些静脉从大脑皮质穿过该间隙到颅骨内板（箭号）。

冠状位 T₂ 图像显示与额叶和颞叶相关的蛛网膜下腔扩大（星号）。再次注意横穿脑脊液间隙的桥静脉（箭号）。

轴位 FLAIR 显示对称的额部和颞部为主的蛛网膜下腔（星号）被完全抑制。

偏离中线的矢状位 T₁ 图像显示额部和颞部蛛网膜下腔扩大，呈脑脊液信号（星号）。

答案

1. 对婴儿显著脑外间隙的鉴别诊断包括扩大的蛛网膜下腔（enlarged subarachnoid space）、硬膜下血肿、交通性脑积水（脑室外梗阻性脑积水）和脑萎缩。

2. 在扩大的蛛网膜下腔，额部和前颞部对称性液体聚集在所有成像序列上均与脑脊液信号相同。清晰可见的桥静脉从皮质穿过该间隙到内板是关键征象。脑实质无占位效应。

3. 蛛网膜下腔扩大男女比例通常是 4：1。

4. 可能由于蛛网膜绒毛的发育成熟，几乎所有的病例不需要任何干预在 2 岁前都能恢复，蛛网膜下腔扩大和任何相关的轻度运动迟缓都会消失。持续性大头畸形很常见。

5. 蛛网膜下腔扩大被认为是轻微头部创伤出现小的硬膜下血肿的危险因素。然而，必须获取详细的临床病史以排除非意外创伤。

要点

- 由于蛛网膜绒毛的不成熟，脑脊液在蛛网膜下腔积聚。
- 脑实质无占位效应，桥静脉穿过蛛网膜下腔。
- MRI 是评价桥静脉穿过扩大的蛛网膜下腔最敏感和特异的方法。
- CT 增强扫描可能有助于鉴别桥静脉。
- 多普勒超声对前囟未闭的患者可能有帮助。
- 所有成像序列同脑脊液信号。
- CT 很难排除慢性硬膜下血肿，增加了非意外性创伤的可能性。
- 扩大的蛛网膜下腔患者微小的头部创伤即可能增加小的硬膜下血肿的风险，临床病史非常重要！

建议阅读

Greiner MV, Richards TJ, Care MM, Leach JL. Prevalence of subdural collections in children with macrocrania. *AJNR Am J Neuroradiol*. 2013 Dec;34(12):2373-2378.

Kendall B, Holland I. Benign communicating hydrocephalus in children. *Neuroradiology*. 1981 Mar;21(2):93-96.

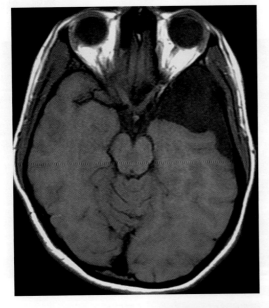
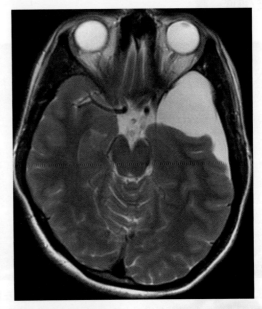
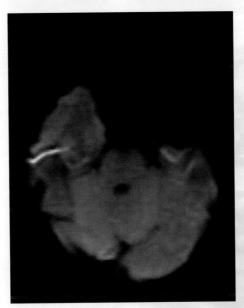

1. 异常部位在哪里？

2. 经典的影像学表现是什么？

3. 鉴别诊断是什么？

4. 该疾病的病因是什么？

5. 该疾病的治疗方法是什么？

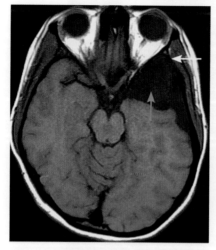 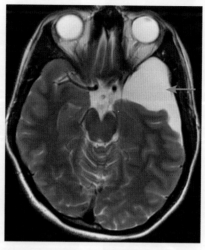 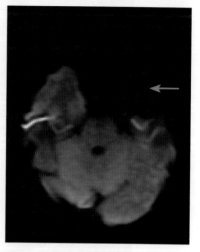

轴位T₁图像显示左侧颅中窝脑外间隙有低的脑脊液信号（绿色箭号）。注意骨重塑（白色箭号），提示病灶出现时间长久。

轴位T₂图像显示左侧颅中窝病变呈T₂高信号同脑脊液（箭号），脑实质移位。

轴位DWI（b=1000）显示无弥散受限（箭号）。

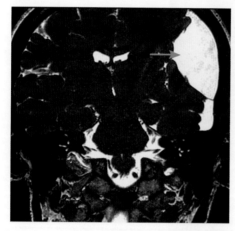

冠状位FIESTA图像显示囊性病变扩展到外侧裂（箭号）。

4. 蛛网膜囊肿主要是先天性的，尽管偶尔与手术或感染有关。

5. 蛛网膜囊肿是良性的，大多数病例不需要治疗。然而，少数病例会引起症状，可以通过手术切除、开窗或分流来减轻症状。

要点

- 蛛网膜囊肿（arachnoid cyst）是最常见的先天性囊性病变。
- 最常见的位置是颅中窝（60%）。
- 在所有MRI序列上与CSF信号相同。
- 增强扫描不强化。
- 如果DWI显示弥散受限，则考虑表皮样囊肿/皮样囊肿和神经系统肠源性囊肿。

建议阅读

Osborn AG, Preece MT. Intracranial cysts: radiologic-pathologic correlation and imaging approach. *Radiology*. 2006 Jun;239(3):650-664.

答案

1. 异常位于左侧颅中窝。

2. 在CT和所有MRI序列，病变与脑脊液密度或信号相同。因此，表现为长T₁（低信号）和长T₂（高信号）。

3. 鉴别诊断包括皮样囊肿、表皮样囊肿和蛛网膜囊肿。

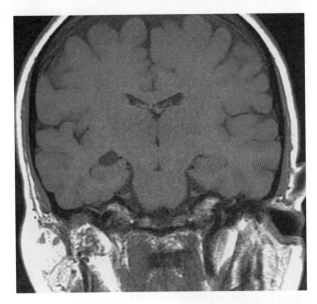
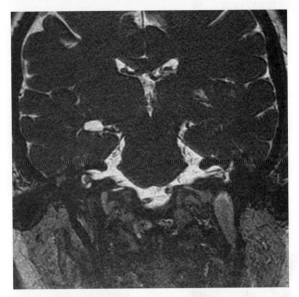

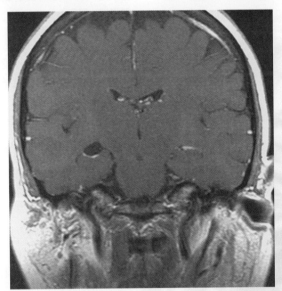

1. 异常部位在哪里？

2. 该疾病的经典影像学表现是什么？

3. 鉴别诊断是什么？

4. 该疾病的病因学是什么？

5. 该疾病的治疗方法是什么？

病例等级/难度：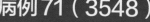   类别：蛛网膜下腔

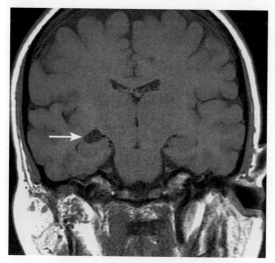

冠状位T₁像示右侧脉络膜裂隙内边界清楚的低信号病变（箭号）。

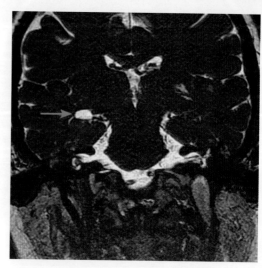

冠状位FIESTA图像显示右侧脉络膜裂囊性高信号病变，信号类似脑脊液（箭号）。

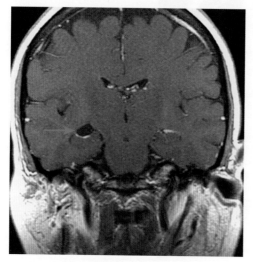

冠状位T₁增强扫描显示囊性病变无强化（箭号）。病灶下方的强化来自脉络丛。

答案

1. 异常位于右侧脉络膜裂内。

2. 在CT和MRI诊断的关键是病变位于脉络膜裂内，并且所有序列与脑脊液信号相同。增强扫描无强化。

3. 鉴别诊断包括海马沟残余囊肿、脉络膜裂囊肿（choroidal fissure cyst）和颞叶内侧硬化。

4. 脉络膜裂囊肿是脑外神经上皮性或蛛网膜囊肿，可能是先天性的。

5. 对于该病变一般不必治疗。对药物难治性癫痫，一些研究者提倡手术治疗。

要点

- 位于脉络膜裂内的一种良性脑外囊肿。
- 脉络膜裂是沿着侧脑室壁的裂隙，脉络丛附着于此。
- 可能与癫痫有关，后者可能继发于海马受压。
- 在所有MRI序列中与脑脊液信号相似，增强扫描无强化。
- 如果增强扫描强化，则考虑肿瘤。
- 如果见到脑回强化，考虑梗死。

建议阅读

de Jong L, Thewissen L, van Loon J, Van Calenbergh F. Choroidal fissure cerebrospinal fluid-containing cysts: case series, anatomical consideration, and review of the literature. *World Neurosurg.* 2011 Dec;75(5-6):704-708.

Osborn AG, Preece MT. Intracranial cysts: radiologic-pathologic correlation and imaging approach. *Radiology.* 2006 Jun;239(3):650-664.

Sherman JL, Camponovo E, Citrin CM. MR imaging of CSF-like choroidal fissure and parenchymal cysts of the brain. *AJR Am J Roentgenol.* 1990 Nov;155(5):1069-1075.

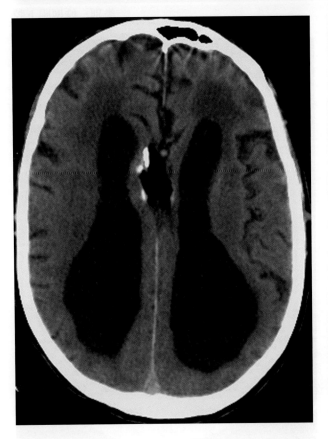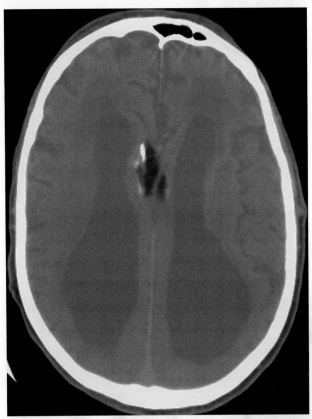

1. 异常部位在哪里?

2. 该病变的经典影像学表现是什么?

3. 鉴别诊断是什么?

4. 该病变的病因是什么?

5. 该病变的治疗方法是什么?

病例等级/难度：

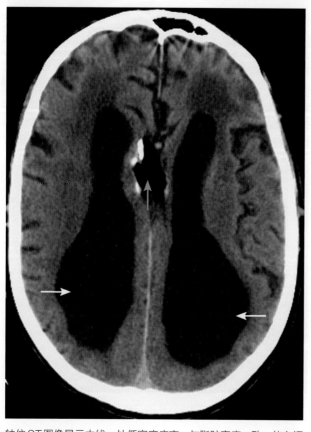

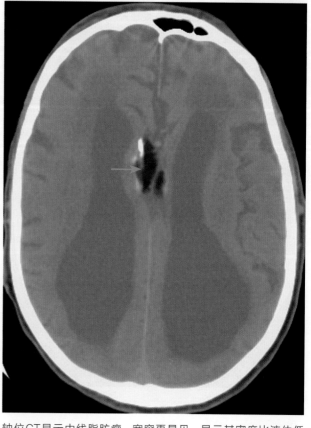

轴位CT图像显示中线一处低密度病变，与脂肪密度一致，伴有钙化（绿色箭号）。还要注意，有与胼胝体发育不全相关的侧脑室枕角扩大（白色箭号）。

轴位CT显示中线脂肪瘤，宽窗更易见，显示其密度比液体低（箭号）。

答案

1. 异常位于双侧大脑半球之间的裂隙内。

2. 典型的影像表现是病灶内低密度，脂肪密度。

3. 鉴别诊断包括脂肪瘤、皮样囊肿和畸胎瘤。

4. 颅内脂肪瘤是原始脑膜（脑膜前体）分化不良的产物。颅内脂肪瘤最常见的部位在胼周区域。脂肪瘤在CT和MRI上与脂肪表现一致，常有钙化。与胼胝体发育不良有关。

5. 无须治疗。

要点

- 颅内脂肪瘤（intracranial lipoma）是原始脑膜（脑膜前体）分化不良的结果。
- 颅内脂肪瘤最常见的部位是胼周区域。
- 脂肪瘤在MRI的所有序列中均与脂肪信号一致。
- 在MRI抑脂序列中，无信号有助于确诊。
- 增强扫描不强化。
- CT值小于−30。

建议阅读

Ginat DT, Meyers SP. Intracranial lesions with high signal intensity on T$_1$-weighted MR images: differential diagnosis. *Radiographics*. 2012;32(2):499-516.

Ho ML, Moonis G, Ginat DT, Eisenberg RL. Lesions of the corpus callosum. *AJR Am J Roentgenol*. 2013 Jan;200(1):W1-W16.

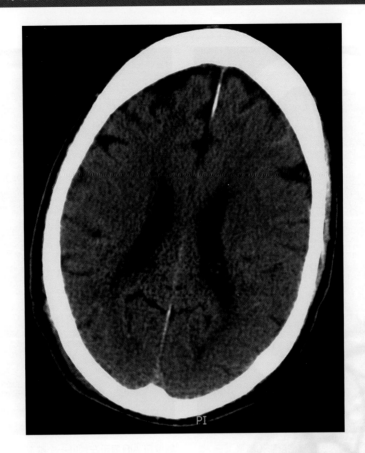

1. 异常部位在哪里？

2. 脑沟内高密度的鉴别诊断是什么？

3. 高密度最可能的原因是什么？

4. 还有哪些常见病因会导致这种表现？

5. 哪些常规MRI序列对此序列高度敏感？

病例等级/难度：　　　　　　　　　　　　　　　　　类别：蛛网膜下腔

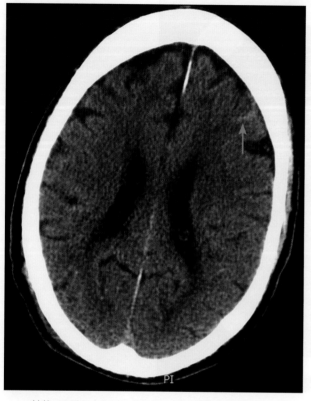

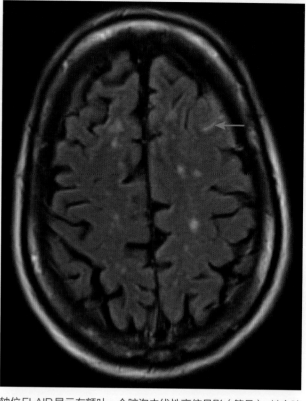

轴位CT显示左额叶一个脑沟内线性高密度影（箭号）。

轴位FLAIR显示左额叶一个脑沟内线性高信号影（箭号）。其余脑沟都为黑色或无信号，这在FLAIR图像为正常表现。

答案

1. 蛛网膜下腔出血是蛛网膜下腔内的血液，可充满脑沟和（或）脑池。

2. 脑沟内高密度的鉴别诊断包括蛛网膜下腔出血、转移性疾病（软脑膜扩散）和感染。

3. 蛛网膜下腔出血通常是外伤性软脑膜或蛛网膜皮质血管损伤的结果。

4. 也与Willis环的动脉瘤有关。创伤是最常见的原因，其他潜在原因还有血管畸形和淀粉样血管病。中脑周围非动脉瘤性蛛网膜下腔出血是一种罕见的临床良性疾病，可能起源于静脉。

5. 在"常规"MRI序列中，在FLAIR图像上诊断蛛网膜下腔出血最容易，由于其缺乏脑脊液抑制。

要点

- 蛛网膜下腔出血（subarachnoid hemorrhage，SAH）充填脑沟和脑池。
- CT平扫显示脑沟和（或）脑池内高信号。
- 检查有关联的外侧裂和脚间池。
- 非创伤性SAH需要行血管成像以排除动脉瘤或动静脉畸形。
- 有感染史时，考虑脑膜炎的脓液。
- 有肿瘤病史时，考虑转移瘤。

建议阅读

Aiken AH, Gean AD. Imaging of head trauma. *Semin Roentgenol*. 2010 Apr;45(2):63-79.

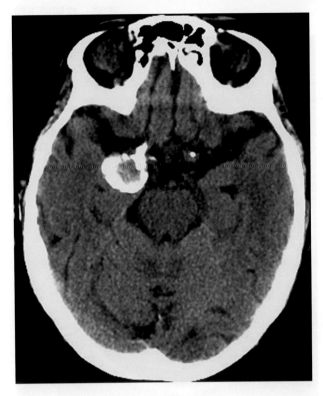 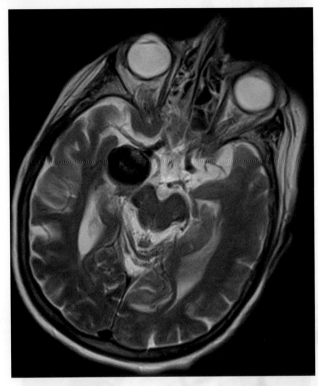

- **1.** 异常部位在哪里？

- **2.** 该疾病的经典影像学表现是什么？

- **3.** 鉴别诊断是什么？

- **4.** 该病变急性期症状是什么？

- **5.** 该疾病的治疗方法是什么？

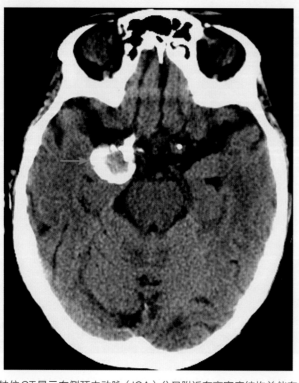

轴位CT显示右侧颈内动脉（ICA）分叉附近有高密度结构并伴有周边钙化（箭号）。

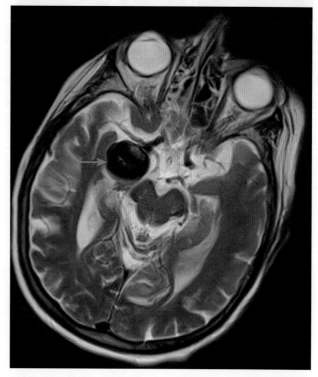

轴位T$_2$图像显示球状低信号结构（箭号），似乎来自右侧ICA分叉。

答案

1. 异常位于毗邻Willis环的脑外间隙。

2. 诊断的关键是确认动脉瘤与起源动脉相连接。通常情况下，巨大的动脉瘤会表现出周边钙化。由于部分动脉瘤血栓形成，可以看到不均匀的增强和血流特征。

3. 鉴别诊断包括动脉瘤、脑膜瘤和转移瘤。

4. 急性情况下，患者可能会出现继发于蛛网膜下腔出血的"一生中最严重的头痛"，意识丧失、恶心和呕吐。

5. 该疾病的治疗取决于多种因素，其中一些因素包括动脉瘤颈的大小、形状（囊状或梭形）和侧支循环的存在。血管内弹簧圈与手术夹闭是囊性动脉瘤的经典选择。梭形动脉瘤可以通过覆膜支架或管道支架进行血管内治疗。

要点

- 巨大动脉瘤（giant aneurysm）定义为大于25 mm的动脉瘤。
- 大多数动脉瘤呈囊状。
- CT上，周围钙化可能有助于诊断。
- 诊断的关键是确认动脉瘤与起源动脉相连接（利用MRA和CTA）。
- 治疗方法为血管内介入。
- 如果没有血管连接，考虑脑膜瘤。

建议阅读

Mehta RI, Salamon N, Zipser BD, Mehta RI. Best cases from the AFIP: giant intracranial aneurysm. *Radiographics*. 2010;30(4):1133-1138.

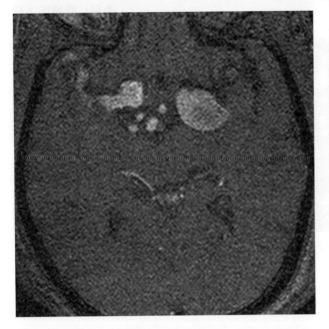 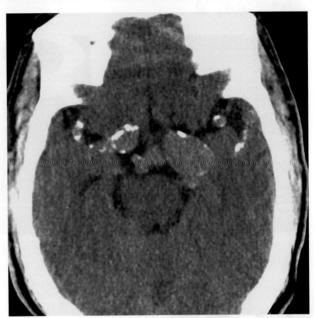

1. 该患者的异常是什么？

2. 该疾病的典型影像学表现是什么？

3. 鉴别诊断是什么？

4. 该疾病相关的危险因素是什么？

5. 该疾病的治疗方法是什么？

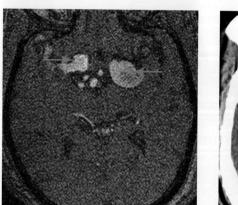

轴位3D时间飞跃图像显示双侧颈内动脉向周边扩张，累及床突上段（箭号）。

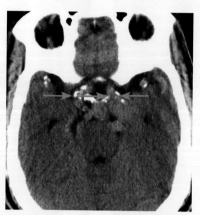

轴位CT显示双侧颈内动脉环形扩张（绿色箭号）。另外，注意基底动脉的延长扩张（红色箭号）。

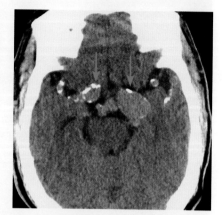

轴位CT显示双侧颈内动脉床上段环形扩张。注意这些血管周边的钙化表示动脉粥样硬化性疾病（箭号）。

答案

1. 颈内动脉异常扩张。

2. 梭形动脉瘤通常表现为异常增大，不会从管腔外突出（囊状动脉瘤），但会累及整个管腔。周围钙化是常见的，腔内血栓没有对比剂填充。MRI显示血栓和血流特征造成的混合信号。

3. 鉴别诊断包括动脉瘤、脑膜瘤和血管畸形。诊断的关键是注意周围全血管的灶性扩张。这不包括脑膜瘤和血管畸形。

4. 梭形动脉瘤环形累及整个血管，这些也被称为指状扩张性动脉瘤，通常与动脉粥样硬化性疾病有关。危险因素包括动脉瘤家族史、高血压、高脂血症、吸烟、血管病变、结缔组织疾病、创伤和血管畸形。

5. 该疾病的治疗包括血管内治疗（支架植入）。

要点

- 梭形动脉瘤（fusiform aneurysm）通常与动脉粥样硬化性疾病有关。
- 椎-基底动脉更常见。
- 钙化常见。
- 腔内血凝块和血流湍流在MR上引起不均匀信号。
- CTA提供比MRA更好的空间分辨率。
- 小于7 mm的动脉瘤破裂率为1%。
- 一般来说，动脉瘤越大，破裂的可能性就越大。
- 重建后的图像（包括最大强度投影图像和3D体积渲染图像）也可能有帮助。
- 利用CT平扫排除蛛网膜下腔出血。

建议阅读

Hacein-Bey L, Provenzale JM. Current imaging assessment and treatment of intracranial aneurysms. *AJR Am J Roentgenol*. 2011 Jan;196(1):32-44.

Kemmling A, Noelte I, Gerigk L, Singer S, Groden C, Scharf J. A diagnostic pitfall for intracranial aneurysms in time-of-flight MR angiography: small intracranial lipomas. *AJR Am J Roentgenol*. 2008 Jan;190(1):W62-W67.

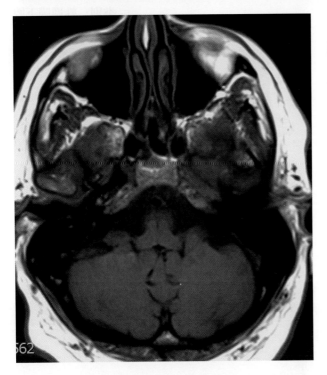
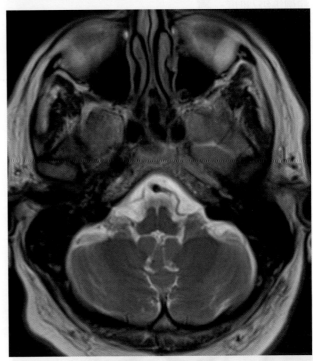

......

■ **1.** 异常之处在哪里？

■ **2.** 该病变的经典影像学表现是什么？

■ **3.** 鉴别诊断有哪些？

■ **4.** 该疾病最常见的病因是什么？

■ **5.** 该疾病的治疗方法是什么？

病例等级/难度：

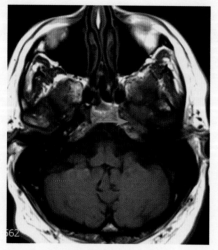

轴位T₁加权成像平扫显示左侧颈内动脉岩段的正常"流空信号"消失（箭号）。

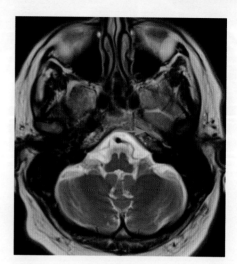

轴位T₂加权成像显示左侧颈内动脉岩段信号增高，正常"流空信号"消失（箭号）。

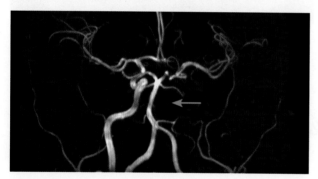

基于时间飞跃法成像的最大信号投影图像再次显示左侧颈内动脉不显影（箭号）。

答案

1. 异常之处累及左侧颈内动脉。

2. 典型影像学表现是血管不显影。

3. 鉴别诊断包括血管炎、夹层和动脉粥样硬化闭塞性疾病。

4. 动脉闭塞通常是动脉粥样硬化性疾病的主要表现形式，是一种获得性过程。

5. 动脉闭塞性疾病采用支持性治疗。对于颈内动脉球部非闭塞性狭窄超过70%的有临床症状的患者，动脉内膜切除术和血管内治疗是经典的治疗方法。

要点

- 动脉闭塞（arterial occlusion）通常是动脉粥样硬化疾病的表现。
- 超过2/3的颈动脉闭塞患者会发生脑梗死。
- 可以行CTA或超声（颈部）检查来确认时间飞跃法MRA发现的动脉闭塞，因为MRA高估了狭窄。
- 导管造影仍为金标准。
- T₁和T₂加权图像表现为"流空信号"丢失，信号增高。
- 二维时间飞跃法可用于检测血流方向，并且它对于诊断"锁骨下动脉盗血"具有重要作用（时间飞跃法MRA显示椎动脉内无流动，增强后的MRA、CTA或DSA显示椎动脉内正常对比剂浓度）。

建议阅读

Huang BY, Castillo M. Radiological reasoning: extracranial causes of unilateral decreased brain perfusion. *AJR Am J Roentgenol.* 2007 Dec;189(6 suppl):S49-S54.

Kerwin WS, Hatsukami T, Yuan C, Zhao XQ. MRI of carotid atherosclerosis. *AJR Am J Roentgenol.* 2013 Mar;200(3):W304-W313.

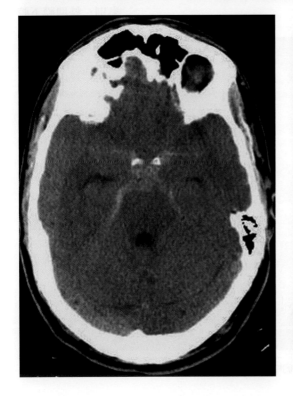
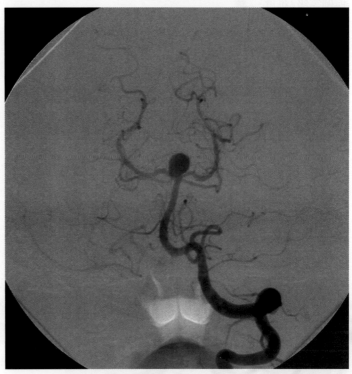

1. 该案例脑沟内弥漫异常在MRI成像中能看到什么？

2. 患有此病变的患者有多大比例不止一个病变？

3. 病变最常见的部位在哪里？

4. 血管内弹簧圈栓塞的相对禁忌是什么？

5. 动脉瘤破裂的终生风险有多大？

病例等级/难度： 🌶

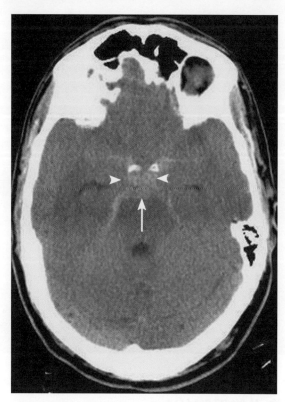

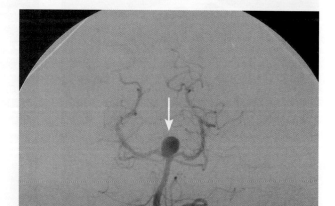

从左侧椎动脉注射，血管造影示基底动脉尖囊状动脉瘤（箭号）。

轴位CT显示鞍上池高密度，符合蛛网膜下腔出血（箭头）。桥前池基底动脉尖的位置有突出显示（箭号）。

答案

1. 动脉瘤破裂造成的蛛网膜下腔出血可在梯度回波序列或磁敏感加权成像上显示敏感度增加，FLAIR上显示不完全抑制（亮信号）。

2. 大约20%的动脉瘤患者有多发性动脉瘤。

3. 85%～90%的颅内动脉瘤位于前循环。由于缺乏内弹力膜层，颅内囊状动脉瘤被认为更为常见。

4. 颅内动脉瘤血管内弹簧圈栓塞的相对禁忌证包括宽颈、存在动脉瘤发出的分支血管和大脑中动脉动脉瘤。

5. 动脉瘤破裂的风险与大小有关；然而，无论大小，累积起来每年都有1%～2%的终生破裂风险。

要点

- 只有10%～15%的颅内动脉瘤发生于后循环，其中大部分是基底动脉尖动脉瘤（basilar tip aneurysm）。

- 20%的动脉瘤患者有多发性动脉瘤。
- 80%～90%的非外伤性蛛网膜下腔出血是由于动脉瘤破裂，并伴有"霹雳样"剧烈头痛。
- 高达70%的患者在蛛网膜下腔出血后5～10天发生脑血管痉挛，脑缺血是导致并发症和死亡的重要因素。
- CT血管成像检测出>2 mm动脉瘤的敏感性>95%，三维时间飞跃法MRA检测出>3 mm动脉瘤的敏感性>90%。
- 数字减影血管造影仍然是指导治疗的金标准检查手段。

建议阅读

Sforza DM, Putman CM, Scrivano E, Lylyk P, Cebral JR. Blood-flow characteristics in a terminal basilar tip aneurysm prior to its fatal rupture. *AJNR Am J Neuroradiol*. 2010 Jun;31(6):1127-1131.

Tsurumi A, Tsurumi Y, Negoro M, et al. Delayed rupture of a basilar artery aneurysm treated with coils: case report and review of the literature. *J Neuroradiol*. 2013 Mar;40(1):54-61.

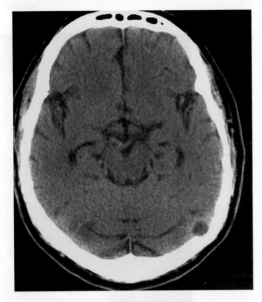
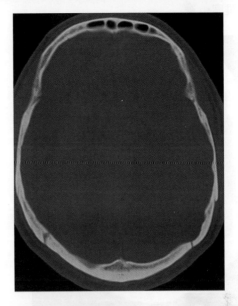
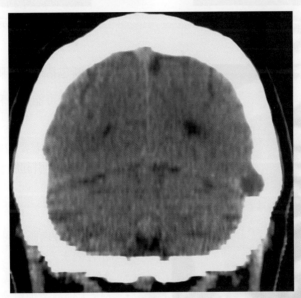

1. 病变位于哪里？

2. 该疾病的典型影像学表现是什么？

3. 鉴别诊断有哪些？

4. 该疾病的病因是什么？

5. 该疾病的治疗方法是什么？

病例等级/难度：

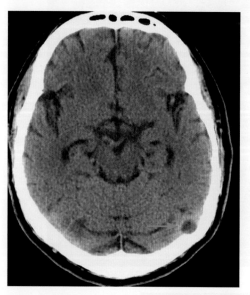

轴位CT成像显示左侧横窦一个低密度病变（箭号）。

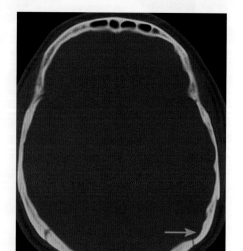

轴位CT骨窗图像显示颅骨内板光滑压迹（箭号）。

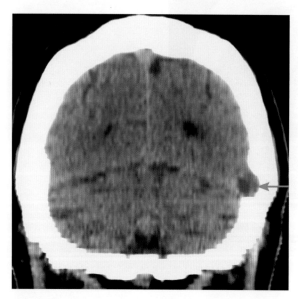

冠状位CT显示低密度病灶，伴颅骨内板光滑压迹（箭号）。

3. 鉴别诊断包括蛛网膜颗粒、血栓和颅骨转移灶。

4. 蛛网膜颗粒可能是一种正常变异，或是脑脊液搏动逐渐产生。

5. 本疾病通常不需要治疗。异常AG不与硬脑膜静脉窦相通，很少引起脑脊液漏，否则需要手术修复。

要点

- AG是一种肉眼可见的扩大的蛛网膜绒毛。
- 颅骨内板光滑压迹。
- AG最常见于横窦（左侧多于右侧）。
- MR上信号类似脑脊液。
- AG可以类似于硬脑膜静脉窦血栓，但多为圆形或椭圆形。
- 静脉窦血栓通常呈长条状、柱状。

答案

1. 病变位于左侧横窦。

2. 蛛网膜颗粒（arachnoid granulation，AG）在CT和MRI上典型表现类似脑脊液。因此在MR成像上，它们具有T_2高信号和T_1低信号。在CT上，AG表现为低密度和颅骨内板光滑压迹。AG无增强。

建议阅读

Kan P, Stevens EA, Couldwell WT. Incidental giant arachnoid granulation. *AJNR Am J Neuroradiol.* 2006 Aug;27(7):1491-1492.

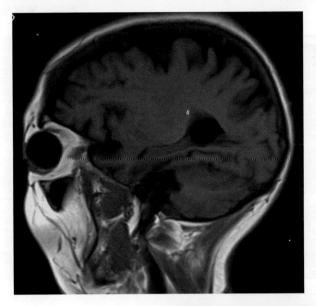
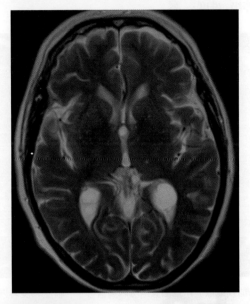

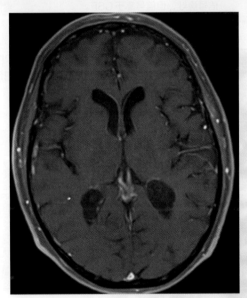

....

■ 1. 病变位于哪里？

■ 2. 该病变的强化特点是什么？

■ 3. 鉴别诊断有哪些？

■ 4. 该病变内含有哪些成分？

■ 5. 该疾病的治疗方法是什么？

病例等级/难度：🐾　　　　　　　　　　　　　　　　　　类别：脑室及脑池

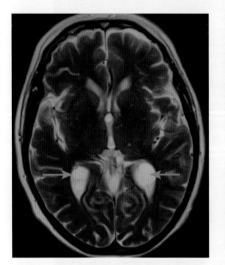

轴位T₂加权成像显示双侧脉络丛内高信号病灶（箭号）。

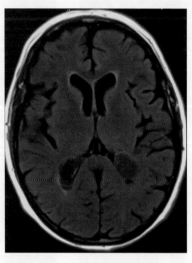

轴位T₂反转恢复成像显示双侧脉络丛低信号病灶，但信号高于CSF。

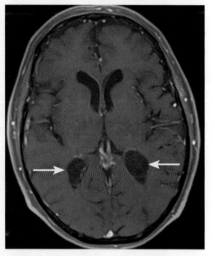

轴位T₁显示双侧侧脑室三角区（箭号）内囊性肿块，边界清楚，病变无强化。

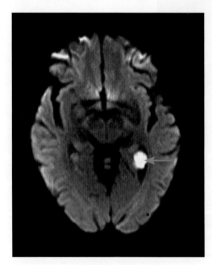

轴位DWI显示左侧脉络丛内扩散受限（箭号）。

4. 脉络丛囊肿（choroid plexus cysts，CPC）充满脂质（含脂质的组织细胞）和（或）脱落的脉络膜上皮。

5. 该病无须治疗。

> **要点**
>
> - CPC是最常见的神经上皮囊肿。
> - CPC通常是双侧性。
> - MRI成像中，CPC在T₁和T₂加权成像上信号较CSF稍高。
> - 强化多样，从无强化到环形或实性强化。
> - 60%～80%表现出弥散受限。

建议阅读

Osborn AG, Preece MT. Intracranial cysts: radiologic-pathologic correlation and imaging approach. *Radiology*. 2006 Jun;239(3):650-664.

答案

1. 病变位于侧脑室内，累及脉络丛。

2. 强化多样，从无强化到环形或实性强化。

3. 鉴别诊断包括蛛网膜囊肿、脉络丛囊肿和室管膜囊肿。

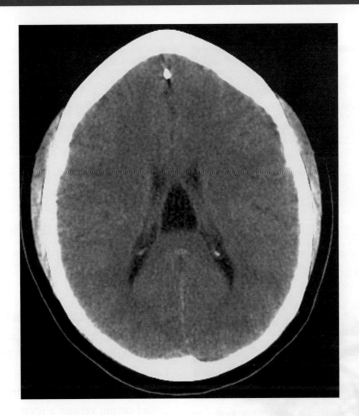

1. 病变位于哪里？

2. 典型影像学表现是什么？

3. 鉴别诊断是什么？

4. 该疾病的病因是什么？

5. 该疾病的治疗方法是什么？

病例等级/难度: 🎖️

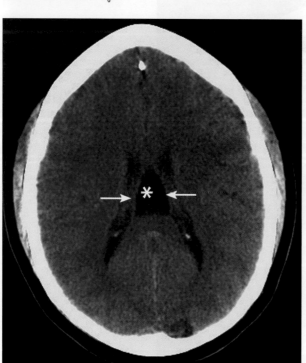

轴位CT图像显示双侧侧脑室之间的三角形状CSF集聚区(星号),使穹窿柱分开(箭号)。

要点

- 中间帆腔(cavum velum interpositum, CVI)是脑室系统的一种正常变异,当胎儿时期脉络膜组织未能融合时会发生。
- CVI也被称为"三角帆腔"和"中间帆囊肿"。
- 侧脑室之间三角形样CSF间隙。
- 穹窿分开和抬高。
- 如果外周强化和扩散受限,要考虑表皮样囊肿。
- 影像上,CVI与CSF的信号及密度一致。
- CVI无强化。

建议阅读

Ciołkowski MK. Cavum velum interpositum, cavum septum pellucidum and cavum Vergae: a review. *Childs Nerv Syst*. 2011 Dec;27(12):2027-2028; author reply 2029.

Tubbs RS, Krishnamurthy S, Verma K, et al. Cavum velum interpositum, cavum septum pellucidum, and cavum vergae: a review. *Childs Nerv Syst*. 2011 Nov;27(11):1927-1930.

答案

1. 病变位于侧脑室之间。

2. 在CT和所有磁共振序列上,中间帆腔与脑脊液表现一致。因此,T_2加权图像上为高信号,T_1加权图像上为低信号。

3. 鉴别诊断包括蛛网膜囊肿、中间帆腔和第六脑室。

4. 中间帆腔是脑室系统的正常变异,是脉络膜双层组织先天性不融合所致。

5. 通常不需要治疗这种正常变异。当中间帆腔的囊肿大到可能引起脑积水时,分流治疗是有必要的。

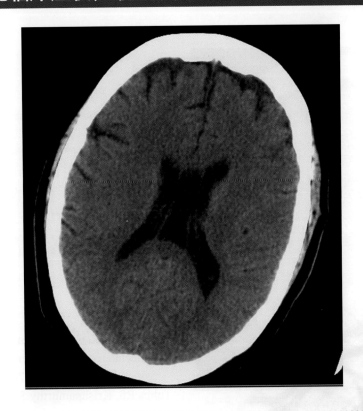

1. 病变位于哪里?

2. 该病变的典型影像学表现是什么?

3. 鉴别诊断是什么?

4. 该病病因是什么?

5. 该病治疗方法是什么?

病例等级/难度： 🐾

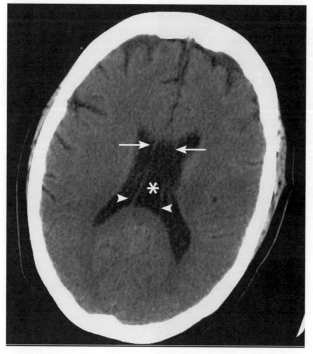

轴位CT显示从胼胝体膝部向体部延伸的侧脑室之间（星状）的长方形脑脊液集合区，前部边界为透明隔叶（箭号），后部边界为穹窿（箭头）。

要点

- CV是脑室系统的正常变异［也称为韦尔加（Verga）腔、第六脑室和海马联合腔］。
- 侧脑室之间长方形样的CSF间隙。
- 在没有CSP的情况下，CV通常不会发生。
- 100%的6个月以下的胎儿有CV，30%的足月儿有CV，而不到1%的成人有CV。
- 100%的早产儿有CSP，85%的足月儿有CSP，通常会进行性融合，成年人中有1%～20%残留。
- 影像上，在CT和MRI所有脉冲序列中，CV与CSF表现一致。

建议阅读

Ciołkowski MK. Cavum velum interpositum, cavum septum pellucidum and cavum Vergae: a review. *Childs Nerv Syst.* 2011 Dec;27(12):2027-2028; author reply 2029.

Tubbs RS, Krishnamurthy S, Verma K, et al. Cavum velum interpositum, cavum septum pellucidum, and cavum vergae: a review. *Childs Nerv Syst.* 2011 Nov;27(11):1927-1930.

答案

1. 病变位于侧脑室之间。

2. 影像学上，透明隔腔（cavum septi pellucidi，CSP）伴韦尔加腔（cavum vergae，CV）在CT及所有MRI序列上与脑脊液表现相似。增强扫描未见强化。CSP仅存在于侧脑室前角之间，而另外的CV则向后延伸至穹窿之间的压部。

3. 鉴别诊断包括透明隔腔、蛛网膜囊肿和中间帆腔。

4. 透明隔腔伴韦尔加腔是一种先天性脑室系统正常变异，由于融合异常导致。

5. 此病无须治疗。极少囊肿增大可能会引起占位效应。

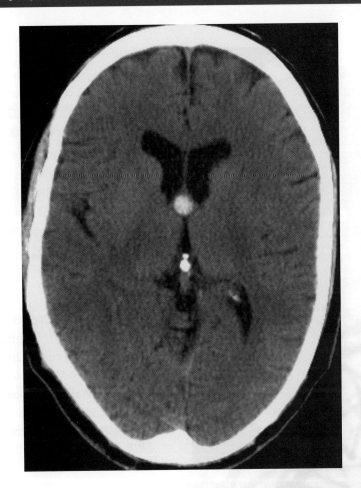

1. 病变位于哪里？

2. 该病变的典型影像学表现是什么？

3. 鉴别诊断有哪些？

4. 该病变所表现出的症状是什么？

5. 该病的治疗方法是什么？

病例等级/难度：   类别：脑室及脑池

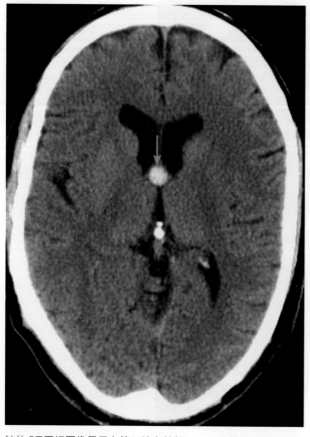

轴位CT平扫图像显示在第三脑室前部Monro孔处呈球形局灶性高密度结构（箭号）。

要点

- 胶样囊肿（colloid cyst，CC）是一种来源于内胚层的良性囊肿，由假复层上皮和散在的纤毛构成，内含黏性胶冻状物质（黏蛋白、血液产物和胆固醇晶体的混合物）。
- 99%的CC位于Monro孔内（第三脑室顶前部）。
- 这可能导致患者因迅速产生的脑积水而猝死。
- 经常检查是否有脑积水或侧脑室不对称。
- CC可与其他强化病灶相鉴别，其表现为无强化或轻度边缘强化。

建议阅读

Armao D, Castillo M, Chen H, Kwock L. Colloid cyst of the third ventricle: imaging-pathologic correlation. *AJNR Am J Neuroradiol*. 2000 Sep;21(8):1470-1477.

Osborn AG, Preece MT. Intracranial cysts: radiologic-pathologic correlation and imaging approach. *Radiology*. 2006 Jun;239(3):650-664.

Wilms G. MR imaging of colloid cysts of the third ventricle. *AJNR Am J Neuroradiol*. 2001 Sep;22(8):1632.

答案

1. 病变位于第三脑室顶前部门罗（Monro）孔处。

2. CT上典型的影像表现是第三脑室前部Monro孔处的高密度病变。

3. 该部位无强化的囊性病变为胶样囊肿的特征性表现。其他需要鉴别的囊性病变包括脉络丛囊肿或室管膜下瘤（囊样占位）。MRI上，脑脊液的流动伪影也发生在这个部位。

4. 超过一半的患者可能出现头痛，可能表现为体位性头痛。

5. 这些患者定期随访即可，只有在有症状时才手术切除。

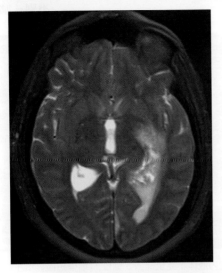 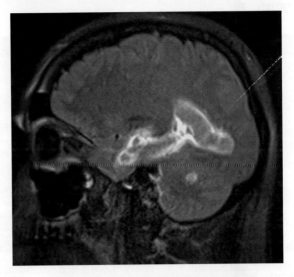

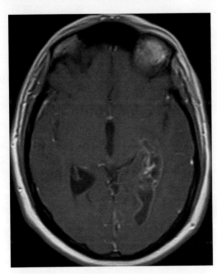 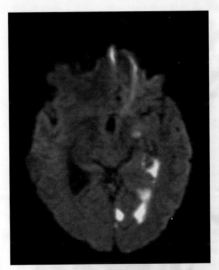

1. 鉴别诊断有哪些？

2. 何种影像序列对分层的化脓性碎屑敏感？

3. 在免疫功能正常的患者中，最常见的病原体类型是什么？

4. 该疾病的常见医源性原因是什么？

5. 哪个年龄组的这种疾病患者与脑膜炎有很高的相关性？

病例等级/难度：　　　　　　　　　　　　　　　　类别：脑室及脑池

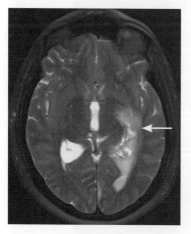 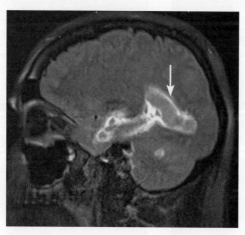 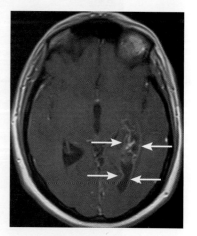

轴位T₂加权成像显示左侧侧脑室内不均质物质，并伴有邻近T₂高信号水肿（箭号）。

矢状位FLAIR图像显示左侧侧脑室内液体不完全抑制，邻近T₂高信号（箭号）。

轴位T₁增强扫描显示左侧侧脑室室管膜强化（箭号）。

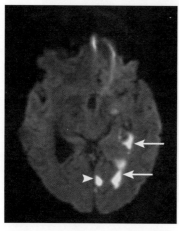

轴位DWI（$b=1000$）图像显示左侧侧脑室脓性物质扩散受限（箭号）。另有左侧枕叶大脑镰旁局灶性硬膜下脓肿（箭头）。

答案

1. 脑室壁室管膜强化的鉴别诊断包括脑室炎、室管膜癌和中枢神经系统淋巴瘤。

2. DWI和FLAIR是检测层状化脓性物质的敏感方法，表现为扩散受限和FLAIR高信号。

3. 真菌性和病毒性脑室炎多见于免疫功能低下的患者，细菌性脑室炎多见于免疫功能正常的患者。

4. 脑室内导管是引起脑室炎的常见原因，见于高达20%的脑室置管患者。发病初期可能很少有临床症状。

5. 在小于6月龄的婴幼儿中，80%～90%的细菌性脑膜炎与脑室炎有关。

要点

- 脑室炎（ventriculitis）是一种室管膜脑室感染，可能是脑脓肿或脑膜炎的延伸，也可能是神经外科手术的并发症，通常涉及脑室内导管。
- 最常见病因为细菌性感染，真菌或病毒性脑室炎主要发生在免疫抑制的患者中。
- 脑室内相关物质CT表现为高密度，T₁为高信号，T₂为低信号，FLAIR为高信号，扩散受限。
- 增强后成像可显示室管膜边缘增强并伴有T₂高信号水肿。
- 脑室炎的死亡率很高，尤其是中枢神经系统感染蔓延过来的脑室炎。

建议阅读

Mohan S, Jain KK, Arabi M, Shah GV. Imaging of meningitis and ventriculitis. *Neuroimaging Clin N Am*. 2012 Nov;22(4):557-583.

Vandesteen L, Drier A, Galanaud D, et al. Imaging findings of intraventricular and ependymal lesions. *J Neuroradiol*. 2013 Oct;40(4):229-244.

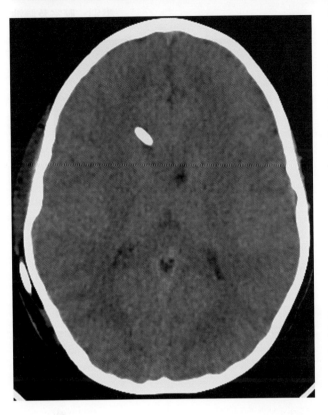 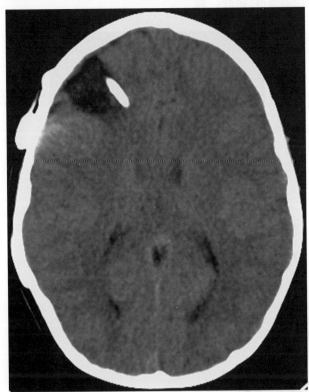

■ 1. 鉴别诊断是什么?

■ 2. 该病临床表现是什么?

■ 3. 分流置管术后的并发症有哪些?

■ 4. 评估分流障碍的初步影像学方法有哪些?

■ 5. 需要多次分流修复术的患者比例是多少?

病例等级/难度：

类别：脑室及脑池

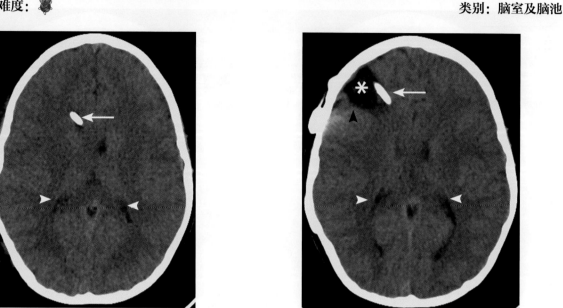

1个月前的CT图像示右侧侧脑室额角造瘘管（白色箭号），侧脑室呈狭缝状（白色箭头）。

CT图像示沿着右侧侧脑室额角造瘘管（白色箭号）的一个低密度囊性病变（白色星号），伴邻近脑实质（黑色箭头）占位效应，提示CSF假性囊肿。双侧侧脑室轻度增大（白色箭头）。

答案

1. 脑室造瘘引流管周围的脑脊液密度病变，结合脑室扩大，高度提示脑室腹腔（ventriculoperitoneal，VP）分流术障碍造成的脑脊液假性囊肿。脓肿可以考虑，但不太可能，因为缺乏脑实质水肿。蛛网膜囊肿通常不会迅速生长。

2. 分流障碍的临床表现包括头痛、呕吐、嗜睡、易激惹、头围增大和癫痫发作。

3. VP分流置管术后的并发症包括感染、机械并发症（堵管、断开和断裂、移位）、安置不当、引流过度。

4. 颅脑CT和分流序列射线照片可以评估脑室大小的变化和分流的连续性。核医学分流研究可以评估分流的功能和通畅性。

5. 50%的患者需要多次对分流进行调整，下一次分流失效的间隔逐渐缩短。

要点

- 脑室腹腔分流术（ventriculoperitoneal shunt，VPS）是目前对CSF梗阻建立旁路最常用的分流术。
- 并发症包括分流阻塞、功能异常、断裂、感染或过度引流。
- 分流障碍的临床表现包括头痛、呕吐、神经精神症状、认知和行为障碍。
- CT通过评估脑室与之前的大小变化，通常作为评估分流障碍的一种初步的影像学方法。
- ^{99m}Tc核素标记的硫胶体或DTPA显像是评估分流功能的可选方法。然而，它需要更多的时间，并且需要伽马相机来获取图像。
- 分流系列X线片可用于评估分流断开或断裂。
- 断开通常发生在连接处，而分流断裂通常发生在移动性较大的区域。
- 慢性过度引流可导致脑室无顺应性，即使有分流梗阻，脑室也不会明显增大。
- 急性过度引流可出现硬膜下血肿。

建议阅读

Goeser CD, McLeary MS, Young LW. Diagnostic imaging of ventriculoperitoneal shunt malfunctions and complications. *Radiographics*. 2000 Oct;18(3):635-651.

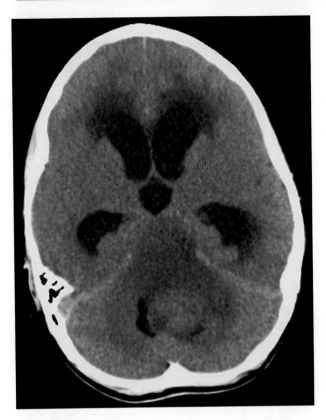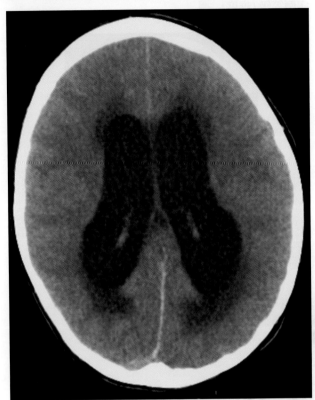

1. 病变位于何处?

2. 该病变的典型影像学表现是什么?

3. 鉴别诊断是什么?

4. 该病脑室旁低密度的意义是什么?

5. 该病治疗方法是什么?

病例等级/难度：　　　　　　　　　　　　　　　　　　　　类别：脑室及脑池

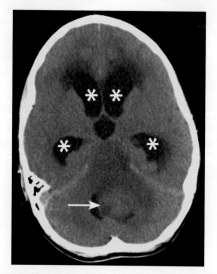

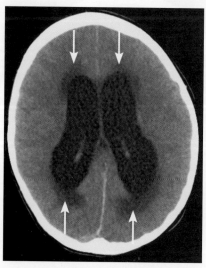

CT轴位图像显示第四脑室因肿块而消失（箭号）。这导致了侧脑室的额角、颞角（星号）及第三脑室的扩大。

CT轴位成像显示扩大的侧脑室周围低密度（箭号），提示间质脑脊液，见于急性、非代偿的梗阻性过程。

答案

1. 侧脑室和第三脑室大小异常，并伴有脑室周围水肿，原因是第四脑室内的肿块阻塞。

2. 在影像学上，侧脑室会伴脑室内和脑室外积水而增大。对于脑室内梗阻，取决于梗阻的位置，下游脑室的大小将缩小或正常。脑室外梗阻时，所有脑室都增大。

3. 鉴别诊断包括梗阻性脑积水、正常压力性脑积水和萎缩。

4. 脑室周围低密度的意义在于脑脊液逆行通过脑室室管膜，表现为"晕状"水信号或低密度。提示这是一个急性的、非代偿的过程。

5. 脑积水的治疗方法是脑脊液分流，经典的方法是脑室内分流或脑室造瘘以解除急性梗阻。如果可能的话，应该解除引起梗阻的原因。

要点

- 脑室内梗阻性脑积水（obstructive hydroce-phalus）＝"非交通性"，在第四脑室外侧孔和正中孔近端梗阻。
- 脑室外脑积水＝"交通性"，典型的原因是蛛网膜颗粒对脑脊液的吸收减少。
- 脑室角周围的脑脊液信号表明这是一个非代偿的急性过程。
- 随着时间代偿，慢性脑积水通常不会有脑室周围间质脑脊液。
- 脑室大小与颅内压无关。

建议阅读

Glastonbury CM, Osborn AG, Salzman KL. Masses and malformations of the third ventricle: normal anatomic relationships and differential diagnoses. *Radiographics*. 2011;31(7):1889-1905.

Siddiqui A, Chew NS, Miszkiel K. Vertebrobasilar dolichoectasia: a rare cause of obstructive hydrocephalus: case report. *Br J Radiol*. 2008 Apr;81(964):e123-e126.

Uluğ AM, Truong TN, Filippi CG, et al. Diffusion imaging in obstructive hydrocephalus. *AJNR Am J Neuroradiol*. 2003 Aug;24(6):1171-1176.

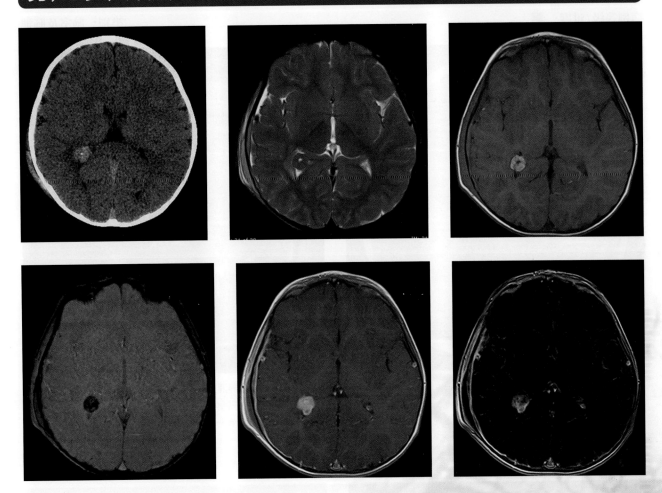

1. 在幼儿中，该病变的鉴别诊断有哪些？

2. 该肿瘤最常发生的部位是哪里？

3. 该肿瘤的典型MRI表现是什么？

4. 该肿瘤在哪个年龄段的患者中最常见？

5. 哪些症状与该肿瘤有关？

病例等级/难度：🐾　　　　　　　　　　　　　　　　　类别：脑室及脑池

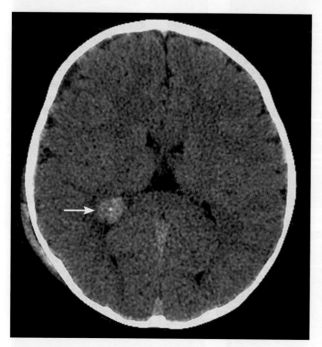

轴位CT显示右侧侧脑室三角区内高密度肿块（箭号）。

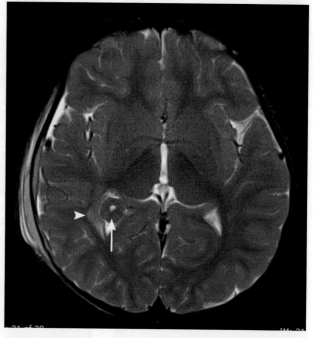

轴位T₂成像显示边界清楚的分叶状脑室内肿块，多数情况下T₂为低信号，可能是由于钙化（白色箭号）。邻近脑室旁T₂高信号（白色箭头）。该图像上有一处与之无关的硬膜外血肿，来源于外伤史（红色箭号）。

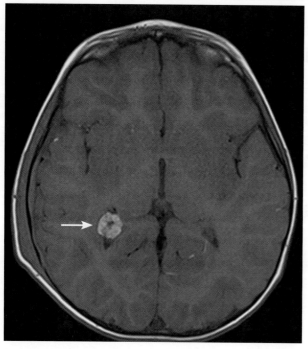

轴位T₁成像显示T₁高信号的分叶状脑室内肿块（箭号）。

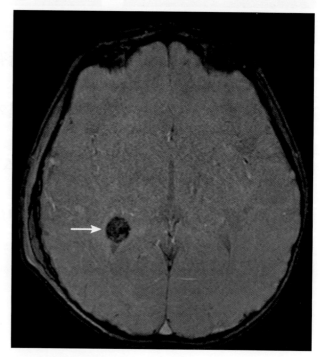

轴位磁敏感加权成像显示明显的低信号而没有高光溢出效应，与钙化信号一致（箭号）。

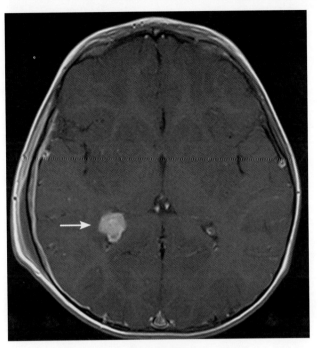 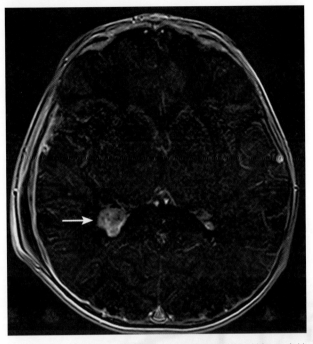

轴位T₁增强扫描示肿瘤明显强化（箭号）。

轴位增强前后的减影成像显示强化范围超过增强前短T₁病灶（箭号）。

答案

1. 脉络丛乳头状瘤（choroid plexus papilloma，CPP）和癌在影像上不能很好区分，但对幼儿脑室内边界清楚的肿瘤却是最可能的诊断。幕上室管膜瘤多见于儿童，但多发生在脑室周围。脑室内脑膜瘤可能与之类似，但主要发生在成人。

2. 脉络丛肿瘤最常见的发生部位也与脉络膜组织的数量有关。脉络丛肿瘤发生率按递减顺序依次发生在侧脑室三角区、第四脑室和第三脑室。

3. 明显强化是脉络丛乳头状瘤的典型表现。25%的肿瘤可有钙化，表现为T₁高信号，T₂低信号。脑室周围水肿和浸润不是区分乳头状瘤、不典型乳头状瘤和癌的可靠指标。

4. 脉络丛肿瘤最常见于较小的儿童，也是1岁以下最常见的脑肿瘤。脉络丛肿瘤已在胚胎影像中被描述，也使其成为一种常见的先天性中枢神经系统肿瘤。

5. 脉络丛肿瘤的发病率增加见于利-弗劳梅尼（Li-Fraumeni）综合征和艾卡尔迪（Aicardi）综合征。

要点

- 脉络丛肿瘤可出现在各个年龄段，但在幼小儿童中最为常见。
- 脉络丛乳头状瘤是1岁以下儿童最常见的肿瘤。
- 它们典型表现为分叶状、边界清楚的脑室内肿瘤，有明显强化。
- 有25%可见钙化，MRI上表现为T₁高信号，T₂低信号。
- 侧脑室三角区是最常见的部位，其次是第四脑室和第三脑室。
- 目前尚没有神经影像学标准来区分乳头状瘤和癌。

建议阅读

Naeini RM, Yoo JH, Hunter JV. Spectrum of choroid plexus lesions in children. *AJR Am J Roentgenol.* 2009 Jan;192(1):32-40.

Pereira DB, Gasparetto EL, Marcondes de Souza J, Chimelli L. Choroid plexus papilloma with osseous metaplasia as a differential diagnosis of calcifying pseudoneoplasms of the neuraxis. *AJNR Am J Neuroradiol.* 2010 Jun;31(6): E51-E52; author reply E53.

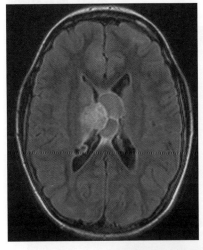
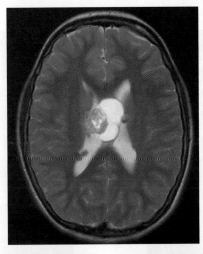
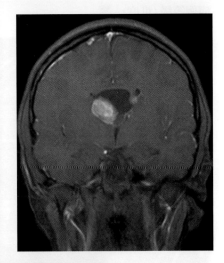

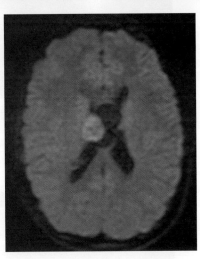
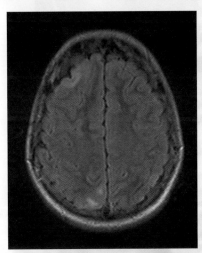

1. 鉴别诊断是什么？

2. 还有什么其他的病变表现缩小了该脑室内肿瘤鉴别诊断的范围？

3. 该肿瘤典型的神经影像学特征是什么？

4. 该肿瘤的预后如何？

5. WHO对这种肿瘤的分级是什么？

病例等级/难度：　　　　　　　　　　　　　　　　　　**类别：脑室及脑池**

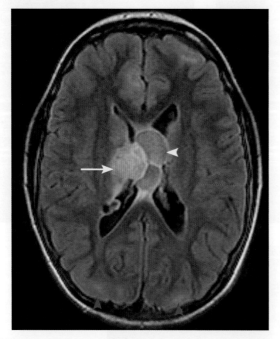

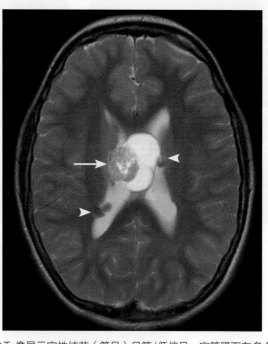

轴位FLAIR图像显示右侧侧脑室Monro孔附近的不均匀肿块，实性成分T₂高信号（白色箭号）伴有周围囊肿（白色箭头）。额叶和顶叶的皮质和皮质下区域（红色箭头）也有多个T₂高信号病灶。

轴位T₂像显示实性结节（箭号）呈等/低信号，室管膜下有多个低信号结节，这是钙化所致（箭头）。

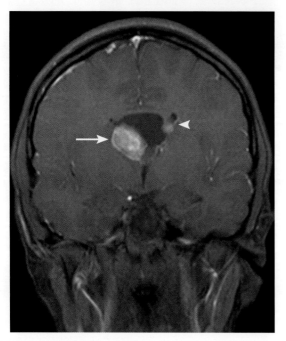

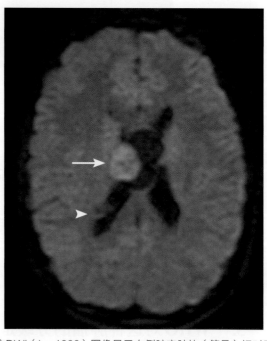

冠状位T₁增强图像显示右侧Monro孔附近的增强肿块（箭号）。对侧另有一个较小的强化肿块（箭头）。

轴位DWI（b=1000）图像显示右侧脑室肿块（箭号）相对于其他室管膜下结节（箭头）信号较高，表示扩散受限。

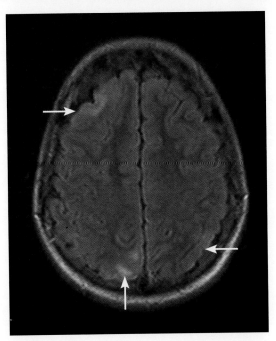

轴位FLAIR图像显示，皮层和皮层下区域多个T$_2$高信号影，脑回增厚（箭号），与皮层结节信号一致。

答案

1. 脑室内肿瘤的鉴别诊断应包括室管膜下巨细胞型星形细胞瘤、脉络丛肿瘤和中枢神经细胞瘤。

2. 肿瘤位于Monro孔，在结节性硬化症患者中，室管膜下结节和皮层结节的发现减小了室管膜下巨细胞型星形细胞瘤的鉴别范围。

3. 室管膜下巨细胞型星形细胞瘤常大于1 cm，位于Monro孔处，典型表现为分叶状，边界清楚，实性成分明显强化。

4. 手术切除是治疗室管膜下巨细胞型星形细胞瘤的常用方法。复发少见。化疗和放疗不敏感。

5. 室管膜下巨细胞型星形细胞瘤是WHO Ⅰ级，低级别肿瘤。尽管已经描述了非典型性的病例报告，但这对预后可能没有显著影响，对于肿瘤来说通常是极好的。

要点

- 室管膜下巨细胞型星形细胞瘤（subependymal giant cell astrocytoma，SEGA）是低级别肿瘤，几乎与结节性硬化有关。

- 高达15%的结节性硬化症患者会患上SEGA，这也是结节性硬化症中最常见的中枢神经系统肿瘤。

- SEGA总是发生在Monro孔处，生长缓慢，并且大于1 cm。

- 这些肿瘤常呈现分叶状，边界清晰。

- 它们可以有不均匀的信号，伴有钙化和囊肿。

- 典型表现是实性成分的明显增强。

- 相对于其他室管膜下结节，SEGA可能表现为扩散受限。

- 梗阻性脑积水是一种常见的临床症状。

- 自发性或术中出血是一个不可忽视的危险因素。

建议阅读

Jelinek J, Smirniotopoulos JG, Parisi JE, Kanzer M. Lateral ventricular neoplasms of the brain: differential diagnosis based on clinical, CT, and MR findings. *AJR Am J Roentgenol*. 1990 Aug;155(2):365-372.

Roth J, Roach ES, Bartels U, et al. Subependymal giant cell astrocytoma: diagnosis, screening, and treatment. Recommendations from the International Tuberous Sclerosis Complex Consensus Conference 2012. *Pediatr Neurol*. 2013 Dec;49(6):439-444.

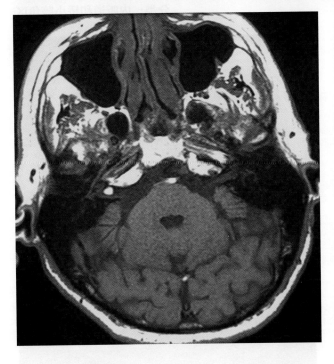
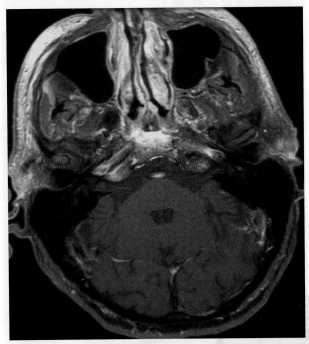

1. 病变位于哪里?

2. 该病的典型影像学表现是什么?

3. 鉴别诊断是什么?

4. 可能的临床表现是什么?

5. 该病的治疗方法是什么?

病例等级/难度：🦞🦞   分类：内听道和桥小脑角区

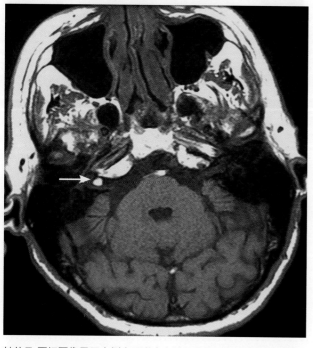 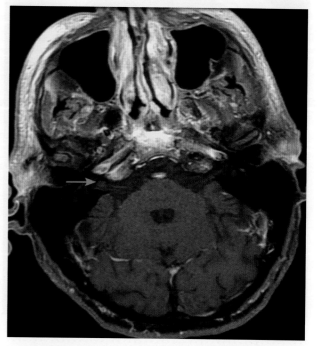

轴位T₁平扫图像显示右侧内听道中心的一个亚厘米明亮高信号的病灶（箭号）。

轴位T₁压脂增强扫描显示，该病变在压脂像图像上信号减低（箭号）。注意该病灶未见增强。

答案

1. 病变位于内听道内。

2. 该疾病典型的影像特征包括典型的、均匀的脂肪表现。脂肪瘤（lipoma）在所有MR脉冲序列上都与脂肪一致，在T₁和快速自旋回波T₂上呈高信号。压脂序列具有确诊性，显示信号减低。通常该病变无强化。

3. 鉴别诊断包括神经鞘瘤、皮样囊肿和脂肪瘤。

4. 伴有内听道肿块的患者可能会出现感音神经性听力丧失、眩晕、头痛或面部肌肉无力。

5. 如果病变有症状，就需要手术切除。

要点

- 桥小脑角区（cerebellar pontine angle，CPA）脂肪瘤少见，但它们可以与神经鞘瘤类似。
- 这些病变与颅骨其他部位的其他脂肪瘤没有不同，都来源于原始脑膜发育不良。
- 压脂像上可以诊断，表现为信号减低。
- 如果CPA病变强化，考虑神经鞘瘤。
- 如果CPA病变扩散受限，考虑表皮样囊肿。

建议阅读

Bonneville F, Sarrazin JL, Marsot-Dupuch K, et al. Unusual lesions of the cerebellopontine angle: a segmental approach. *Radiographics*. 2001;21(2):419-438.

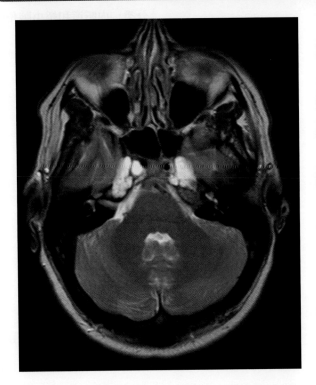 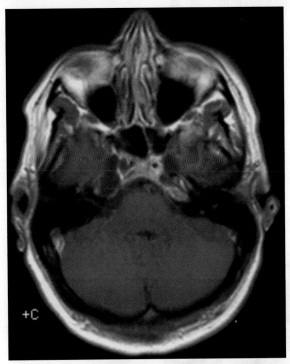

1. 异常之处在哪里？

2. 该病变的典型影像学表现是什么？

3. 鉴别诊断是什么？

4. 该病变的病因是什么？

5. 该病变的治疗方法是什么？

病例等级/难度： 🌰🌰

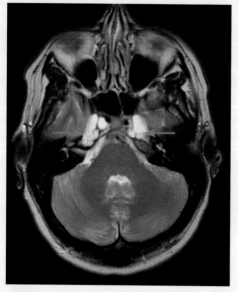

轴位 T_2 图像显示连接右侧 Meckel 腔和岩尖的多个分叶状液体信号病灶。左侧可见类似病灶（箭号）。

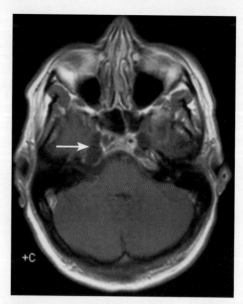

轴位 T_1 增强扫描显示连接右侧 Meckel 腔与岩尖的液体信号病灶无强化。左侧可见类似病灶（箭号）。

答案

1. 异常之处位于三叉神经（Meckel）腔内。

2. 在 MRI 上，岩尖部脑膨出会出现脑脊液信号，即 T_1 低信号、T_2 高信号。该病变无增强。诊断的关键是注意三叉神经腔与岩尖囊肿之间的联系。

3. 鉴别诊断包括岩尖部脑膨出、黏液囊肿、胆固醇肉芽肿和胆脂瘤。

4. 岩尖部脑膨出（petrous apex cephalocele，PAC）是获得性或先天性三叉神经腔内容物疝入岩尖部。

5. 该疾病通常不需要治疗，有时，如果合并感染或脑脊液漏，可能需要手术治疗。

要点

- PAC 与三叉神经腔相邻。
- 确定囊肿中心位于岩尖外，不太可能发生黏液囊肿和胆脂瘤。
- 影像上，PAC 与脑脊液信号和密度一致。
- PAC 病变无强化。
- 诊断的关键在于关注三叉神经腔与 PA 的连接。
- PAC 可能与特发性颅内高压有关。

建议阅读

Bialer OY, Rueda MP, Bruce BB, Newman NJ, Biousse V, Saindane AM. Meningoceles in idiopathic intracranial hypertension. *AJR Am J Roentgenol*. 2014 Mar;202(3):608-613.

Lin BM, Aygun N, Agrawal Y. Imaging case of the month: cystic lesions of the petrous apex: identification based on magnetic resonance imaging characteristics. *Otol Neurotol*. 2012 Dec;33(9):e75-e76.

Moore KR, Fischbein NJ, Harnsberger HR, et al. Petrous apex cephaloceles. *AJNR Am J Neuroradiol*. 2009 Feb; 22(10):1867-1871.

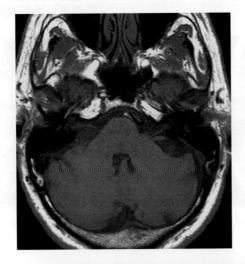
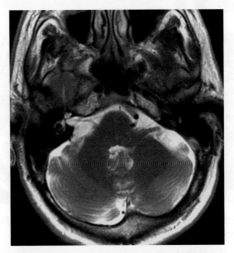

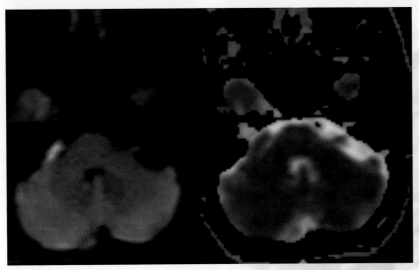

1. 异常病变在哪里？

2. MRI上诊断此病变的最佳序列是哪一种？

3. 这个部位的脑外囊性病变的鉴别诊断是什么？

4. 该病变对邻近的神经会产生什么影响？

5. 该病变在颅内的好发位置是哪里？

病例等级/难度： 🦴🦴 **分类：内听道和桥小脑角区**

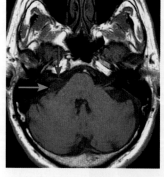

轴位T₁加权图像显示右侧桥小脑角区脑脊液信号的肿块（绿色箭号），导致第7或第8脑神经（红色箭号）前移位。

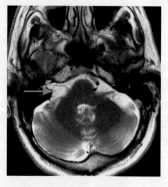

轴位T₂像显示右侧桥小脑角区肿块与CSF信号一致（箭号）。

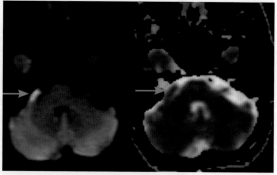

轴位DWI（b=1000）右侧桥小脑角区肿块（箭号）扩散受限（DWI高信号，ADC低信号）。

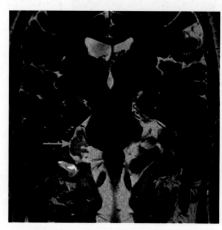

冠状位FIESTA图像显示右侧桥小脑角（箭号）有明显的等信号肿块。

要点

- EC主要由角蛋白和胆固醇构成，伴鳞状上皮内层。
- EC是第三常见的CPA肿瘤。
- 运用FLAIR和DWI可以区分蛛网膜囊肿和EC。
- 用T₁WI可区分EC与皮样囊肿。
- EC包裹神经和血管。

建议阅读

Bonneville F, Sarrazin JL, Marsot-Dupuch K, et al. Unusual lesions of the cerebellopontine angle: a segmental approach. *Radiographics*. 2009 Nov;21(2):419-438.

Kallmes DF, Provenzale JM, Cloft HJ, McClendon RE. Typical and atypical MR imaging features of intracranial epidermoid tumors. *AJR Am J Roentgenol*. 1997 Sep; 169(3):883-887.

Osborn AG, Preece MT. Intracranial cysts: radiologic-pathologic correlation and imaging approach. *Radiology*. 2006 Jun;239(3):650-664.

答案

1. 异常病变位于桥小脑角区。

2. 表皮样囊肿（epidermoid cysts，EC）易在扩散加权成像上发现，并且在FLAIR上显示不完全抑制。它们在T₂和T₁加权成像上表现为CSF信号，因此很难发现。

3. 鉴别诊断包括蛛网膜囊肿、表皮样囊肿和皮样囊肿。

4. 与蛛网膜囊肿推压神经相比，EC能包绕邻近的神经。

5. EC最常位于桥小脑角区，第二常见的位置是第四脑室，其次是蝶鞍。

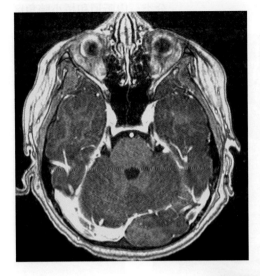 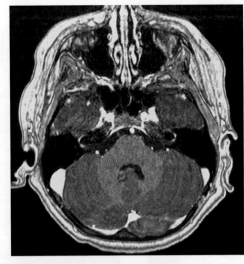 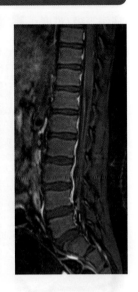

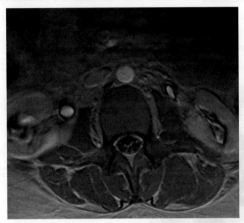

1. 鉴别诊断是什么？

2. 该疾病典型的临床表现是什么？

3. 脑神经参与这种疾病过程的比例是多少？

4. 该疾病的病因是什么？

5. 该疾病的预后怎样？

病例等级/难度： 🌶️ 🌶️

分类：内听道和桥小脑角区

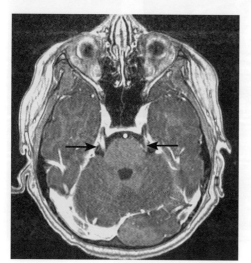

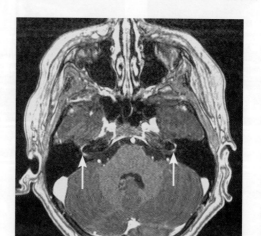

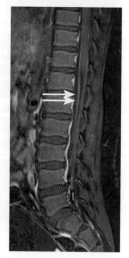

经脑桥的轴位T₁增强扫描显示双侧三叉神经增粗并强化（黑色箭号）。这是一个格林-巴利综合征的病例。

通过内听道的轴位T₁增强扫描显示双侧面神经的迷路段可见强化（白色箭号）。

腰椎矢状位T₁增强扫描显示，马尾神经的腹侧神经根弥漫性强化（箭号）。

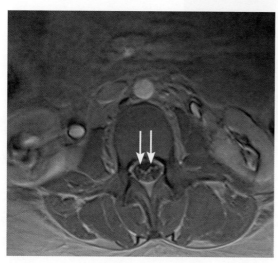

L₁椎体水平轴位T₁增强扫描显示马尾神经腹侧神经根（白色箭号）强化。

答案

1. 弥漫性颅神经和周围神经强化病变的鉴别诊断包括：急性和慢性炎症性脱髓鞘性多发性神经病、癌性神经浸润和放射性神经炎。

2. 格林-巴利综合征（Guillain-Barre syndrome，GBS）的典型临床表现：细菌或病毒感染后迅速进展的瘫痪。

3. 颅神经受累多见于格林-巴利综合征，占45%～75%。

4. 格林-巴利综合征是一种免疫介导的外周神经髓鞘炎症，由于提前接触外来抗原引起。

5. 在格林-巴利综合征中，75%～80%的患者在一年内完全康复。病死率为2%～6%，严重致残率为5%。

要点

- 对称性双侧颅神经强化可能是处于炎症期。
- 有进行性瘫痪病史，应考虑急性炎性脱髓鞘性多发神经根神经病（acute inflammatory demyelinating polyneuropathy，AIDP）。
- 在AIDP（格林-巴利综合征）中，颅神经受累占45%～75%。
- AIDP的典型表现包括腹侧神经根的弥漫性强化。
- 近期前驱感染的临床病史具有典型性。

建议阅读

Li HF, Ji XJ. The diagnostic, prognostic, and differential value of enhanced MR imaging in Guillain-Barre syndrome. *AJNR Am J Neuroradiol*. 2011 Aug;32(7): E140; author reply E141.

Zuccoli G, Panigrahy A, Bailey A, Fitz C. Redefining the Guillain-Barré spectrum in children: neuroimaging findings of cranial nerve involvement. *AJNR Am J Neuroradiol*. 2011 Apr;32(4):639-642.

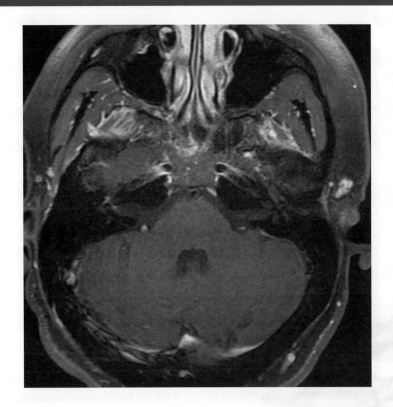

1. 异常病变位于哪里？

2. 该疾病的典型影像学表现是什么？

3. 鉴别诊断是什么？

4. 该疾病的病因是什么？

5. 该疾病的治疗方法是什么？

病例等级/难度：🍂🍂

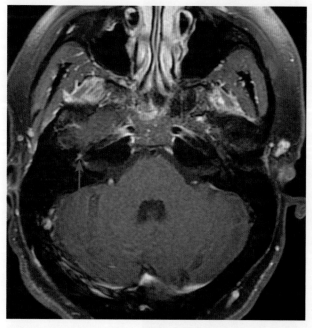

轴位T₁压脂增强扫描显示，经内听道的第7对脑神经的非对称性强化。尤其在远端内听道段、迷路段、膝状神经节（红色箭号）及近端鼓室段强化明显。

答案

1. 异常之处累及第7对脑神经。

2. 在MRI上，面神经会在颞骨上表现为内听道段的不对称性强化。CT不常用，因为其不易于发现神经炎。

3. 鉴别诊断包括贝尔麻痹、血管瘤和神经瘤。

4. 贝尔麻痹是一种隐匿性的单纯疱疹病毒感染，尤其容易受累膝状神经节，其炎症可波及面神经的其他节段。

5. 该疾病的治疗方法包括类固醇激素递减治疗和对严重失神经的外科减压术。

要点

- 贝尔麻痹（Bell palsy）是一种累及第7对脑神经（面神经）的炎性疾病，以单侧面瘫急性起病为特征。
- 第7对脑神经迷路段和内听道段强化应视为异常。
- 膝状神经节、鼓室段和乳突段的轻度强化是正常的（用对侧神经作比较）。
- 评估面神经局灶性肿块。
- 迷路段、第7对和第8对脑神经增强可考虑拉姆齐·亨特综合征（Ramsay Hunt syndrome）。
- 双侧面神经均可强化，但患侧强化更为明显。
- 面神经强化也可见颞骨骨折。

建议阅读

Al-Noury K, Lotfy A. Normal and pathological findings for the facial nerve on magnetic resonance imaging. *Clin Radiol*. 2011 Aug;66(8):701-707.

Tien R, Dillon WP, Jackler RK. Contrast-enhanced MR imaging of the facial nerve in 11 patients with Bell's palsy. *AJR Am J Roentgenol*. 1990 Sep;155(3):573-579.

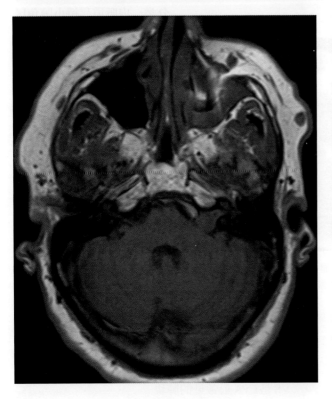 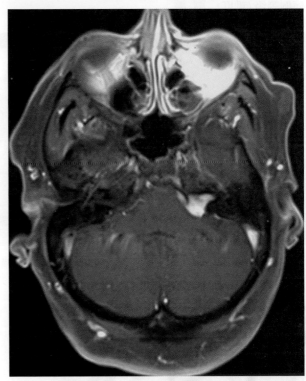

▣ **1.** 异常病变在哪里？

▣ **2.** 该病变的典型影像学表现是什么？

▣ **3.** 桥小脑角区肿块的鉴别诊断是什么？

▣ **4.** 哪些症状与此病变相关？

▣ **5.** 该疾病的治疗方法是什么？

病例等级/难度：🦡🦡

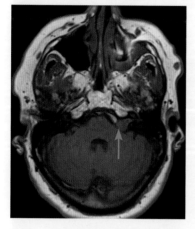

轴位T₁加权图像显示左侧小脑角区"冰淇淋筒"状肿块（箭号），与小脑信号一致。

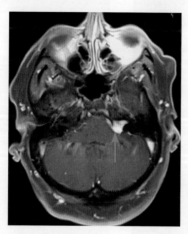

轴位T₁压脂增强扫描显示左侧桥小脑角区肿块强化，并累及内听道（箭号）。

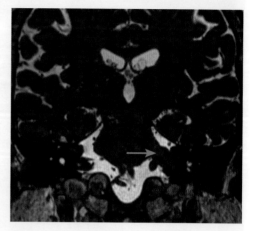

冠状位FIESTA图像再次显示：左侧桥小脑角区肿块（箭号）侵犯内听道。

答案

1. 异常之处位于桥小脑角区和内听道（internal auditory canal，IAC）内。

2. 前庭神经鞘瘤（vestibular schwannoma，VS）在桥小脑角区和IAC呈现典型的"冰淇淋筒"状肿块。较小的病变可能只在IAC内，而较大的病变会侵犯桥小脑角区（CPA）。

3. CPA肿块的鉴别诊断包括脑膜瘤、表皮样囊肿和神经鞘瘤。VS是CPA最常见的肿块。

4. 前庭神经鞘瘤患者通常表现为感音神经性耳聋、眩晕或耳鸣。

5. 手术切除与伽马刀相比，成功降低了复发率。

要点

- VS是CPA最常见的肿块。
- 典型的外观是"冰淇淋筒"形状。
- CT上要注意内听道增宽，因为VS可能看不见。
- VS是CPA最常见的肿块。
- VS可表现为囊性。
- 双侧听神经瘤可诊断为Ⅱ型神经纤维瘤病。
- CT有助于鉴别脑膜瘤（骨质增生和高密度）与VS。

建议阅读

Babu R, Sharma R, Bagley JH, et al. Vestibular schwannomas in the modern era: epidemiology, treatment trends, and disparities in management. *J Neurosurg*. 2013 Jul;119(1):121-130.

Bonneville F, Sarrazin JL, Marsot-Dupuch K, et al. Unusual lesions of the cerebellopontine angle: a segmental approach. Radiographics. 2009 Nov;21(2):419-438.

Silk PS, Lane JI, Driscoll CL. Surgical approaches to vestibular schwannomas: what the radiologist needs to know. *Radiographics*. 2009 Nov;29(7):1955-1970.

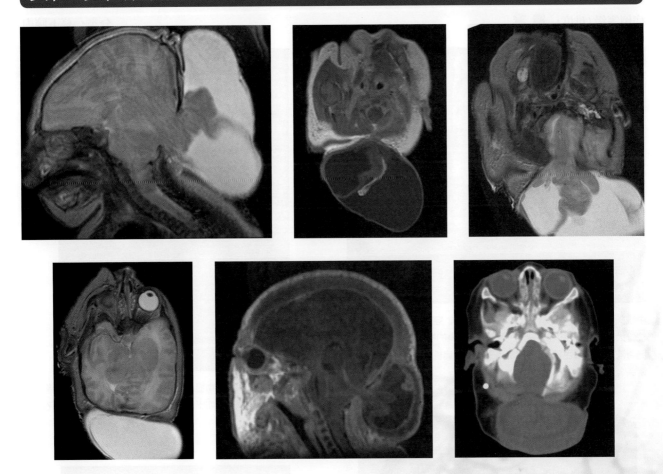

1. 根据一些研究者的说法，骨结构应该有什么缺陷才能做出这种诊断？

2. 囊内容物中可包括哪些物质？

3. 这种畸形的颅内表现有哪些？

4. 该疾病的治疗方法是什么？

5. 该疾病的相对危险因素是什么？

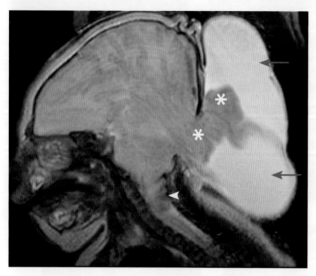

中线矢状位T₂图像显示一个巨大的脑膨出，穿过枕骨下孔，累及枕骨大孔后缘中点以及C₁。主要为发育不良的枕叶（星号），双侧脑脊液聚集（红色箭号）。注意脑干和小脑扁桃体疝入椎管（白色箭头）。

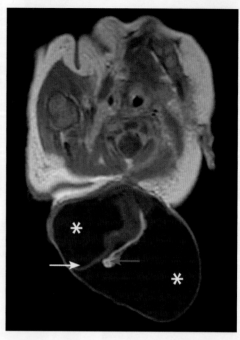

轴位T₁增强显示：膨出物显示出中线结构，很可能是大脑镰（白色箭号），两侧液体来自疝出的侧脑室枕角（星号）。注意强化的脉络膜（红色箭号）。

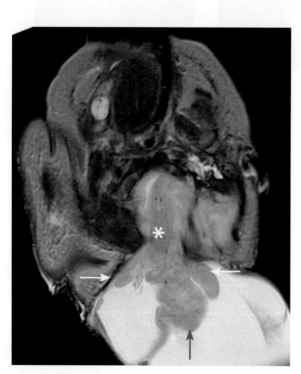

斜颈缺损处的轴位T₂图像显示双侧小脑半球发育不良（白色箭号），中脑和顶盖拉长变形（星号），枕叶发育不良（红色箭号）。

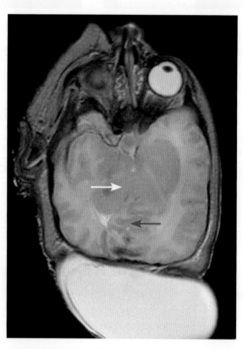

颅脑轴位T₂图像显示中间块增大（白色箭号）和脑回相间交错（红色箭号）。

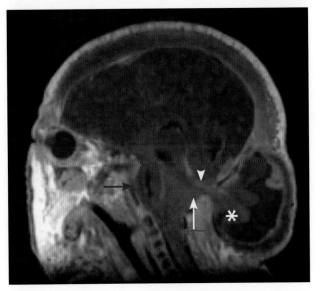

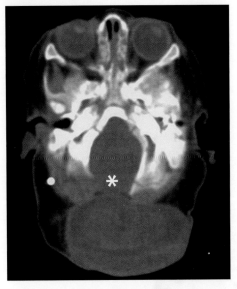

脑膨出修补术后中线矢状位T₁增强扫描显示枕叶仍持续疝出（星号），脉络膜强化（箭头），中脑严重弯曲（白色箭号），小脑扁桃体下移（红色箭号），颞叶疝入桥前池（蓝色箭号），可见胼胝体缺失。

颅底轴位CT显示枕骨缺损（星号）。

答案

1. 一些研究者认为，必须累及低位枕骨/高位颈椎的脑膨出，才能诊断基亚里Ⅲ畸形（Chiari Ⅲ malformation）。Chiari Ⅲ畸形最初被认为是由于C₁～C₂闭合障碍导致的高颈脊髓囊肿。

2. 脑膨出囊通常包括发育不良的小脑和大脑成分，也可包括脑干/上颈髓、侧脑室（包括脉络丛）和硬膜静脉窦。

3. Chiari Ⅲ畸形的颅内表现与Chiari Ⅱ畸形相似，包括脑干下降、鸟嘴样顶盖、胼胝体发育不全和指形相间交错的脑回。

4. 在胚胎器官发育过程中补充叶酸可能有助于降低Chiari畸形所致神经管畸形的发生率。只要颅内的中枢神经系统组织多于囊内的中枢神经系统组织，就可以手术修补或切除脑膨出。也可用脑脊液分流治疗脑积水。

5. 神经管缺陷风险的增加：如叶酸缺乏，由于饮食或亚甲基四氢叶酸还原酶基因突变，与Chiari畸形的发生率增加有关。砷和雷公藤（一种中草药）等毒素也被证明会导致神经管缺陷。

要点

- Chiari Ⅲ畸形包括低位枕骨和高位颈椎的脑膨出，还包括Chiari Ⅱ畸形在脑内的形态学表现。
- 一些研究者认为Chiari Ⅲ畸形脑膨出必须累及枕骨大孔的颅后点。
- 疝出物可能包括小脑、大脑、脑干和脊髓，甚至侧脑室和硬脑膜静脉窦。
- Chiari Ⅱ型颅脑改变包括顶盖鸟嘴状、中间块肥大、胼胝体发育不全、大脑镰开窗、脑回交错、脑脊束狭窄和脑室周围结节异位。

建议阅读

Aribal ME, Gürcan F, Aslan B. Chiari Ⅲ malformation: MRI. *Neuroradiology*. 1996 May;38 (suppl 1):S184-S186.

Castillo M, Quencer RM, Dominguez R. Chiari Ⅲ malformation: imaging features. *AJNR Am J Neuroradiol*. 1996 May;13(1):107-113.

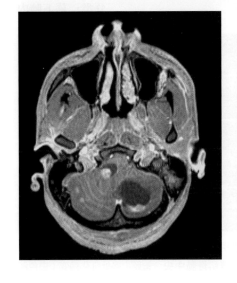 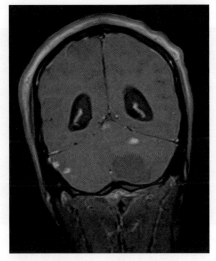 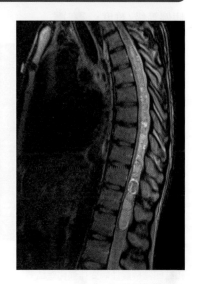

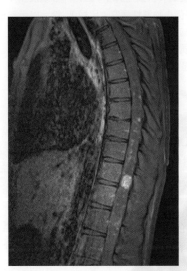

1. 几号染色体与希佩尔-林道综合征有关？

2. 中枢神经系统血管母细胞瘤最常见的部位是哪里？

3. 颅内血管母细胞瘤的典型影像学表现是什么？

4. 脊髓血管母细胞瘤的影像学表现是什么？

5. 在该病患者中，导致听力损失的最常见原因是什么？

病例等级/难度：🍁🍁

分类：幕下脑内

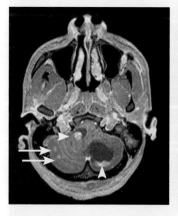
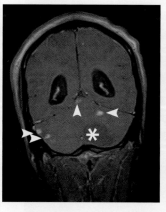
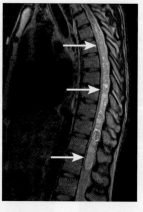
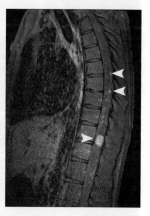

轴位T₁增强扫描显示：左侧小脑和右侧脑桥囊性病变伴强化壁结节（白色箭头）。右侧小脑半球也有少量结节状强化灶（白色箭号）。

冠状位T₁增强扫描显示：双侧小脑半球多发结节状强化病灶（白色箭头），左侧小脑囊性病变（星号）和梗阻性脑积水。注意：由于肿瘤的血管性质，强化结节接近软脑膜表面，这是典型的血管母细胞瘤。

胸椎矢状位STIR显示：高信号累及整个脊髓和脊髓中央管，提示脊髓水肿及空洞症（箭号）。

胸椎矢状位T₁增强扫描显示：脊髓内多处强化病变（白色箭头），水肿通常与强化结节不成比例。

答案

1. 希佩尔-林道综合征（von Hippel-Lindau disease，VHL）是一种罕见的常染色体显性遗传的多系统疾病，与3号染色体的抑癌基因（VHL基因）失活有关。20%的病例发现自然突变。

2. 中枢神经系统血管母细胞瘤最常见的部位是小脑（40%～70%），其次是脊髓（10%～60%）和延髓（5%）。幕上病变较少见。

3. 典型的影像学表现是囊性病变，伴有囊壁结节状强化，通常位于小脑。

4. 脊髓血管母细胞瘤的特征性表现是髓内强化结节，通常位于软脊膜表面，伴有与结节大小不成比例的水肿，并伴有脊髓空洞。

5. VHL病中听力损失最常见的原因是内淋巴囊肿瘤发生的风险增加，并有双侧病变的趋势。

要点

- 罕见的常染色体显性遗传的多系统疾病。
- 临床表现广泛，包括视网膜和中枢神经系统血管母细胞瘤、内淋巴囊肿瘤、肾囊肿和肿瘤、胰腺囊肿和肿瘤、嗜铬细胞瘤、附睾囊腺瘤。

- 中枢神经系统血管母细胞瘤是除胰腺囊肿外最常见的表现之一。
- 中枢神经系统血管母细胞瘤的典型部位为小脑（40%～70%）、脊髓（10%～60%）和延髓（5%）。
- 中枢神经系统血管母细胞瘤的典型影像学表现包括囊性病变，常在软脑膜表面附近有实性强化的壁结节。
- 脊髓病变可能与脊髓空洞症有关，并伴有比预期更大的水肿。
- 肾细胞癌和神经系统并发症是常见的死亡原因。
- 临床和影像学检查的结合大大降低了并发症的发生率、发病率和死亡率。

建议阅读

Leung RS, Biswas SV, Duncan M, Rankin S. Imaging features of von Hippel-Lindau disease. *Radiographics*. 2009 Apr;28(1):65-79; quiz 323.

Slater A, Moore NR, Huson SM. The natural history of cerebellar hemangioblastomas in von Hippel-Lindau disease. *AJNR Am J Neuroradiol*. 2003 Sep;24(8):1570-1574.

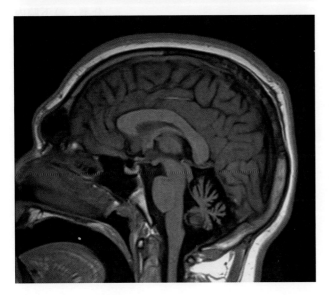 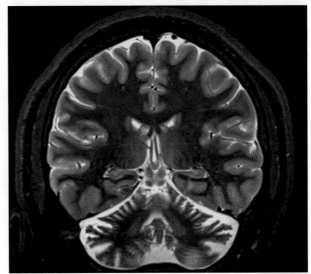

1. 该疾病的临床表现是什么？

2. 该疾病的鉴别诊断是什么？

3. 该疾病的典型神经影像学表现是什么？

4. 对于该疾病，哪些影像学检查是相对禁忌的？

5. 该疾病的临床病程和预后如何？

毛细血管扩张性共济失调综合征

病例等级/难度： 🐾 🐾

分类：幕下脑内

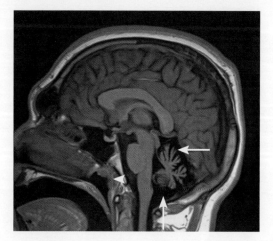

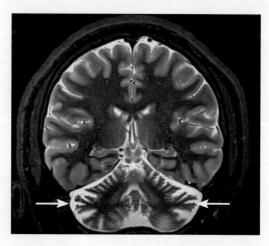

矢状位T₁加权图像显示小脑半球严重萎缩，小脑叶与脑脊液间隙增宽（白色箭号）。注意该年龄段发育不良的腺样体组织（箭头）。

冠状位T₂图像显示小脑体积减少，脑脊液间隙增大（白色箭号）。

答案

1. 毛细血管扩张性共济失调综合征的主要临床特征为进行性小脑性共济失调、眼-黏膜-皮肤毛细血管扩张症和反复窦肺感染（sinopulmonary infection）。

2. 小脑萎缩可以由多种原因引起，从遗传性变性（最常见的是Friedreich共济失调），到高温、自身免疫性副肿瘤过程和癫痫药物对浦肯野细胞的损害。此病例来自毛细血管扩张性共济失调综合征，这被认为是一种神经皮肤病。

3. 毛细血管扩张性共济失调综合征的神经影像学表现包括进行性小脑萎缩（多从小脑蚓起病），以及免疫缺陷引起的咽部淋巴组织发育不良或缺失。中枢神经系统血管瘤和相关出血可见于患有这种疾病的成年人。

4. 毛细血管扩张性共济失调综合征患者对电离辐射的DNA断裂效应更加敏感。影像诊断方式的获益应该仔细考虑。

5. 共济失调通常是毛细血管扩张性共济失调综合征患者的主要症状，当儿童开始行走时，这种症状会变得明显。毛细血管扩张性共济失调综合征患者通常有复发性肺损伤，这是最常见的死亡原因。死亡年龄中位数约为20岁。

要点

- 毛细血管扩张性共济失调综合征（ataxia telangiectasia）是一种常染色体隐性、复杂的多系统疾病，伴有小脑变性、毛细血管扩张畸形、免疫缺陷、肿瘤形成和早衰等症状。
- 临床表现包括小脑性共济失调、眼-黏膜-皮肤毛细血管扩张症和反复支气管肺部感染。
- 共济失调通常是最初的症状，当孩子开始走路时会变得明显。
- 最常见的死亡原因是复发性窦肺感染。
- 由于非电离辐射，MRI是一种可供选择的检查方法。
- 影像学表现包括弥漫性小脑体积减少伴第四脑室代偿性增大、脑白质髓鞘形成不良/脱髓鞘、微量出血或毛细血管扩张，以及腺样体、胸腺和纵隔淋巴组织减少或缺失。

建议阅读

Farina L, Uggetti C, Ottolini A, et al. Ataxia-telangiectasia: MR and CT findings. *J Comput Assist Tomogr*. 1994; 18(5):724-727.

Lin DD, Barker PB, Lederman HM, Crawford TO. Cerebral abnormalities in adults with ataxia-telangiectasia. *AJNR Am J Neuroradiol*. 2014 Jan;35(1):119-123.

Wallis LI, Griffiths PD, Ritchie SJ, Romanowski CA, Darwent G, Wilkinson ID. Proton spectroscopy and imaging at 3T in ataxia-telangiectasia. *AJNR Am J Neuroradiol*. 2007 Jan;28(1):79-83.

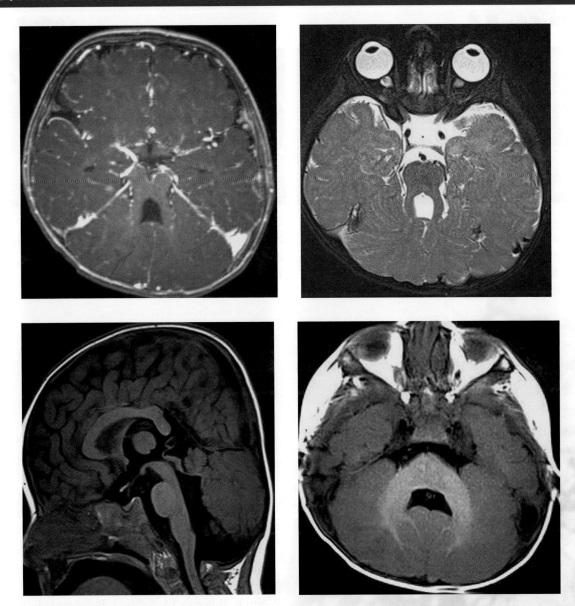

1. 鉴别诊断是什么？

2. 该疾病的典型影像学表现是什么？

3. 该疾病的典型临床表现是什么？

4. 该疾病的亚型有哪些？

5. 该疾病的预后如何？

病例等级/难度： 🍁 🍁　　　　　　　　　　　　　　　　　　**分类：幕下脑内**

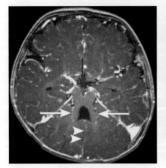 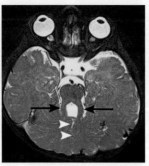 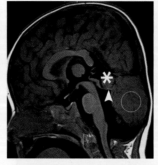 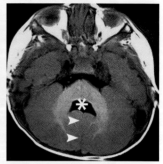

轴位T₁增强扫描显示"磨牙征"，脚间池加深（红色箭号）和小脑上脚（白色箭号）增厚。注意：小脑蚓中线裂隙内的软脑膜血管（箭头）。

T₂轴位图像显示小脑脚增厚（箭号）和中线蚓部裂隙（箭头）。

矢状位T₁图像显示发育不良、上移的小脑蚓（星号）伴第四脑室顶部畸形（箭头）。小脑半球是并列的（圆圈）。

轴位T₁平扫图像显示"蝙蝠翼样"第四脑室（星号）和小脑蚓裂隙（箭头）。

答案

1. 小脑蚓发育不全/裂的鉴别包括Joubert综合征相关性疾病（JSRD）、Dandy-Walker综合征、桥小脑发育不良和异质性损伤引起的小脑蚓萎缩。

2. Joubert综合征（Joubert syndroma，JS）相关性疾病均有必备的"磨牙样"中脑畸形，脚间池加深和小脑上脚抬高增厚。其他发现包括小脑蚓裂和"蝙蝠翼样"第四脑室。

3. 所有的JSRD都有神经系统基本特征，包括肌张力减退、共济失调、发育迟缓、交替的呼吸暂停和呼吸急促、眼球震颤和认知障碍。

4. JSRD包含以前被认为的独立的综合征，如Dekaban-Arima、Coach、High-Loken、Varadi-Papp和Joubert-polyymmicrogyria综合征。然而，最近的分类开始将单纯JS认为包括基本神经学特征和磨牙畸形。相关疾病包括JS伴眼缺陷（视网膜营养不良）、JS伴肾缺陷、JS伴眼肾缺陷、JS伴肝缺陷、JS伴口面指缺陷。

5. 治疗是支持性的，早期死亡的患者多由于没有很好的支持治疗或长时间呼吸暂停发作。在大多数情况下，这些呼吸道异常会自发地导致肾脏和肝脏并发症，这些并发症是导致较大儿童死亡的主要原因。

要点

- Joubert综合征相关性疾病均有"磨牙样"中脑-后脑畸形以及小脑蚓裂。
- 多个基因参与初级纤毛蛋白的编码。
- 眼睛异常、肾脏、肝脏和口面指缺陷与JS的典型神经学表现相关，有助于将JSRD分成不同的亚型。
- 其他神经影像表现包括"蝙蝠翼样"第四脑室、突出的脑脊液间隙、移行异常和髓鞘形成异常。

建议阅读

Poretti A, Huisman TA, Scheer I, Boltshauser E. Joubert syndrome and related disorders: spectrum of neuroimaging findings in 75 patients. *AJNR Am J Neuroradiol*. 2011 Sep;32(8):1459-1463.

Saleem SN, Zaki MS. Role of MR imaging in prenatal diagnosis of pregnancies at risk for Joubert syndrome and related cerebellar disorders. *AJNR Am J Neuroradiol*. 2010 Mar;31(3):424-429.

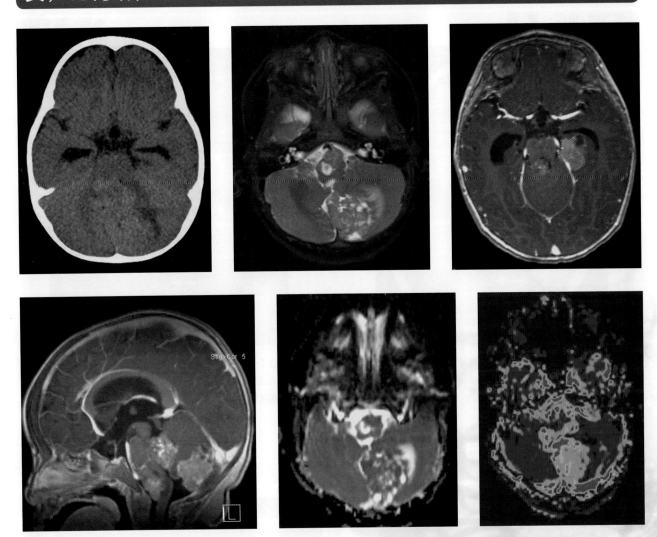

■ 1. 鉴别诊断是什么？

■ 2. 该疾病的典型影像学表现是什么？

■ 3. 该疾病的预后如何？

■ 4. 还有哪些肿瘤有类似的因组织学特征而命名的？

■ 5. 该肿瘤最常发生的部位是哪里？

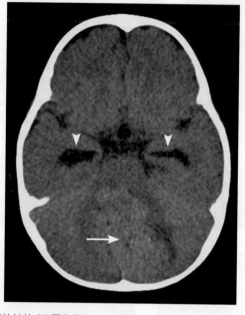

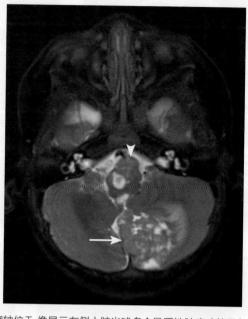

后颅窝的轴位CT图像显示一个高密度肿块（常见于典型的高级别肿瘤）位于第四脑室并延伸至左侧小脑半球（箭号），导致梗阻性脑积水，如扩张的颞角（箭头）所示。

后颅窝轴位T₂像显示左侧小脑半球多个异质性肿瘤（箭号），瘤周有少量T₂高信号，同时延髓前方见一肿块（箭头）。注意：T₂信号降低的肿瘤区域，与高级别恶性肿瘤的细胞增多区域相对应。

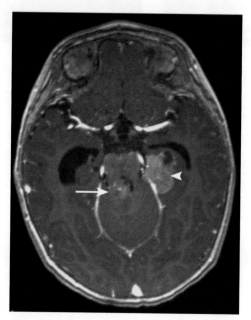

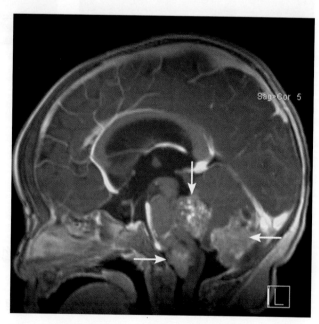

同一患者的轴位T₁增强扫描显示，在第四脑室上方（箭号）有多个不均匀强化的肿瘤，与左侧小脑幕切迹相邻，并累及左侧颞叶（箭头）。

正中矢状位增强扫描显示4个不均匀强化肿块中的3个（箭号）。

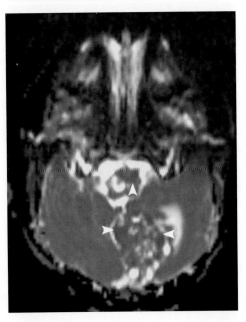

轴位ADC图显示肿块内有扩散减低的区域，可能与高细胞密度（箭头）相对应。

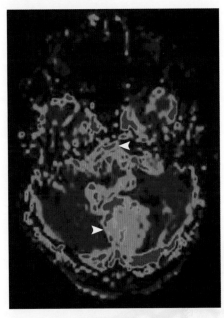

轴位动态磁敏感对比灌注成像的相对脑血容量图显示：肿块（箭头）的CBV增加，支持高级别恶性肿瘤。

答案

1. 肿瘤表现为ADC值降低，T_2信号减低区灌注增加。这些发现支持高级别恶性肿瘤，如非典型畸胎样/横纹肌样肿瘤（atypical teratoid/rhabdoid tumor，AT/RT）、髓母细胞瘤和胶质母细胞瘤（glioblastoma）。

2. 非典型畸胎样/横纹肌样肿瘤通常位于后颅窝偏离中线，这有助于与髓母细胞瘤相鉴别。肿块通常在T_1、T_2及增强扫描上呈不均匀信号，在低T_2信号区提示细胞富集区，同时表现为ADC值降低。在磁共振波谱上，胆碱显著升高是典型高级别肿瘤的标志。

3. 非典型畸胎样/横纹肌样肿瘤预后很差（死亡率>80%），患者年龄在3岁以下，部分原因是缺乏可选择的放疗，放疗可对未成熟的、发育中的大脑产生损害。3岁以上的儿童存活率最高可达70%。

4. 非典型畸胎样/横纹肌样肿瘤的一个特殊组织学特征是横纹肌样细胞，它类似于肾脏的恶性横纹肌样瘤。

5. 50%的非典型畸胎样/横纹肌样肿瘤位于后窝颅，这是该肿瘤最常见的表现，其中40%位于幕上，其余的表现为幕上和幕下均有。15%~20%可呈现出播散性。

要点

- 3岁以下儿童大而不均匀的中枢神经系统肿块，考虑非典型畸胎样/横纹肌样肿瘤。
- 与髓母细胞瘤相比，后颅窝偏中线的肿块更偏向于非典型畸胎样/横纹肌样肿瘤。
- T_1、T_2和增强后均表现为不均匀信号。
- 扩散系数降低的区域，可能是由于细胞增多。
- 动态磁敏感对比灌注成像表现出相对脑血容量增加。

建议阅读

Han L, Qiu Y, Xie C, et al. Atypical teratoid/rhabdoid tumors in adult patients: CT and MR imaging features. *AJNR Am J Neuroradiol.* 2011 Jan;32(1):103-108.

Koral K, Zhang S, Gargan L, et al. Diffusion MRI improves the accuracy of preoperative diagnosis of common pediatric cerebellar tumors among reviewers with different experience levels. *AJNR Am J Neuroradiol.* 2013 Dec;34(12):2360-2365.

Warmuth-Metz M, Bison B, Dannemann-Stern E, Kortmann R, Rutkowski S, Pietsch T. CT and MR imaging in atypical teratoid/rhabdoid tumors of the central nervous system. *Neuroradiology.* 2008 May;50(5):447-452.

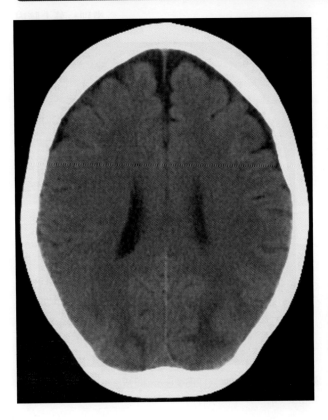 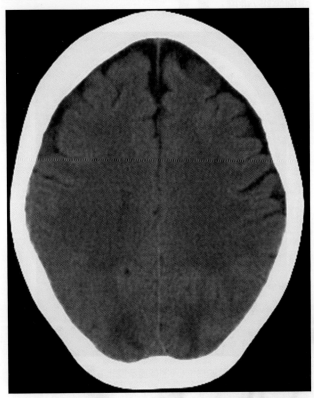

▪ 1. 该病变最常侵犯大脑的哪个部分？

▪ 2. 该疾病的典型影像学表现是什么？

▪ 3. 与该疾病相关的疾病有哪些？

▪ 4. 这种疾病可能的病理生理机制是什么？

▪ 5. 在治疗后，影像学通常会有什么发现？

病例等级/难度：🐾🐾　　　　　　　　　　　　　　　类别：幕上脑内

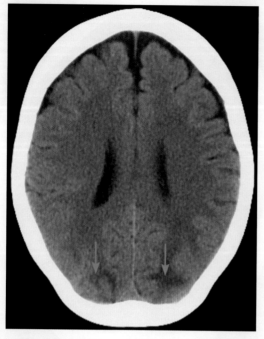

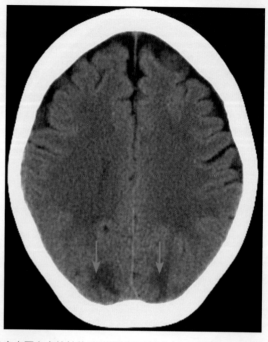

侧脑室体部上方层面的轴位CT图像显示顶叶（箭号）白质内的低密度，注意低密度相对避开灰质区域，并产生血管源性水肿。

侧脑室水平上方的轴位CT图像显示顶叶皮层和皮层下白质内持续低密度（箭号）。

答案

1. 可逆性后部脑病综合征（posterior reversible encephalopathy syndrome，PRES），通常是对称的，可累及大脑的任何部位，它最常累及顶叶和枕叶。

2. PRES典型的表现为双侧对称性血管源性水肿。

3. PRES与下列情况有关：高血压、妊娠毒血症（先兆子痫、子痫）、移植（异基因骨髓移植、实体器官移植）、免疫抑制（环孢素A、他克莫司）、血栓性微血管病（HUS、DIC、TTP）、脓毒症/休克（多器官功能障碍综合征、全身炎症反应综合征）、自身免疫性病（狼疮、硬皮病、韦格纳肉牙肿）、大剂量化疗以及其他各种情况。

4. PRES很可能是继发于大脑自动调节的失败。

5. PRES表现为血管源性水肿，通常会消退，特别是在高血压的情况下。

要点

- PRES是一种短暂性神经毒性状态，最可能继发于自动调节功能失调。
- 双侧对称性分布。
- 血管源性水肿。
- 顶叶和枕叶最常受累。
- 扩散受限不常见，但曾有报道。
- 25%的患者无高血压。
- 病因去除后血管源性水肿通常完全消失。

建议阅读

Bartynski WS. Posterior reversible encephalopathy syndrome, part 1: fundamental imaging and clinical features. *AJNR Am J Neuroradiol*. 2008 Jun;29(6):1036-1042.

Bartynski WS. Posterior reversible encephalopathy syndrome, part 2: controversies surrounding pathophysiology of vasogenic edema. *AJNR Am J Neuroradiol*. 2008 Jun;29(6):1043-1049.

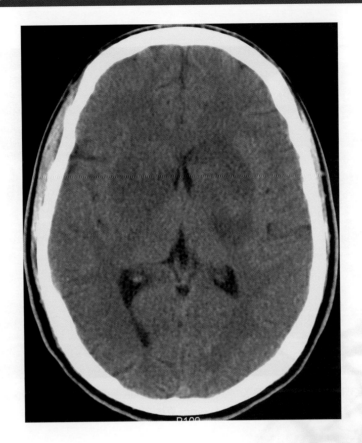

1. 异常之处位于哪里？

2. 还有什么其他的电解质或激素失衡会导致这些症状？

3. 双侧基底节细胞毒性水肿的鉴别诊断有哪些？

4. 造成这种损伤的中毒原因是什么？

5. 什么疾病会引起单侧基底节病变？

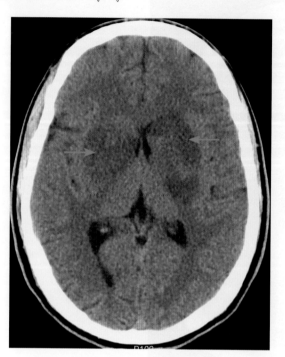

轴位CT显示双侧基底节区呈现低密度（箭号）。

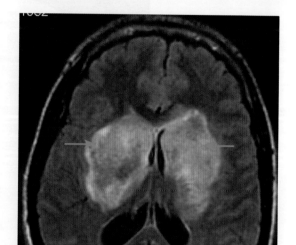

轴位FLAIR图像显示双侧基底节区高信号，累及尾状核、内囊、豆状核和丘脑（箭号）。

答案

1. 异常之处位于双侧基底节内。

2. 基底节容易发生代谢变化，导致电解质失衡。这些症状包括高氨血症、低血糖、高血糖、低钠血症等

3. 双侧基底节细胞毒性水肿的鉴别包括中毒病因［一氧化碳中毒或非法药物使用］、渗透性髓鞘溶解（脑桥外髓鞘溶解症）和缺氧缺血性脑病（hypoxic ischemic encephalopathy，HIE）。克雅氏病（Creutzeldt-Jakob disease，CJD）是一种罕见的双侧基底节弥散减低的感染性疾病。

4. 接触一氧化碳、甲醇、乙二醇、氰化物、海洛因、鸦片类药物和亚甲基二氧基甲基苯丙胺（MDMA或摇头丸）可导致基底节中毒（basal ganglia toxicity）。

5. 单侧基底节区病变可见肿瘤、感染和大脑中动脉梗死。

要点

- 双侧基底节区细胞毒性水肿应考虑中毒性或代谢性病因。

- 基底节由于其高代谢率和血流供应，容易受到微小的血流变化（自动调节）和低氧血症的影响。

- 在年轻患者中考虑非法药物滥用（海洛因、鸦片类药物、摇头丸）。

- 有皮层受累考虑缺氧缺血性损伤。

- 累及脑桥考虑渗透性髓鞘溶解症（osmotic myelinolysis）。

建议阅读

Beltz EE, Mullins ME. Radiological reasoning: hyperintensity of the basal ganglia and cortex on FLAIR and diffusion-weighted imaging. *AJR Am J Roentgenol.* 2010 Sep;195 (3 suppl):S1-S8 (Quiz S9-S11).

Hegde AN, Mohan S, Lath N, Lim CC. Differential diagnosis for bilateral abnormalities of the basal ganglia and thalamus. *Radiographics.* 2011;31(1):5-30.

Saenz RC. The disappearing basal ganglia sign. *Radiology.* 2005 Jan;234(1):242-243.

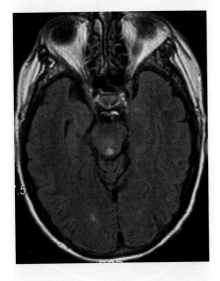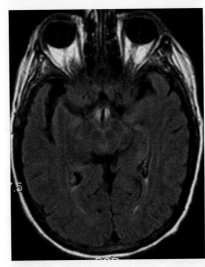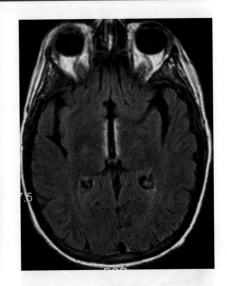

1. 病变位于哪个部位？

2. 该病的经典影像学表现是什么？

3. 鉴别诊断是什么？

4. 该病的典型症状是什么？

5. 该病的治疗方法是什么？

病例等级/难度： 🍂🍂

类别：幕上脑内

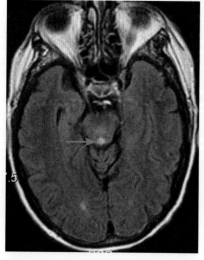

轴位FLAIR图像提示围绕导水管周围灰质的高信号（箭号）。

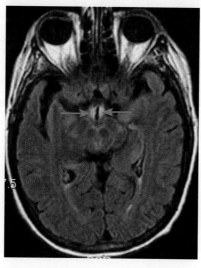

轴位FLAIR图像提示累及下丘脑的高信号（箭号）。

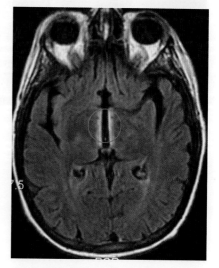

轴位FLAIR图像显示高信号累及第三脑室边缘和内侧丘脑（圆圈）。

答案

1. 病灶位于导水管周围灰质、下丘脑和内侧丘脑。

2. 韦尼克脑病（Wernicke encephalopathy）经典的磁共振表现包括沿第三脑室和导水管周围灰质边缘的对称性的 T_2 高信号。另外常受累的还有内侧丘脑、顶盖和乳头体。

3. 鉴别诊断包括 Wernicke 脑病、Percheron 动脉梗死和渗透性髓鞘溶解。

4. Wernicke 脑病患者表现为意识改变、眼球运动障碍和共济失调。

5. 这是一种医疗急症，因此需补充维生素 B_1（硫胺素）。

要点

- Wernicke 脑病是一种与硫胺素缺乏有关的神经性障碍。
- 患者存在意识改变、眼球运动功能失调、共济失调。
- 诊断的关键是 T_2 高信号累及第三脑室边缘和导水管周围灰质。
- 乳头体强化高度提示 Wernicke 脑病。
- 若累及脑桥，考虑渗透性髓鞘溶解。
- Percheron 动脉梗死累及内侧丘脑和（或）中脑。

建议阅读

Hegde AN, Mohan S, Lath N, Lim CC. Differential diagnosis for bilateral abnormalities of the basal ganglia and thalamus. *Radiographics*. 2011;31(1):5-30.

Zuccoli G, Siddiqui N, Cravo I, Bailey A, Gallucci M, Harper CG. Neuroimaging findings in alcohol-related encephalopathies. *AJR Am J Roentgenol*. 2010 Dec;195(6):1378-1384.

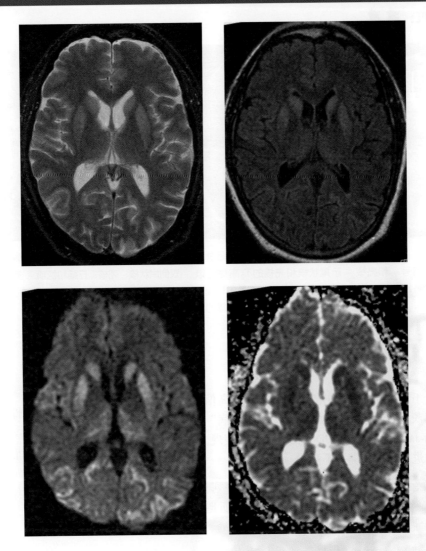

1. 该病的 MRI 典型表现有哪些?

2. 哪个序列对该病最敏感?

3. 哪些发现可以在该病晚期出现?

4. 该病的传播形式是什么?

5. 该病的典型临床症状有哪些?

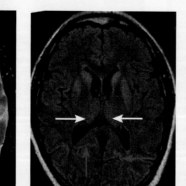

基底节平面轴位T₂图像显示双侧尾状核（白色箭号）和壳核（红色箭号）T₂信号增高。

基底节平面轴位FLAIR图像显示尾状核和壳核的T₂高信号以及内侧丘脑（白色箭号）和枕顶叶皮质（红色箭号）更细微的高信号。

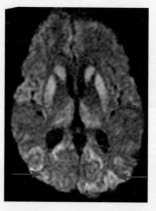

轴位DWI（b=1000）图像显示双侧尾状核、壳核、丘脑和枕顶叶皮质的高信号（红色箭号）。

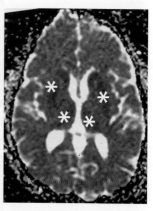

轴位ADC图显示双侧尾状核、壳核、丘脑（星号）和枕叶皮质相应信号减低。

答案

1. 与基底节、丘脑和皮质的弥散受限相关的T₂高信号是克罗伊茨费尔特-雅各布病（简称"克-雅病"）（Creutzfeldt-Jakob disease，CJD）典型的MRI表现。随着疾病的进展，脑萎缩是不变的。

2. DWI是最敏感的提示CJD早期和中期变化的序列。扩散受限持续时间常超过10～14天急性梗死所造成的细胞毒性水肿的天数。

3. 随着CJD的进展，DWI高信号可消失，脑白质T₂高信号进展。脑萎缩总是随着疾病的进展而发生。

4. CJD可通过被感染的牛肉（变异型CJD）以及通过医源性污染的器械传播。

5. 快速进展的痴呆症、肌阵挛性抽搐和无动性缄默症是CJD的临床特征。

要点

- CJD是一种以快速进行性痴呆和运动异常为特征的海绵体性脑病。
- MRI显示双侧或单侧基底节区、丘脑和大脑皮质T₂高信号，不遵循特定的血管分布。
- DWI显示病变早期受累结构的扩散受限，以及持续时间可以大于急性梗死灶预期的10～14天。

建议阅读

Degnan AJ, Levy LM. Inherited forms of Creutzfeldt-Jakob disease. *AJNR Am J Neuroradiol*. 2013 Sep;34(9):1690-1691.

Letourneau-Guillon L, Wada R, Kucharczyk W. Imaging of prion diseases. *J Magn Reson Imaging*. 2012 May;35(5):998-1012.

Ukisu R, Kushihashi T, Kitanosono T, et al. Serial diffusion-weighted MRI of Creutzfeldt-Jakob disease. *AJR Am J Roentgenol*. 2005 Feb;184(2):560-566.

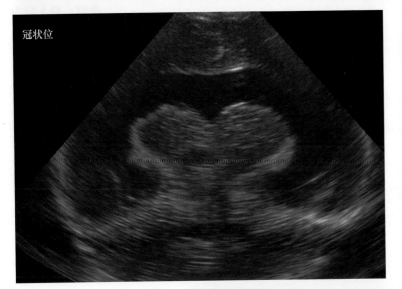

冠状位

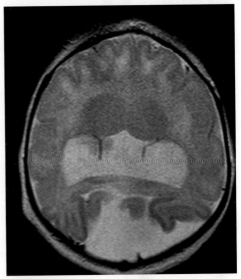

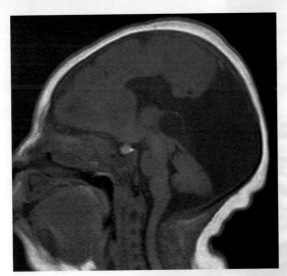

■ 1. 该异常的诊断是什么?

■ 2. 该病的典型影像学表现是什么?

■ 3. 该病的不同形式是什么?

■ 4. 与之相关的中线面部异常有哪些?

■ 5. 在这类疾病中,大脑的血管供应是怎样的?

病例等级/难度： 🐾🐾 **类别：幕上脑内**

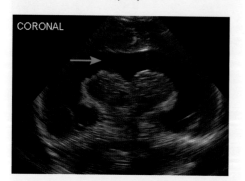

冠状位超声图像显示跨中线的单脑室（绿色箭号）和丘脑融合（蓝色箭号）。透明隔缺如。

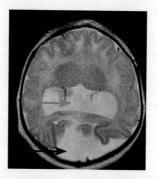

轴位T₂图像显示无叶型前脑无裂畸形的单脑室（绿色箭号）和背侧囊肿（蓝色箭号）。透明隔缺如。

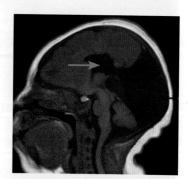

矢状位T₁图像显示无叶型前脑无裂畸形的单脑室（绿色箭号）和背侧囊肿（蓝色箭号）。胼胝体缺如。

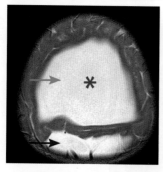

轴位T₂图像显示10个月后看到的单脑室（绿色箭号）和背侧囊肿（蓝色箭号）增大。透明隔膜缺如（红色星号）。

答案

1. 无叶型前脑无裂畸形（alobar holoprosencephaly）表现为跨中线的脑回交叉。前脑中线分裂失败导致全前脑畸形。

2. 跨中线的脑回交叉是无叶型前脑无裂畸形最重要的特征。单脑室、背侧囊肿、下丘脑和基底节融合、半球间裂缺如、大脑镰缺如、透明隔缺如、胼胝体缺如和面部中线异常是典型的先天畸形表现。大脑外侧裂缺如或位于更靠前且靠近中线的位置。

3. 与半叶型前脑无裂畸型（semilobar holoprosencephaly）相比，叶型前脑无裂畸形（lobar holoprosencephaly）显示相对发育良好的额角、额叶、颞角、第三脑室和海马。叶型也显示出几乎正常的外侧裂；基底节和大脑镰可能存在，但发育不全。然而，即使在叶型中也不存在透明隔。临床上，叶型没有无叶型程度严重。中间半球间变异或间脑畸形显示胼胝体体部缺失，后额叶或前顶叶跨中线融合。胼胝体膝部及压部存在。透明隔缺如。大脑镰和半球间裂发育不全，在融合部位局灶性缺失。

4. 中线面部异常见于前脑无裂畸形：上颌前段发育不全、上颌中切牙单牙、眼距减小和独眼。

5. 大脑前动脉和大脑中动脉通常缺失或存在奇大脑前动脉。大脑由直接来自颈内动脉和基底动脉的多个小血管供应。

要点

- 前脑无裂畸形是一种先天性畸形，涉及一系列异常中线融合。
- 无叶型前脑无裂畸形的最佳线索是具有融合额叶的单脑室。
- 严重脑积水将显示皮质变薄。
- 伴有中线面部异常。

建议阅读

Vaz SS, Chodirker B, Prasad C, Seabrook JA, Chudley AE, Prasad AN. Risk factors for nonsyndromic holoprosencephaly: a Manitoba case-control study. *Am J Med Genet A*. 2012 Apr;158A(4):751-758.

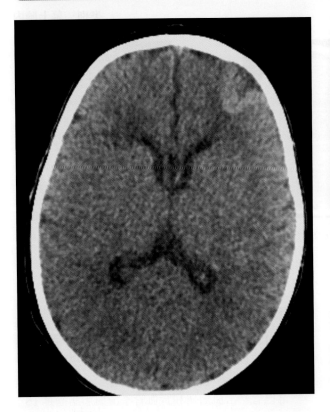
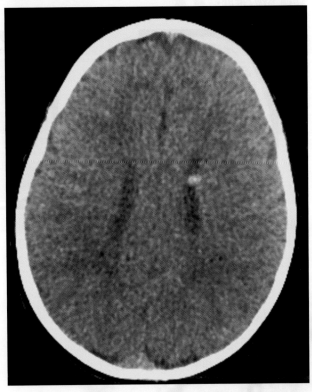

- 1. 异常在哪里？

- 2. 该疾病的经典临床三联征是什么？

- 3. 在该疾病除中枢神经系统之外还有哪些其他发现？

- 4. 该疾病经典的中枢神经系统影像学表现是什么？

- 5. 该疾病的主要特点是什么？

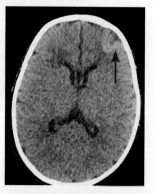

轴位CT图像显示高密度皮层/皮层下结节（蓝色箭号），无血管源性水肿。

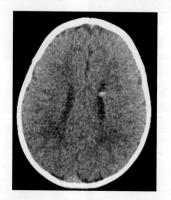

轴位CT图像显示室管膜下钙化结节（绿色箭号）。

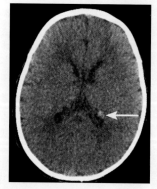

轴位CT图像显示室管膜下钙化结节（箭号），见于结节性硬化症。

答案

1. 病变位于左侧额叶和左侧侧脑室周围白质内。

2. 结节性硬化症的典型临床三联征是面部血管纤维瘤、智力低下和婴儿痉挛。大多数患者在2岁时被确诊。

3. 肾血管平滑肌脂肪瘤可通过超声监测，因为可以迅速增大。当它们的大小超过4 cm时，破裂和危及生命的出血的发生率会更高。血管平滑肌脂肪瘤在超声上表现为有回声，在CT上表现为低密度，这是由于病变中的脂肪成分。MRI利用脂肪饱和序列显示病变内存在脂肪。

   淋巴管平滑肌瘤病表现为肺部多发囊性病变，壁非常薄。它们在肺实质内呈均匀分布。灰叶斑是皮肤中的脱色素痣。

4. 经典的影像学发现包括皮层结节和钙化的室管膜下结节。皮层结节在T₂加权图像上信号多变，取决于钙化成分。室管膜下结节通常钙化，在CT上很容易检测到钙化。

5. 结节性硬化症的确诊需要至少两个主要特征或一个主要特征加两个次要特征。主要疾病包括面部血管纤维瘤或前额斑块、指甲或甲周纤维瘤、三个以上的低黑色素斑、鲨革斑、视网膜结节错构瘤、皮层结节、室管膜下结节、室管膜下巨细胞瘤、心脏横纹肌瘤、淋巴管平滑肌瘤、肾血管平滑肌脂肪瘤。

要点

- 结节性硬化症（tuberous sclerosis，TS）是一种神经皮肤综合征，具有常染色体显性遗传（基因*9q34*或*16p13*）。

- 淋巴管平滑肌瘤病和肾血管平滑肌脂肪瘤是TS的主要特征，但单独其中任何一种都不能确诊本病。

- 室管膜下结节在存活一年后钙化，在CT扫描中容易显示。

- 新生儿超声中的室管膜下结节表现为回声区，类似于室管膜下出血或室管膜下异位。

- 无髓鞘化脑中的室管膜下结节在T₁上呈高信号，在T₂上呈低信号，而在有髓鞘化脑中则呈等信号。

- FLAIR是显示皮层结节的敏感序列。

- 如果存在视网膜错构瘤，会在最初几个月出现，并且通常是多发的和双侧的。

建议阅读

Roach ES, Gomez MR, Northrup H. Tuberous sclerosis complex consensus conference: revised clinical diagnostic criteria. *J Child Neurol*. 1998 Dec;13(12): 624-628.

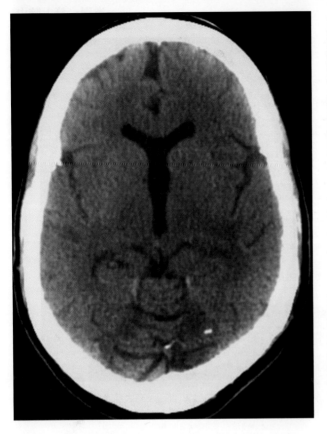 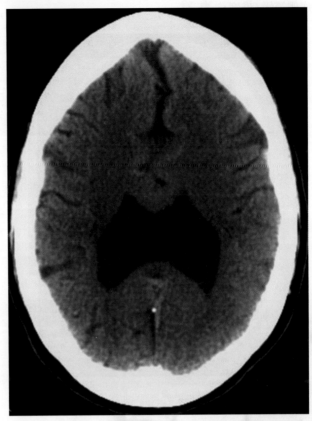

1. 异常在哪里？

2. 有哪些经典的影像学发现？

3. 可能的遗传原因是什么？

4. 该病的病因是什么？

5. 患有这种畸形的患者有哪些可能的临床表现？

病例等级/难度： 🌰 🌰　　　　　　　　　　　　　　　　　**类别：幕上脑内**

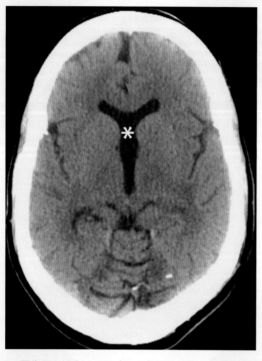

轴位CT图像显示没有透明隔（星号）的单脑室。注意胼胝体的膝部存在（箭号）。

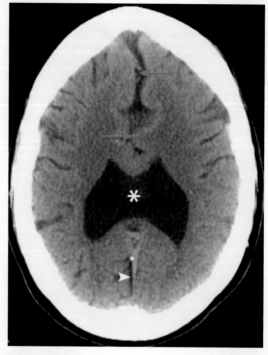

轴位图像显示单脑室（星号），前部没有大脑镰，大脑半球间裂交错（箭号）。大脑镰后部存在（箭头）。

答案

1. 前脑无裂畸形（holoprosencephaly）包括中线结构分离或发育缺乏。通常在整个疾病谱中都可以看到透明隔缺失和单脑室。

2. 透明隔缺如、单脑室、胼胝体部分发育不全和额叶发育不全是叶型前脑无裂畸形中典型表现，这是最轻的形式。

3. 25%～50%的前脑无裂畸形涉及细胞基因学异常，包括13号或9号三体，或涉及1、2、3、7、11或18号染色体的缺失。

4. 这种先天性畸形是由于胚胎前脑或前脑未分离所致。

5. 这类患者可能是正常的，也可能有癫痫发作、下丘脑/垂体功能障碍、发育迟缓、智力低下以及中枢核融合引起的肌张力障碍和肌张力减退。表型表现因脑畸形的数量而异。治疗通常是支持性的。

要点

- 在半叶型前脑无裂畸形中，前脑部分分离，中线结构部分形成。
- 最轻微的前脑无裂畸形。
- 透明隔缺失伴单脑室。
- 胼胝体部分发育不全，压部常存在。
- 至少存在大脑镰后部和半球间裂。
- +/-中线结构的部分融合和背侧囊肿的存在。
- 面部异常通常不如无叶型前脑无裂畸形严重。

建议阅读

Cayea PD, Balcar I, Alberti O, Jones TB. Prenatal diagnosis of semilobar holoprosencephaly. *AJR Am J Roentgenol*. 1984 Feb;142(2):401-402.

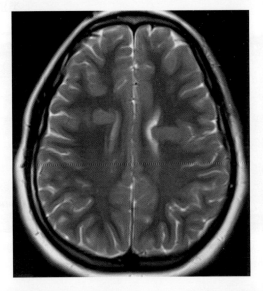
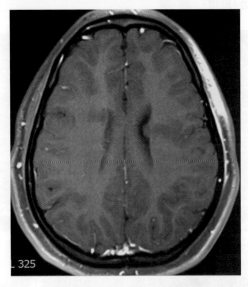
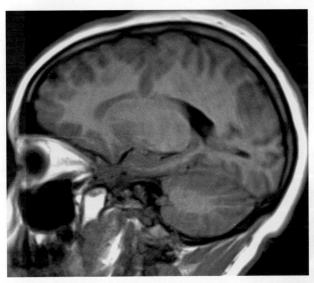
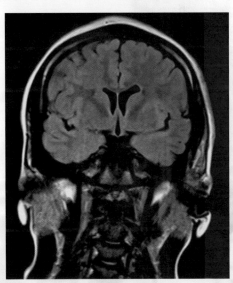

1. 该病最常累及脑的哪个部位?

2. 该病经典的影像学表现是什么?

3. 与该病相关的畸形有哪些?

4. 该病的病因是什么?

5. 该病如何治疗?

病例等级/难度： 🐾🐾

类别：幕上脑内

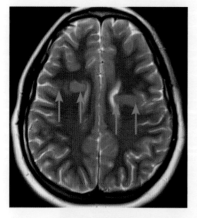

轴位T₂图像显示线性裂隙，内衬等信号灰质，从皮层延伸到侧脑室，呈乳头状外翻（箭号）。裂隙内无脑脊液，符合"闭唇"型脑裂畸形。

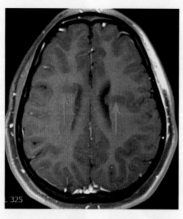

轴位T₁增强图像显示从皮层表面向双侧侧脑室延伸的无增强、与灰质等信号线状裂隙（箭号）。

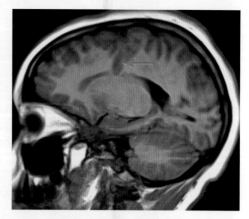

矢状T₁平扫图像显示灰质线状裂隙延伸穿过右额叶（箭号）。

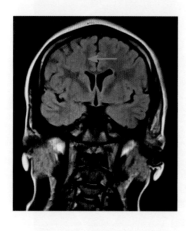

冠状FLAIR图像显示右额叶裂面（箭号），与灰质等信号。

答案

1. 脑裂畸形可以发生在任何部位，但更常见于旁外侧裂区的额叶或顶叶。

2. 经典的影像学表现是异常的内衬灰质，且从皮层软脑膜表面延伸到脑室室管膜表面的裂隙。

3. 相关的畸形包括视隔发育不良-透明隔缺失和视神经发育不全、灰质异位、巨脑回、多小脑回和无脑回畸形。

4. 该病变被认为继发于子宫内损伤，常见感染，或血管与遗传异常。

5. 给予支持治疗以控制癫痫发作和脑积水。

要点

- 脑裂畸形（schizencephaly）是一种内衬灰质，且经由皮质软脑膜到室管膜的异常裂隙。
- 在开唇型脑裂畸形（open-lip schizencephaly）中，可见内衬灰质的显著脑脊液裂隙。
- 闭唇型脑裂畸形（closed-lip schizencephaly）在近灰质之间没有可见的脑脊液裂隙，并且在进入侧脑室通路上常有一个凹陷或缺损。
- 继发于子宫内损伤，常见感染，或血管与遗传异常。
- 高达50%是双侧的，最常见的部位是外侧裂旁。
- 患者可能出现癫痫发作、发育迟缓和运动缺陷。
- 最佳检查是多平面MRI。

建议阅读

Oh KY, Kennedy AM, Frias AE, Byrne JL. Fetal schizencephaly: pre- and postnatal imaging with a review of the clinical manifestations. *Radiographics*. 2010 Oct;25(3):647-657.

Patel AC, Cohen HL, Hotson GC. US case of the day. Open-lip schizencephaly with an area of heterotopic gray matter and associated absence of the septa pellucida. *Radiographics*. 2002 Oct;17(1):236-239.

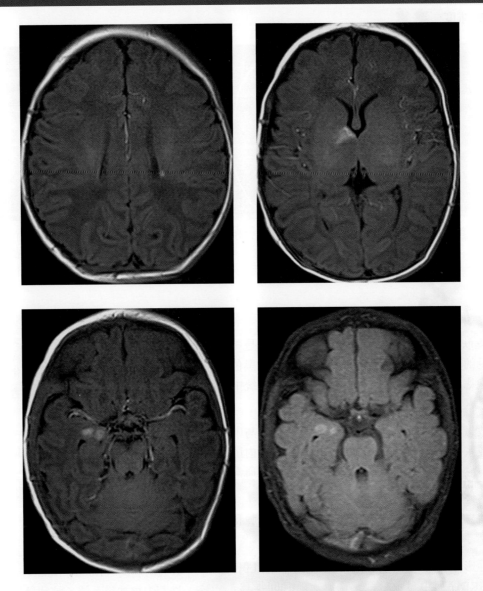

1. 该病诊断标准是什么？

2. 该病典型的临床表现是什么？

3. 鉴别诊断是什么？

4. 该病有哪些特征性的放射学特点？

5. 该病是否推荐影像随访？

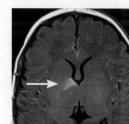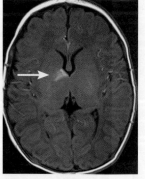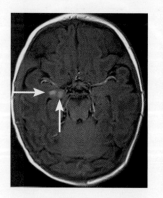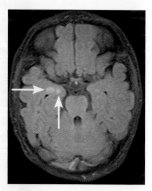

轴位T₁平扫图像显示左侧脑室周围白质T₁高信号灶（白色箭号）。	轴位T₁平扫图像显示右侧丘脑尾侧沟呈楔形T₁高信号（白色箭号）。	轴位T₁平扫图像显示右侧内侧颞叶/杏仁核（白色箭号）两处T₁高信号灶。	轴位T₂ FLAIR图像显示右侧内侧颞叶/杏仁核（白色箭号）有两个T₂ FLAIR高信号灶。

答案

1. 神经皮肤黑变病（neurocutaneous melanosis）是一种罕见的非遗传性疾病，其特征是皮肤先天性黑色素细胞痣（巨大或多个小病变）和中枢神经系统中的黑色素细胞沉积。

2. 大多数患者无症状。有症状的患者年龄较小，与中枢神经系统中的黑色素细胞沉积有关，导致颅内压升高，继发于脑脊液循环不良。有症状的患者通常预后极差。

3. T₁高信号病变的鉴别诊断包括脂肪瘤、皮样囊肿和出血。

4. 特征性影像表现是T₁高信号，因黑色素细胞沉积，SWI/GRE序列中显示磁敏感伪影。随时间推移，脑实质病变稳定；少数案例报告病变消退。软脑膜黑色素病可以随着病变进展为黑色素瘤而显示强化。

5. 神经皮肤黑变病患者需要随访以评估恶性转化为黑色素瘤。在一项研究中，超过一半的患者出现了这种情况。

要点

- 罕见的遗传病，100多个病例报告。
- 皮肤中有巨大或多发的黑色素细胞痣，伴有中枢神经系统的实质和（或）软脑膜黑变病。
- 大多数患者没有症状。
- 症状与继发于软脑膜黑变病导致的脑脊液流动受损所致的颅内压升高有关。
- 有症状的患者预后极差。
- 5%～15%的巨大皮肤痣可发生恶性转化。
- 超过一半的神经皮肤黑病患者患有软脑膜恶性黑色素瘤。
- 没有明确的治疗方法。
- 特征性影像学发现包括T₁高信号病变伴有无增强的脑实质病变。
- 脑实质病变通常位于杏仁核、小脑、脑干、额叶下部和丘脑。
- 软脑膜黑变病通常是弥漫的，并且强化。
- GRE/SWI显示"开花"伪影。
- 10%的病例与Dandy-Walker畸形有关。
- 推荐中枢神经系统（脑和脊柱）的MRI成像和皮肤恶变筛查。

建议阅读

Demirci A, Kawamura Y, Sze G, Duncan C. MR of parenchymal neurocutaneous melanosis. *AJNR Am J Neuroradiol*. 1995 Mar;16(3):603-606.

Ginat DT, Meyers SP. Intracranial lesions with high signal intensity on T₁-weighted MR images: differential diagnosis. *Radiographics*. 2012;32(2):499-516.

Smith AB, Rushing EJ, Smirniotopoulos JG. Pigmented lesions of the central nervous system: radiologic-pathologic correlation. *Radiographics*. 2009;29(5): 1503-1524.

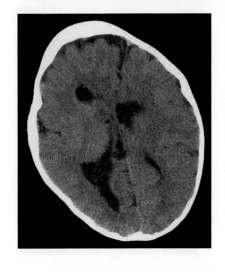 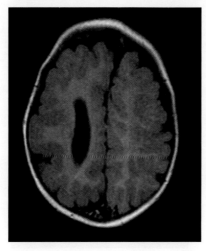 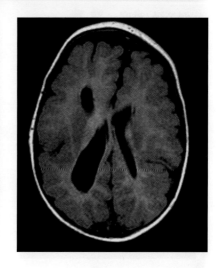

- **1.** 鉴别诊断是什么？

- **2.** 受累大脑半球的典型影像学表现是什么？

- **3.** 该病典型的临床表现是什么？

- **4.** 这一发现与哪些常见的综合征相关？

- **5.** 该病的治疗方法是什么？

病例等级/难度： 🌰🌰   类别：幕上脑内

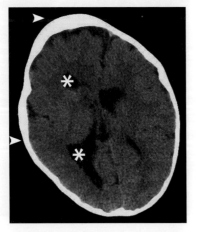 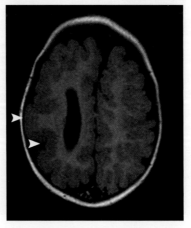 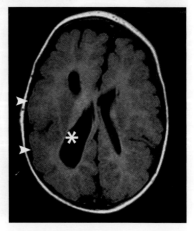

轴位平扫CT图像显示右侧大脑半球增大，右侧侧脑室增大（白色星号）和右侧颅骨增厚（白色箭头）。

轴位FLAIR图像显示右侧大脑半球增大与巨脑回（白色箭头）相关。

轴位FLAIR图像显示右侧大脑半球半侧增大并伴有巨脑回（白色箭头）。还注意到右侧侧脑室扩大（白色星号）。

答案

1. 半巨脑症（homimegalencephaly）的鉴别诊断包括使半球扩大的疾病（脑胶质瘤病），或使正常半球显得较大的偏侧萎缩性疾病（Rasmussen脑炎、Dyke-Davido-Masson综合征、Sturge-Weber综合征）。

2. 受累半球通常表现为侧脑室增大、脑沟浅、脑回增大、颅盖骨增厚、白质胶质增生、发育性静脉异常、皮质畸形和灰质异位，以及大脑镰后部对侧移位。

3. 大多数（90%）患者表现为局部或全身性癫痫发作。发育迟缓、偏瘫和偏盲通常也很明显。

4. 与半巨脑症相关的综合征（47%）包括Klippel-Trenaunay综合征、Proteus综合征、表皮痣综合征和伊藤黑色素减少症（hypomelanosis of Ito）。

5. 大脑半球切除术可能有助于控制顽固性癫痫发作；抗惊厥治疗通常对半巨脑症有效。

要点

- 罕见的先天性皮质畸形伴不明病因的大脑半球错构瘤过度生长。
- 受影响的半球可能有局灶或弥漫皮质畸形和迁移异常。
- 典型的临床表现是婴儿痉挛、发育迟缓、偏瘫和偏盲。
- 可能是单独发病或与综合征相关（47%）。
- 诊断线索是脑实质体积和同侧脑室体积增加，以及相关的迁移异常。
- 治疗的目标是控制癫痫。

建议阅读

Abdel Razek AA, Kandell AY, Elsorogy LG, Elmongy A, Basett AA. Disorders of cortical formation: MR imaging features. *AJNR Am J Neuroradiol*. 2009 Jan;30(1):4-11.

Broumandi DD, Hayward UM, Benzian JM, Gonzalez I, Nelson MD. Best cases from the AFIP: hemimegalencephaly. *Radiographics*. 2004 Aug;24(3):843-848.

Sato N, Yagishita A, Oba H, et al. Hemimegalencephaly: a study of abnormalities occurring outside the involved hemisphere. *AJNR Am J Neuroradiol*. 2007 Apr;28(4):678-682.

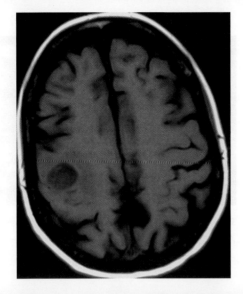
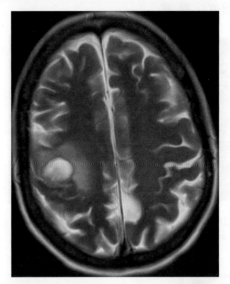
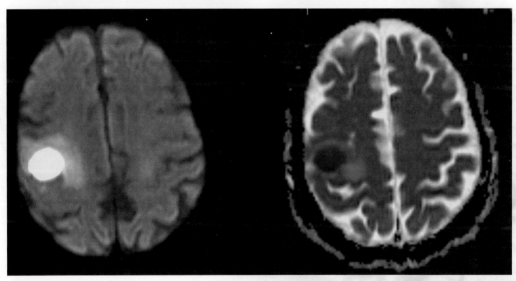

1. 异常部位在哪里？

2. 该疾病最常见的症状是什么？

3. 鉴别诊断是什么？

4. 什么病因会导致这个病变？

5. 该疾病的治疗方法是什么？

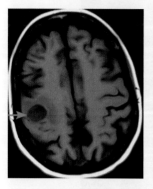 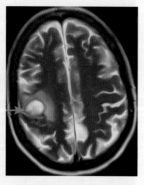 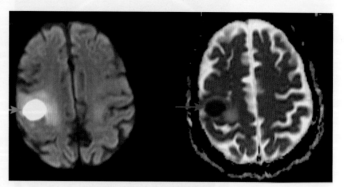

轴位T₁图像显示右额叶圆形病变，病变中央呈低到中等信号（箭号）。

轴位T₂图像显示圆形T₂高信号病变，伴T₂低信号环，周围T₂高信号代表水肿（箭号）。

轴位DWI和ADC显示病变中央DWI高信号（绿色箭号）和相应的ADC减低（红色箭号），代表"扩散受限"。

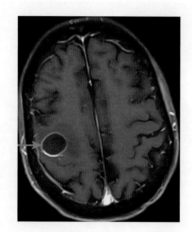

轴位T₁增强图像显示环形增强（箭号）。

要点

- 最常见的病原体是葡萄球菌和链球菌。
- 脓肿（abscess）边缘呈T₂低信号环。
- 大多数脓肿是单发的。
- 沿灰质侧强化环较厚，而白质侧较薄。
- 多发环状强化病灶，考虑转移。
- 典型胶质母细胞瘤没有光滑的环形强化。
- 弓形虫脓肿（toxoplasmosis abscess）通常不会扩散受限。

建议阅读

Chong-Han CH, Cortez SC, Tung GA. Diffusion-weighted MRI of cerebral toxoplasma abscess. *AJR Am J Roentgenol*. 2003 Dec;181(6):1711-1714.

Smirniotopoulos JG, Murphy FM, Rushing EJ, Rees JH, Schroeder JW. Patterns of contrast enhancement in the brain and meninges. *Radiographics*. 2007;27(2):525-551.

答案

1. 异常位于额叶后部，累及中央前回。

2. 最常见的症状包括头痛（＞90%）和发热（50%）。

3. 鉴别诊断包括转移、脓肿和胶质母细胞瘤。

4. 该病变可能继发于外伤、免疫功能低下状态、鼻窦/耳部感染、术后和败血症。

5. 治疗为抗生素治疗。当病变较大（＞3 cm）时，可能需要手术引流。

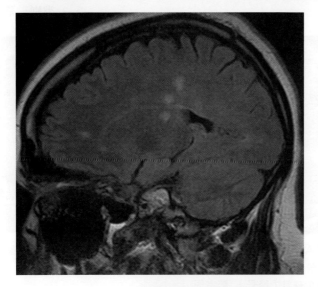
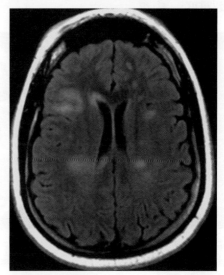

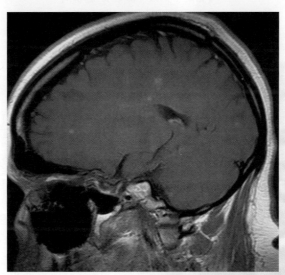

1. 异常部位在哪里？

2. 该病的典型影像学表现是什么？

3. 对于该病所有年龄段最敏感的 MR 序列是什么？

4. 该疾病会影响哪些解剖结构？

5. 该疾病的治疗方法是什么？

病例等级/难度：🏵🏵   类别：幕上脑内

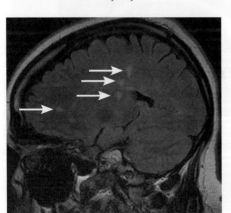 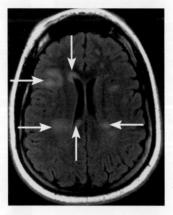 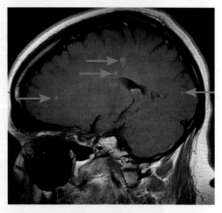

矢状FLAIR图像显示脑室周围多个高信号病变（箭号），其中一些接近胼-隔边缘。

轴位FLAIR图像显示脑室周围多个高信号病变，胼胝体前后部可见两个病灶（箭号）。脑室周围病变垂直于脑室，称为"道森（Dawson）手指征"。

矢状T₁对比增强图像显示脑室周围病变强化（箭号），表明活动性脱髓鞘。

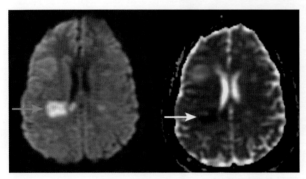

轴位DWI和ADC显示右侧脑室周围病变扩散受限（绿色箭号）。注意ADC图像上的低信号（白色箭号）。这表明早期急性脱髓鞘。

答案

1. 异常位于脑白质内。

2. 在MRI上，信号多变，通常在白质内，呈T₁低信号、T₂高信号。垂直于侧脑室长轴方向的特征性病变称为"Dawson手指征"，是多发性硬化的典型表现。

3. FLAIR是检测所有年龄段脱髓鞘病变的最敏感的标准MRI序列。

4. 多发性硬化（multiple sclerosis，MS）是一种脱髓鞘疾病，可累及大脑（主要是白质）、脊髓和颅神经。

5. 治疗MS包括皮质类固醇和其他免疫抑制剂。

要点

- 高场强（3T）MRI对检测脱髓鞘斑块更敏感。
- 大的MS病变可能与肿瘤相似；关键是"不完全"环状增强（马蹄形外观）。
- 视神经炎中应用脂肪饱和序列。
- 大约一半的视神经炎患者会发展为MS。
- 80%～90%的MS患者有CSF寡克隆带。
- 对于有发热前驱症状的年轻患者，考虑Marburg变异，表现为急性、暴发性脱髓鞘肿块。
- 只有视神经和脊髓受累时考虑视神经脊髓炎（neuromyelitis optical，NMO）（Devic病）。
- 胼胝体和深部灰质核团受累考虑Susac综合征（Susac syndrome，SS）。

建议阅读

Eisele P, Szabo K, Griebe M, et al. Reduced diffusion in a subset of acute MS lesions: a serial multiparametric MRI study. *AJNR Am J Neuroradiol.* 2012 Aug;33(7): 1369-1373.

Filippi M, Rocca MA. MR imaging of multiple sclerosis. *Radiology.* 2011 Jun;259(3):659-681.

Given CA, Stevens BS, Lee C. The MRI appearance of tumefactive demyelinating lesions. *AJR Am J Roentgenol.* 2004 Jan;182(1):195-199.

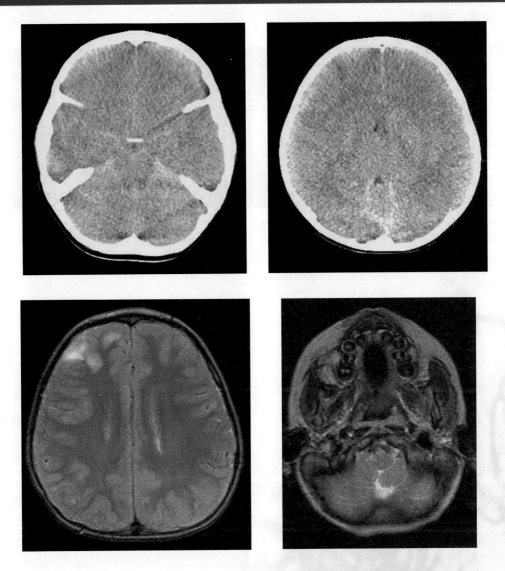

1. 该病的预后如何？

2. 在该病的特定MRI序列中可以看到什么？

3. 鉴别诊断是什么？

4. 病毒性脑炎可以看到哪些MRI结果？

5. 散发性病毒性脑炎最常见的病原体是什么？

病例等级/难度： 🌑🌑　　　　　　　　　　　　　　　　　　　　　　　　类别：幕上脑内

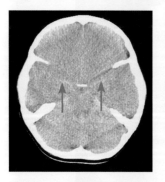

轴位CT（中脑水平）图像显示基底池消失和脑肿胀。显示"假蛛网膜下腔"征（红色箭号）。

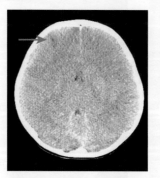

轴位CT（基底节水平）图像显示弥漫脑肿胀伴脑沟和脑室消失，该患者患有La Crosse病毒性脑炎。在右额叶可见更严重水肿所致的局灶性低密度影（红色箭号）。

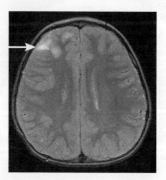

轴位T₂（基底节上水平）图像显示弥漫脑灰质肿胀，脑沟消失，以及右额叶局灶脑水肿（白色箭号），该患者患有La Crosse病毒性脑炎。

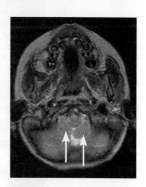

轴位T₂（颅底）图像显示弥漫性脑水肿引起的小脑扁桃体疝（白色箭号）。

答案

1. 尽管依赖于特定的病原体，但总体而言，病毒性脑炎的发病率和死亡率都很高，尤其是在没有治疗的情况下。

2. 病毒性脑炎（viral encephalitis）典型表现因炎症肿胀而出现T_2高信号，并伴有扩散受限。可以看到强化，但不是诊断的必要条件。大多数病毒性脑炎出血并不常见。

3. 对于弥漫性脑肿胀，应考虑缺血、创伤性脑损伤和病毒性脑炎。癫痫持续状态也可以显示弥漫性肿胀。临床病史有助于鉴别这些病例。

4. 尽管倾向于灰质（包括基底神经节）弥漫性炎症，但白质病变和脑干受累可能是某些特定病原体的特征。环形强化病变在病毒性脑炎中并不常见。

5. 疱疹病毒，特别是Ⅰ型单纯疱疹病毒，是散发性病毒性脑炎最常见的病因，未治疗的死亡率为70%。

要点

- 病毒性脑炎具有很高的发病率和死亡率，尤其是特定年龄组，这取决于特定的病原体。
- 疱疹是散发性病毒性脑炎的最常见原因。
- MRI通常显示灰质受累倾向，但白质受累通常与特定病原体有关。
- 弥漫性炎症、边界不清的T_2高信号和扩散受限区＋/－强化是典型表现。
- 小脑受累可以单独发病或合并其他部位受累。
- 使用有效的抗病毒药物进行快速诊断和治疗可以显著改善疗效。

建议阅读

Gupta RK, Soni N, Kumar S, Khandelwal N. Imaging of central nervous system viral diseases. *J Magn Reson Imaging*. 2012 Mar;35(3):477-491.

Kirolğu Y, Calli C, Yunten N, et al. Diffusion-weighted MR imaging of viral encephalitis. *Neuroradiology*. 2006 Dec;48(12):875-880.

Parmar H, Ibrahim M. Pediatric intracranial infections. *Neuroimaging Clin N Am*. 2012 Nov;22(4):707-725.

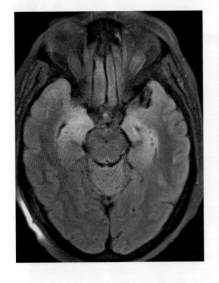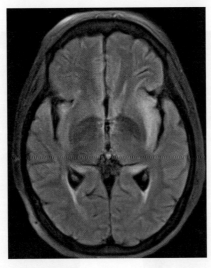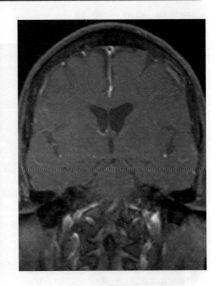

◾ 1. 这些MRI结果有何鉴别诊断？

◾ 2. 该病常累及的解剖结构是什么？

◾ 3. 该病的病理生理机制是什么？

◾ 4. 该病的治疗方法是什么？

◾ 5. 与该病病理生理相似的其他相关症状有哪些？

病例等级/难度：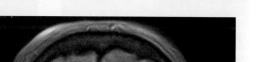　　　　　　　　　　　　　类别：幕上脑内

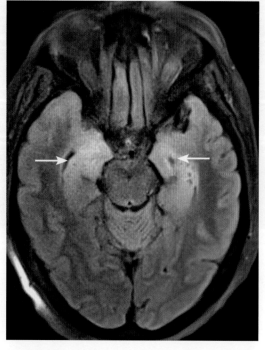

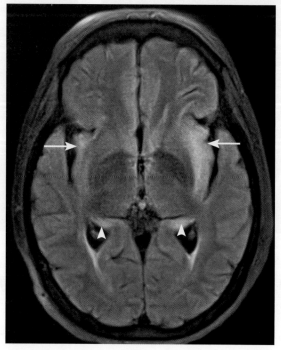

轴位FLAIR图像显示双侧内侧颞叶肿胀和T₂高信号（白色箭号）。

轴位FLAIR图像显示双侧岛叶皮质（白色箭号）和海马尾部（箭头）受累。该患者最终被诊断出患有小细胞肺癌。

答案

1. 双侧内侧颞叶肿胀的鉴别诊断包括边缘叶脑炎、疱疹性脑炎和癫痫持续状态。临床病史有助于区分这些病变。如果不能排除疱疹性脑炎，则必须考虑使用阿昔洛韦进行快速治疗。

2. 边缘性脑炎影响内侧颞叶、岛叶皮质和下额叶。

3. 副肿瘤综合征被认为是由自身抗体或细胞毒性T细胞活性免疫介导形成。在大多数与小细胞肺癌相关的边缘叶脑炎病例中发现了抗Hu抗体。

4. 边缘叶脑炎是一种由自身免疫因素引起的副肿瘤综合征。用免疫调节剂和抑制剂，如皮质类固醇以及血浆置换术治疗，已显示出一些益处；然而，临床试验尚未完成。随着原发性肿瘤的治疗，副肿瘤综合征的症状通常会改善。

5. Lambert-Eaton和斜视眼阵挛-肌阵挛均为副肿瘤性综合征。

要点

- 边缘叶脑炎是最常见的累及中枢神经系统的副肿瘤综合征（paraneoplastic syndrome）。
- 小细胞肺癌通常与边缘叶脑炎有关，尽管其他肿瘤也可能导致。
- 临床表现通常包括亚急性出现的数周至数月内进行性的认知下降。
- MRI表现为双侧内侧颞叶、岛叶皮质和下额叶受累，典型表现为T₂高信号和脑肿胀。
- 可见斑片状增强和扩散受限，但是表现不一。

建议阅读

Demaerel P, Van Dessel W, Van Paesschen W, Vandenberghe R, Van Laere K, Linn J. Autoimmune-mediated encephalitis. *Neuroradiology*. 2011 Nov;53(11):837-851.

Urbach H, Soeder BM, Jeub M, Klockgether T, Meyer B, Bien CG. Serial MRI of limbic encephalitis. *Neuroradiology*. 2006 Jun;48(6):380-386.

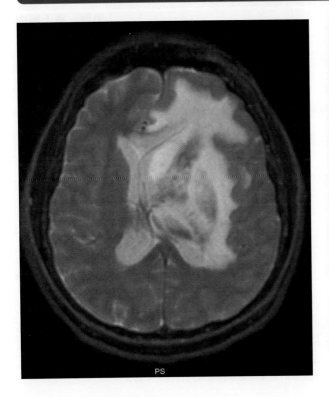
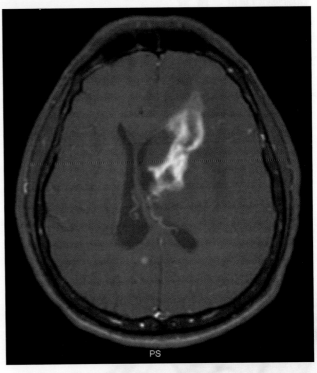

1. 异常在哪里？

2. 该疾病的经典影像学表现是什么？

3. 鉴别诊断是什么？

4. 典型的临床表现是什么？

5. 该疾病的治疗方法是什么？

病例等级/难度： 🌑🌑

类别：幕上脑内

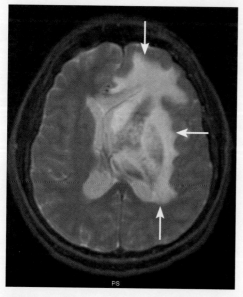

轴位T₂图像显示以左基底节为中心的广泛血管源性水肿，并延伸至大脑半球白质（箭号）。血管源性水肿导致从左到右的大脑镰下疝。注意左侧侧脑室受压。

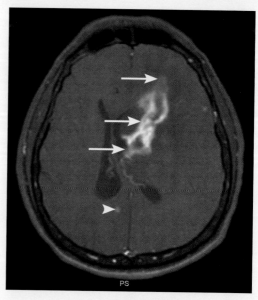

轴位T₁增强图像显示左侧脑室周围基底节区和白质内的不规则周围增强病灶，延伸至室管膜下表面及左额叶的皮质下白质（箭号）。右侧枕叶后部可见软脑膜局灶性强化（箭头）。

答案

1. 异常位于左侧脑室周围区域，累及左侧基底节的上方。弓形体病最常累及基底节。

2. 在CT图像上，病变通常是低密度的。在MRI上，病变呈T₁低信号，相应部位T₂呈高或混杂信号。注射对比剂后，病灶呈边缘或环状强化。

3. 鉴别诊断包括弓形虫脑炎（脑弓形体病）、淋巴瘤和胶质瘤。

4. 弓形体病继发于弓形虫感染，弓形虫是一种细胞内原生动物。最常见的症状是头痛。其他常见症状包括发热、精神状态改变、癫痫发作、感觉障碍、运动无力和言语障碍。

5. 本病治疗是用乙胺嘧啶和磺胺嘧啶进行药物治疗。治疗持续时间为6周，乙胺嘧啶需要服用叶酸以防止毒性。

要点

- 弓形体病（toxoplasmosis）继发于弓形虫感染，弓形虫是一种细胞内原生动物。
- 它可能通过未煮熟的猪肉、受污染的蔬菜或猫粪传染给人类。
- 艾滋病患者基底节环状增强病变最有可能的感染是弓形体病。
- "靶"征-环状增强内中央结节状强化，提示弓形虫感染。
- 在HIV/AIDS中，孤立性肿块更可能是淋巴瘤。
- AIDS患者皮层下白质的非增强病变需考虑PML或HIV脑病。
- 免疫功能低下患者基底脑膜强化需考虑结核病。
- 对于铊，淋巴瘤显示浓聚，但弓形虫不是。

建议阅读

Hegde AN, Mohan S, Lath N, Lim CC. Differential diagnosis for bilateral abnormalities of the basal ganglia and thalamus. *Radiographics*. 2011;31(1): 5-30.

Lee GT, Antelo F, Mlikotic AA. Best cases from the AFIP: cerebral toxoplasmosis. *Radiographics*. 2009;29(4): 1200-1205.

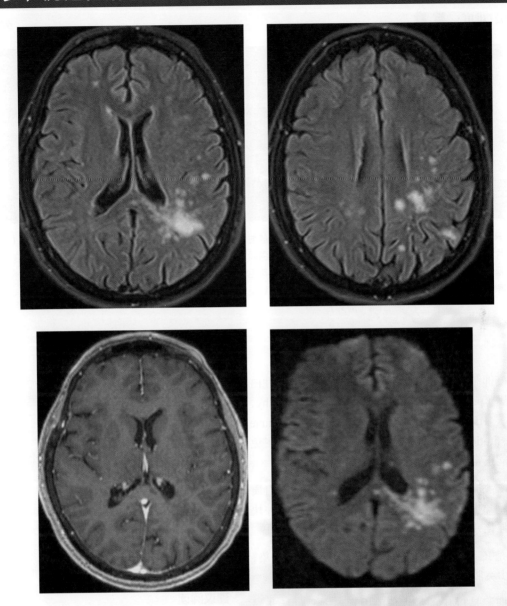

1. 鉴别诊断是什么？

2. 该病的典型影像学表现是什么？

3. 该病的病因是什么？

4. 该病的相关风险因素是什么？

5. 该病的治疗方法是什么？

病例等级/难度： ♣ ♣   类别：幕上脑内

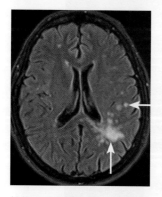 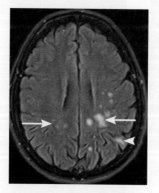 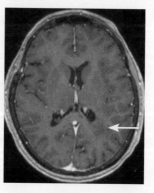 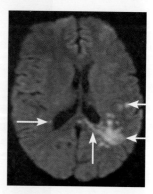

| 轴位FLAIR图像显示主要在左顶叶的斑片状白质病变向胼胝体的压部延伸，病变融合呈肿块状（箭号）。 | 轴位FLAIR图像显示双侧放射冠区不对称分布的斑片状白质病变（箭号），左侧为著。可见一病灶累及左顶叶皮质下U型纤维（箭头）。 | 轴位T₁增强图像显示白质病变没有强化（箭号）。 | 轴位DWI（b=1000）图像显示白质病变扩散受限（箭号）。 |

答案

1. 在免疫抑制患者中，鉴别诊断包括进行性多灶性白质脑病（progressive multifocal leukoencephalopathy, PML）、HIV脑炎和免疫重建炎症综合征（immune reconstitution inflammatory syndrome, IRIS）。在免疫功能正常的患者中，应考虑ADEM或MS。

2. PML典型的MRI表现为斑片状、双侧不对称白质病变，累及皮质下U型纤维。病灶可融合呈肿块状。强化并不典型。急性病灶DWI显示扩散受限。

3. PML是JC乳头多瘤空泡病毒的一种机会性感染，累及少突胶质细胞并导致脱髓鞘。

4. 免疫抑制是PML的最大危险因素，主要包括艾滋病、移植和化疗。PML最初被描述与血液和淋巴系统恶性肿瘤有关，风湿性疾病也与之相关。

5. 目前没有针对PML的特定治疗方法。艾滋病患者接受HAART治疗可延长生存期，但增加患IRIS的风险。

要点

- 少突胶质细胞的JC乳头多瘤空泡病毒机会性感染伴广泛的脱髓鞘。
- 最大的危险因素是免疫抑制。
- 不同大小的T₂高信号和T₁低信号的白质病变，可融合酷似肿块。
- 皮质下U型纤维通常受累。
- 病变可能是双侧的，但不对称。
- 急性病变可显示扩散受限。
- 强化不典型。

建议阅读

Buckle C, Castillo M. Use of diffusion-weighted imaging to evaluate the initial response of progressive multifocal leukoencephalopathy to highly active antiretroviral therapy: early experience. *AJNR Am J Neuroradiol*. 2010 Jun;31(6):1031-1035.

Post MJ, Thurnher MM, Clifford DB, Nath A, Gonzalez RG, Gupta RK, Post KK. CNS-immune reconstitution inflammatory syndrome in the setting of HIV infection, part 1: overview and discussion of progressive multifocal leukoencephalopathy-immune reconstitution inflammatory syndrome and cryptococcal-immune reconstitution inflammatory syndrome. *AJNR Am J Neuroradiol*. 2013 Jul;34(7):1297-1307.

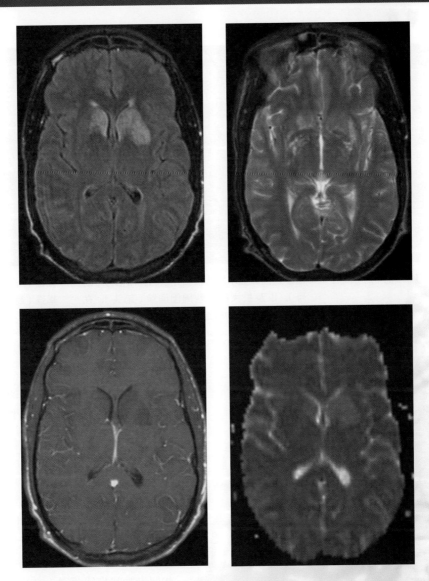

1. 鉴别诊断是什么?

2. 该病最常累及中枢神经系统哪些结构?

3. 何种解剖结构是传播的首要途径?

4. 在**HAART**治疗前，有多少比例的艾滋病患者患有该病?

5. 该病如何治疗?

病例等级/难度： 🌑 🌑　　　　　　　　　　　　　　　类别：幕上脑内

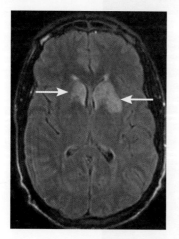

轴位FLAIR图像显示基底节的不对称高信号（箭号）。

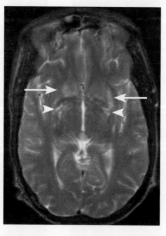

轴位T₂图像显示尾状核和壳核的异常信号（箭号），以及扩大的血管周围间隙（箭头），在FLAIR序列信号未完全被抑制（未显示）。

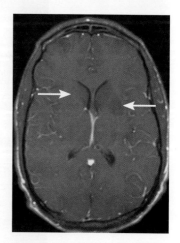

轴位T₁增强后显示基底节病变没有增强（箭号）。

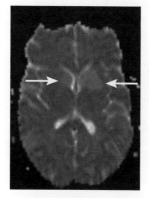

轴位DWI ADC图像显示病变没有扩散受限（箭号）。

答案

1. 无扩散受限的双侧、不对称的基底节病变的鉴别诊断包括隐球菌病、病毒性脑炎和中枢神经系统淋巴瘤。

2. 中枢神经系统隐球菌病（central nervous system cryptococcosis）通常累及深部脑结构，如深部灰质核团、白质和脑干。

3. 中枢神经系统隐球菌病通常通过血管周围间隙播散，除了引起脑膜炎外，还到达脑深部结构。

4. 10%的艾滋病患者在开始HAART治疗之前患有隐球菌病。在艾滋病患者中，隐球菌病是继HIV感染和弓形体病之后第三大最常见的中枢神经系统感染疾病。

5. 抗真菌药如两性霉素B被用作治疗的主线药物。艾滋病患者需要使用氟康唑进行维持治疗。

要点

- 隐球菌感染是艾滋病患者中第三常见的中枢神经系统感染。
- 隐球菌通常累及肺部，通过血行播散到中枢神经系统，沉积在软脑膜和血管周围间隙。
- 血管周围间隙充满真菌和黏液物质，形成凝胶状假囊肿和隐球菌瘤。
- 可累及深部灰质核团、脑干、小脑和白质。
- MRI显示血管周围间隙扩大，呈T₂高信号病变，FLAIR信号多变，免疫状态减弱时通常无强化。

建议阅读

Khandelwal N, Gupta V, Singh P. Central nervous system fungal infections in tropics. *Neuroimaging Clin N Am.* 2011 Nov;21(4):859-866, viii.

Sanossian N, Shatzmiller RA, Djabiras C, Liebeskind DS. FLAIR vascular hyperintensity preceding stroke in cryptococcal meningitis. *J Neuroimaging.* 2013 Jan;23(1):126-128.

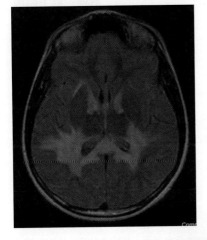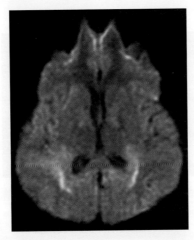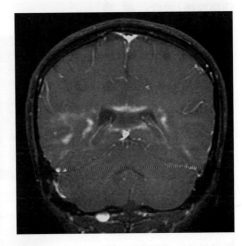

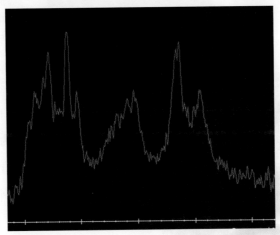

....

- 1. 该病的典型影像学表现是什么？

- 2. 该病的病理生理过程是什么？

- 3. 受累白质的 MRI 波谱典型表现是什么？

- 4. 该病的基因遗传学、基于年龄和性别的表型是什么？

- 5. 该病的 MRI 评分系统包括什么？

病例等级/难度： ♣♣   类别：幕上脑内

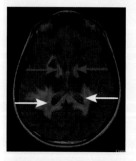 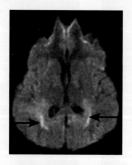 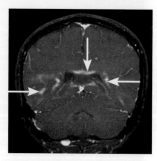 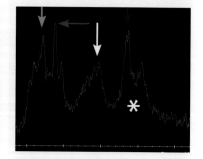

经典的X-连锁肾上腺脑白质营养不良可表现为对称性T₂信号增高，累及胼胝体压部（蓝色箭号）、脑室周围（白色箭号）和内囊白质（红色箭号）。

扩散受限的外周区域（黑色箭号）代表急性脱髓鞘产物。

脱髓鞘中间区的强化（白色箭号）是进展性X-连锁肾上腺脑白质营养不良的典型特征。

受累白质的MRI波谱显示NAA下降（白色箭号），胆碱（红色箭号）和肌醇（绿色箭号）升高，可见明显乳酸（蓝色箭号）和脂质分解以及0.9～2.4 ppm范围内的超长链脂肪酸分子（星号）的存在。

答案

1. 后部对称分布的融合病灶，累及顶叶、枕叶和颞叶白质，是本病典型表现，早期通常不累及皮质下U型纤维。通常涉及胼胝体压部。与炎症中间区域相关的"前沿"增强，是与疾病进展相关的成像标志。

2. X-连锁肾上腺脑白质营养不良（X-linked adrenoleukodystrophy，X-ALD）是一种遗传性过氧化物酶代谢障碍，其中极长链脂肪酸氧化失败。虽然代谢物沉积在所有组织中，包括肝脏，但只有中枢神经系统髓鞘、肾上腺皮质和睾丸间质细胞（Leydig cell）会导致症状。

3. 虽然MRI波谱特征是非特异性的，但乳酸、胆碱和肌醇的升高是一个典型的表现。异常脑白质内NAA减少。看似正常的脑白质中NAA的减少提示病变进展。脂质明确升高，反映了超长链脂肪酸的沉积。

4. 典型的肾上腺脑白质营养不良是X连锁的，男性居多。多达50%的女性携带者会在成年出现症状，通常是肾上腺脊髓神经病样症状，主要是脊髓和周围神经受累，以及肾上腺功能衰竭。成人发病型变异少见，尽管随着认识的增加，这一比例可能会增加。成人发病型通常伴有肾上腺脊髓神经病。

5. Loes MRI评分系统与疾病进展相关：

- 1型：典型的后部脑白质受累，儿童晚期发病相关。

- 2型：额叶白质受累为主，进展与1型相似。

- 3型：通常累及皮质脊髓束，见于进展较慢的成人。

- 4型：除皮质脊髓束外还包括小脑白质，见于青少年发病。

- 5型：有暴发性的前部和后部受累，进展迅速。

> **要点**
>
> - 典型表现为后部、对称分布和中央白质受累，累及胼胝体压部、脑室周围和内囊白质。
> - 增强的中央区和扩散受限的外围区通常代表脱髓鞘的进展。

建议阅读

Kim JH, Kim HJ. Childhood X-linked adrenoleukodystrophy: clinical-pathologic overview and MR imaging manifestations at initial evaluation and follow-up. *Radiographics*. 2005 Jul;25(3):619-631.

Vijay K, Ouyang T. Anterior pattern disease in adrenoleukodystrophy. *Pediatr Radiol*. 2010 Dec;40 (suppl 1):S157.

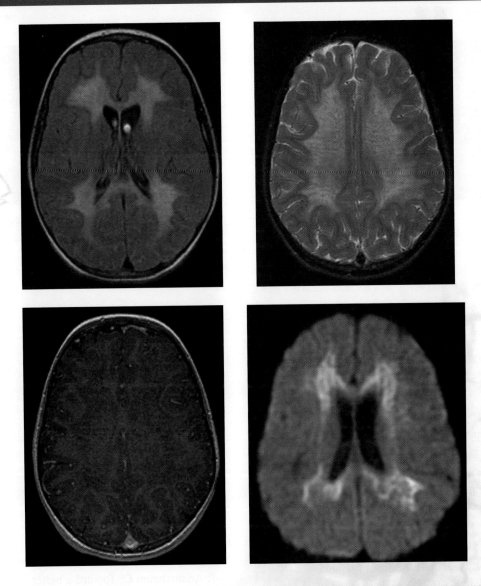

1. 该病典型的影像学表现是什么？

2. 随着疾病的进展，白质受累的模式是什么？

3. 该病的病理生理过程是什么？

4. 该病的危险因素是什么？

5. 该病常见的临床表现是什么？

病例等级/难度： 🦂🦂

类别：幕上脑内

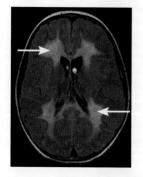

轴位 T₂ Fl AIR 显示弥漫白质脱髓鞘，呈 T₂ 高信号，对称、融合分布呈"蝴蝶"形，前后均受累（白色箭号）。胼胝体脱髓鞘见于疾病后期（红色箭号）。

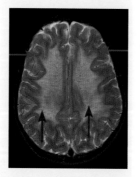

脑室上方平面 T₂ 轴位图像显示半卵圆中心呈融合对称性受累。皮质下 U 型纤维（红色箭号）以及脑室周围髓鞘（蓝色箭号）未受累，呈现"虎斑状"图案的外观。

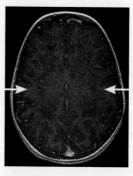

增强后显示病变没有强化，因为本病缺乏炎症。注意皮质下 U 型纤维未累及，见于疾病早期（白色箭号）。

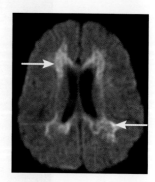

活动脱髓鞘区可见扩散受限（白色箭号）。

答案

1. 典型异染性脑白质营养不良（metachromatic leukodystrophy，MLD）是融合性、对称性、大脑半球前部后部同时受累，呈"蝴蝶"形。在活动性脱髓鞘病变中可见弥散减低，因缺乏组织学炎症反应而无对比增强。脑室周围髓鞘不受累可导致在受累白质内出现"豹斑"和"虎斑"样条纹。

2. 异染性脑白质营养不良通常在疾病早期保留皮质下 U 型纤维、内囊和深部胼胝体纤维。随着疾病的进展，这些白质结构通常受累。疾病晚期可见脑干皮质脊髓束受累。周围神经系统施万细胞的组织学脱髓鞘是异染性脑白质营养不良所有亚型的典型所见。

3. MLD 是一种溶酶体储存障碍性疾病，伴有芳基硫酸酯酶-A 缺陷，位于 *22q13*，可导致硫脂类堆积。这些沉积在中枢神经系统、周围神经系统和胆囊引起症状，也可见于其他无症状的腹腔脏器。MLD 的临床主要有 3 种形式：婴儿晚期、青少年和成年发病，其中婴儿晚期最常见。

4. MLD 的危险因素包括纳瓦霍人（Navajo）印第安人血统、哈巴尼特（Habbanite）犹太人血统或与此疾病相关的亲属。

5. 婴儿晚期是 MLD 最常见的表现形式。症状在 2 岁左右开始隐匿发病，以步态障碍、虚弱、肌张力减退和共济失调为常见症状。腹痛可见胆囊中的硫苷脂沉积。

要点

- 大脑半球白质脱髓鞘表现为双侧对称性、融合性"蝴蝶"样表现。
- 由于缺乏炎症而缺少白质增强。颅神经可显示增强。
- 皮质下和内囊白质通常在疾病早期不被累及。
- 侧脑室周围髓鞘保留而呈现"虎斑"样外观。

建议阅读

Martin A, Sevin C, Lazarus C, Bellesme C, Aubourg P, Adamsbaum C. Toward a better understanding of brain lesions during metachromatic leukodystrophy evolution. *AJNR Am J Neuroradiol.* 2012 Oct;33(9): 1731-1739.

Sener RN. Metachromatic leukodystrophy: diffusion MR imaging findings. *AJNR Am J Neuroradiol.* 2002 Sep;23(8):1424-1426.

van der Voorn JP, Pouwels PJ, Kamphorst W, et al. Histopathologic correlates of radial stripes on MR images in lysosomal storage disorders. *AJNR Am J Neuroradiol.* 2005 Mar;26(3):442-446.

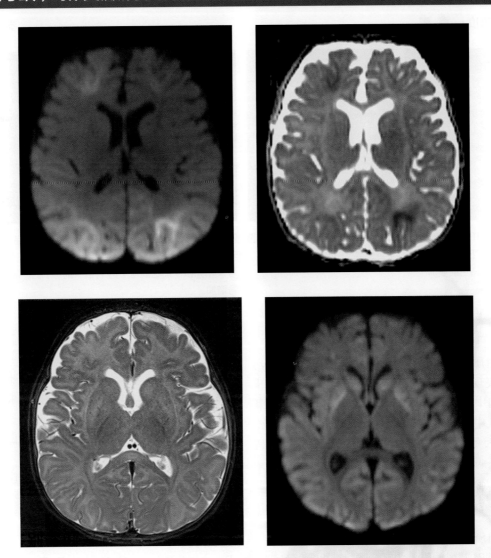

1. 该病的典型MRI表现是什么？

2. 该病的遗传方式是什么？

3. 该病的病理生理学过程是什么？

4. 该病的临床症状和预后如何？

5. 哪些疾病可以在MR波谱上显示N-乙酰天冬氨酸的升高？

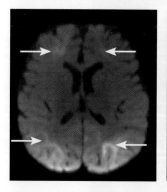 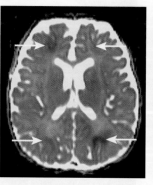 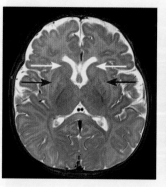 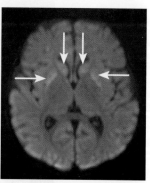

轴位DWI（b=1000）图像显示额叶和枕叶皮质下U型纤维显示亮的扩散信号（白色箭号）。

轴位ADC图证实皮质下白质的扩散受限（白色箭号）。

同一患者3个月随访基底节平面轴位T₂显示双侧尾状核（白色箭号）和壳核（红色箭号）的T₂信号增加。

相应的基底节平面轴位DWI（b=1000）显示纹状体（白色箭号）的扩散受限。

答案

1. 海绵状白质脑病（spongiform leucoencephalopathy）的MRI表现通常被描述为早期累及皮质下U型纤维，并向中央进展，但早期保留胼胝体中央白质束和内囊。中央灰质结构如丘脑和苍白球可被累及。N-乙酰天冬氨酸（N-acetyl-aspartate，NAA）升高是这种疾病的标志。

2. 海绵状白质脑病是常染色体隐性遗传，天冬氨酸酰化酶缺陷，主要见于德系犹太人。

3. 海绵状白质脑病与17号染色体上的ASPA基因突变有关。ASPA基因编码天冬氨酰胺酶，可分解NAA。在海绵状白质脑病中，NAA沉积会导致CNS的毒性并且可以在尿液中检测到。

4. 患有海绵状白质脑病的患者通常在出生后的第一年内出现大头畸形、肌张力减退、癫痫发作、痉挛和其他神经功能恶化的迹象，导致在前十年内死亡。具有不同ASPA基因突变的临床亚型可能具有延迟发病、缓慢进展和更长的生存期。尽管正在进行的基因治疗和醋酸盐补充剂的试验可能会有效，但目前还没有有效的治疗方法。

5. 除了海绵状白质脑病外，佩-梅氏病是一种原发性髓鞘形成不足综合征，在绝对测量值下可显示NAA轻度增加。Salla病导致N-乙酰神经氨酸的积累（游离唾液酸），它与NAA具有相似的共振。此外，Salla病可能显示肌酸升高，这在海绵状白质脑病中尚未报道。

要点

- 海绵状白质脑病的典型表现包括皮质下U型纤维早期受累，但不影响中央白质束，如内囊和胼胝体。
- 中央灰质受累通常涉及丘脑和苍白球，尽管有尾状核和壳核受累的报道。
- MR波谱显示NAA的相对升高，这是相对特异性的。

建议阅读

Brismar J, Brismar G, Gascon G, Ozand P. Canavan disease: CT and MR imaging of the brain. *AJNR Am J Neuroradiol*. 1997 Jan;11(4):805-810.

Engelbrecht V, Scherer A, Rassek M, Witsack HJ, Mödder U. Diffusion-weighted MR imaging in the brain in children: findings in the normal brain and in the brain with white matter diseases. *Radiology*. 2002 Feb;222(2):410-418.

Hanefeld FA, Brockmann K, Pouwels PJ, Wilken B, Frahm J, Dechent P. Quantitative proton MRS of Pelizaeus-Merzbacher disease: evidence of dys- and hypomyelination. *Neurology*. 2005 Sep;65(5):701-706.

6个月婴儿，有早产、坏死性小肠结肠炎、发育迟缓和痉挛病史。有轻微的头部外伤，影像学检查结果异常

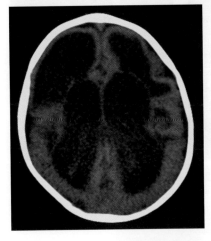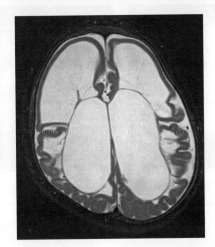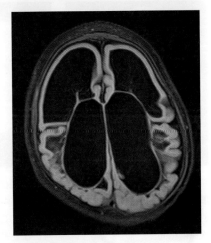

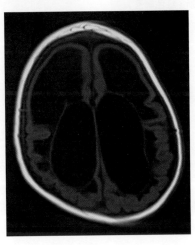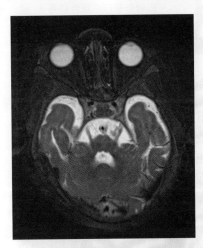

1. 哪些MRI表现被建议作为该诊断的必要条件？

2. 该疾病的遗传基础是什么？

3. 哪些其他器官系统被认为代表这种疾病的病理学？

4. 哪些临床因素会导致病情恶化？

5. 哪个群体患这种疾病的风险更高？

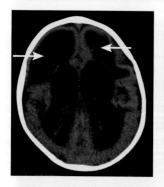 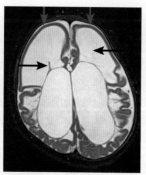 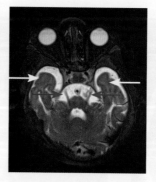 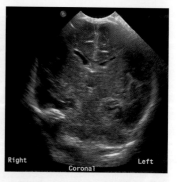

头部外伤后轴位CT显示额叶白质显著低密度（白色箭号），其密度与扩张的侧脑室中的脑脊液密度相同。

轴位T₂图像显示脑白质广泛异常，累及中央和外周皮质下纤维，呈与CSF相似的T₂高信号。在受累白质中可见低信号放射带穿行（黑色箭号）。额叶呈无脑回（红色箭号），但具有正常的厚度和信号。

脑桥层面的轴位T₂图像显示相对正常的颞叶（白色箭号）。因脑桥和小脑萎缩致第四脑室突出。双侧第五对颅神经显示清晰（红色箭号）。

出生时的冠状位超声显示脑白质体积正常。

答案

1. 脑白质弥漫性受累并进展为脑脊液信号是本病的标志。FLAIR抑制是影像诊断的关键。白质充满液体而没有完全塌陷并且没有增强是典型表现，颞叶相对正常。小脑白质可受累，表现为萎缩和T₂高信号且未变为脑脊液信号。

2. 白质消融性白质脑病（vanishing white matter disease，VWM）是常染色体隐性遗传，突变涉及EIF2B蛋白复合物。这种复合物参与调节RNA翻译，以防止细胞应激时蛋白质错误折叠。

3. 成人发病中，少数病例报道卵巢早衰。

4. 近期的应激可加速白质消融性白质脑病恶化的发作。

5. Cree白质脑病（Cree leukencephalopathy）是白质消融性白质脑病的一个亚型，婴儿期出现，随后快速消退。这组人主要生活在魁北克北部和曼尼托巴地区。在一项对50名未受影响的Cree成年人的研究中，该人群的携带率高于一般人群的1/10。

要点

- 典型表现为脑白质稀疏接近脑脊液信号，在FLAIR序列信号被抑制。
- 疾病进展从中央到外周，累及皮质下的U型纤维。
- 颞叶相对正常。
- 小脑或脑干无白质稀疏，然而，这些结构可能显示萎缩和T₂延长。

建议阅读

Senol U, Haspolat S, Karaali K, Lüleci E. MR imaging of vanishing white matter. *AJR Am J Roentgenol*. 2000 Sep;175(3):826-828.

van der Knaap MS, Pronk JC, Scheper GC. Vanishing white matter disease. *Lancet Neurol*. 2006;5:413.

Vermeulen G, Seidl R, Mercimek-Mahmutoglu S, et al. Fright is a provoking factor in vanishing white matter disease. *Ann Neurol*. 2005;57:560.

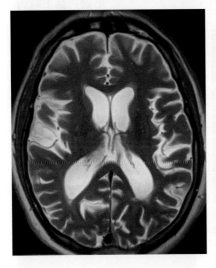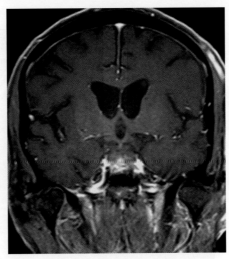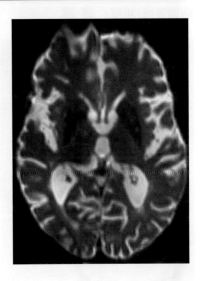

- 1. 该病的MRI表现是什么？

- 2. 该病纹状体T₂信号降低的原因是什么？

- 3. 该病的典型临床症状有哪些？

- 4. 该病的基因遗传是什么？

- 5. 该病会影响哪些器官系统？

病例等级/难度： 🕷️ 🕷️   类别：幕上脑内

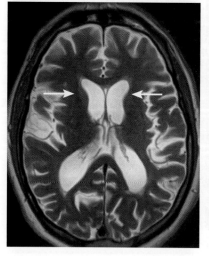 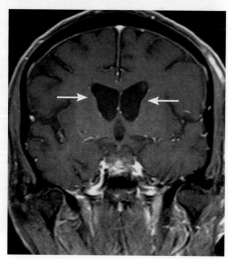 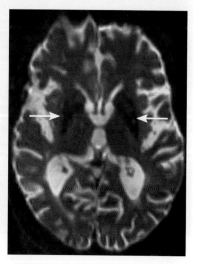

基底节水平轴位T₂图像显示尾状核萎缩，T₂信号增加（白色箭号），以及弥漫性脑萎缩。

冠状T₁增强图像显示尾状核萎缩导致的额角扩张（白色箭号）。

轴位DWI（b=0）图像显示双侧壳核和苍白球（白色箭号）因铁沉积形成T₂低信号（T₂*）。

答案

1. 尾状核萎缩，伴神经胶质增生引起的T₂信号增加，是亨廷顿病（Huntington disease）的特点。弥漫性脑萎缩和纹状体T₂信号降低是典型的相关表现。

2. 亨廷顿病纹状体内T₂信号降低是由于铁沉积引起。苍白球铁沉积是随年龄增长的正常表现，因此应注意不要过度评估该结构中的铁沉积。

3. 亨廷顿病典型表现不同程度的三联征：舞蹈症、痴呆和精神改变（人格改变）。

4. 亨廷顿病是常染色体显性遗传病，染色体4p16.3上的亨廷顿蛋白基因发生三核苷酸重复突变。这种三核苷酸重复次数越多，疾病越严重。突变具有完全外显性。

5. 除大脑外，异常的亨廷顿蛋白也会导致性腺、心脏、肺和肝脏的病理变化。

要点

- 亨廷顿病是一种常染色体显性遗传病，以舞蹈样运动为特征。
- MRI显示尾状核萎缩伴有因神经胶质增生引起的T₂信号增加。
- 可见弥漫性脑萎缩伴铁沉积导致的纹状体T₂信号降低。
- 大多数患者在发病后20年内死亡，目前尚无治疗方法。

建议阅读

Hobbs NZ, Barnes J, Frost C, et al. Onset and progression of pathologic atrophy in Huntington disease: a longitudinal MR imaging study. *AJNR Am J Neuroradiol.* 2010 Jun;31(6):1036-1041.

Mahalingam S, Levy LM. Genetics of Huntington disease. *AJNR Am J Neuroradiol.* 2014;35(6):1070-1072.

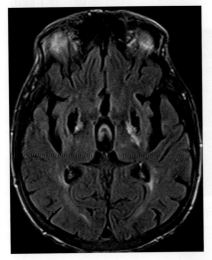 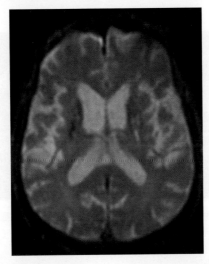 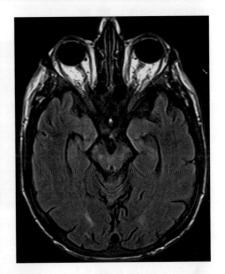

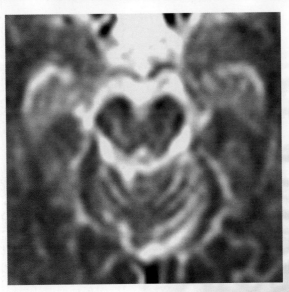

....

🔲 **1.** 该病的 **MRI** 检查结果如何？

🔲 **2.** "大熊猫脸" 征是什么原因造成的？

🔲 **3.** 该病的遗传基础是什么？

🔲 **4.** 该病的病理生理是什么？

🔲 **5.** 该病有哪些治疗方法？

病例等级/难度： ♠ ♠

类别：幕上脑内

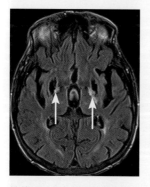 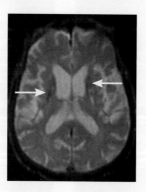 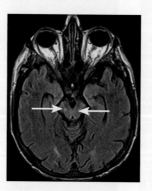 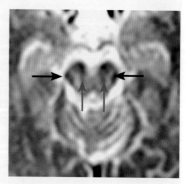

轴位FLAIR显示壳核病变中央信号抑制，呈周边高信号。这与晚期囊性变一致。双侧苍白球和左侧内囊呈高信号（白色箭号）。

轴位DWI（b=0）图像显示双侧尾状核和壳核因铜沉积引起的信号减低（白色箭号）。

中脑水平的轴位FLAIR显示中脑的局灶性T₂高信号（白色箭号）。

轴位DWI（b=0）放大图像显示中脑被盖T₂高信号，红核（红色箭号）和大脑脚（黑色箭号）T₂低信号，呈"大熊猫脸"改变，这是威尔逊病的特征。

答案

1. 基底节和丘脑的双侧对称性T_2高和低信号是威尔逊病铜沉积的典型表现。引起"大熊猫脸"征的中脑T_2高信号也是特征性的。还可出现大脑和小脑白质T_2高信号病变。通常没有强化。

2. "大熊猫脸"征是威尔逊病的特征，此时中脑被盖水肿，T_2信号增加。铁沉积引起的红核的正常T_2低信号形成熊猫的眼睛，而大脑脚则成为耳朵。

3. 威尔逊病是一种常染色体隐性遗传病，*ATP7B*基因突变发生在染色体13q14-q21，其编码ATP酶铜转运肽。

4. 威尔逊病是一种铜运输障碍疾病，无法排出多余的铜，导致在肝脏和其他器官系统中沉积，引起自由基和细胞损害。

5. 威尔逊病可以通过限制饮食中铜的摄入量、用锌来削弱铜的吸收以及用青霉胺螯合过量的铜来治疗。原位肝移植可以治愈威尔逊病。

要点

- 威尔逊病（Wilson disease）是一种常染色体隐性遗传病，铜转运障碍，导致铜在肝脏和其他器官中沉积。
- 大脑MRI表现为以基底节和丘脑受累为主，因肿胀和萎缩引起的混杂T_2高信号，以及铜沉积引起的低信号。
- "大熊猫脸"征（face of the giant panda）具有特征性，中脑T_2高信号以及红核正常低信号。
- 也可见大脑和小脑白质斑片状T_2高信号。
- 用螯合剂治疗可以改变MRI表现。

建议阅读

Aggarwal A, Bhatt M. Update on Wilson disease. *Int Rev Neurobiol.* 2013 Nov;110(110):313-348.

Trocello JM, Woimant F, El Balkhi S, et al. Extensive striatal, cortical, and white matter brain MRI abnormalities in Wilson disease. *Neurology.* 2013 Oct; 81 (17):1557.

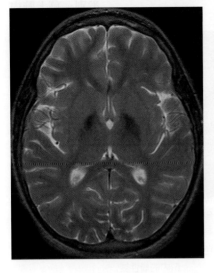 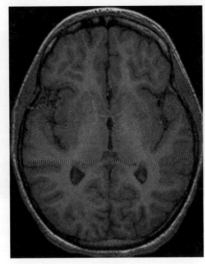 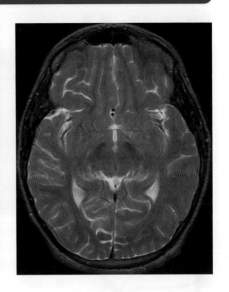

1. 虎眼征与什么疾病相关?

2. 苍白球信号减低的原因是什么?

3. 苍白球以外还有哪些区域可以显示 T_2 信号减低?

4. 该病的治疗方法是什么?

5. 该病的典型临床症状是什么?

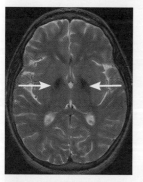 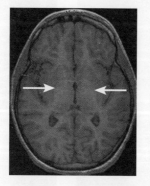 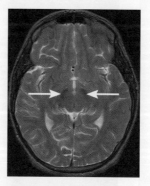 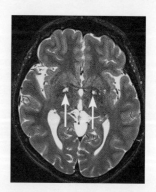

基底节水平的轴位T₂图像显示病理性铁沉积引起的双侧苍白球T₂低信号（白色箭号）。

基底节水平的轴位T₁图像显示苍白球（白色箭号）的T₁缩短，与髓鞘化脑白质混杂在一起。

中脑水平的轴位T₂显示，黑质铁沉积引起的大脑脚信号减低比预想的要明显（白色箭号）。

一名PANK2突变的患者，轴位T₂图像显示虎眼征，显示苍白球中心T₂高信号（白色箭号），被认为代表铁沉积内的囊性变。

答案

1. 虎眼征（eye of the tiger）对于泛酸激酶相关具有PANK2突变的神经变性病具有特异性。

2. 脑组织铁沉积神经变性病（neurodegeneration with brainiron accumulation，NBIA）都表现苍白球铁的异常沉积。

3. 除苍白球外，正常或病理性铁沉积的典型位置还包括齿状核、黑质、红核和壳核。

4. 血浆铜蓝蛋白缺乏症是唯一一种可以用铁螯合剂治疗的脑组织铁沉积神经变性病的亚型。需要对这类疾病中出现的锥体外系症状进行姑息治疗。

5. 锥体外系症状如构音障碍和肌张力障碍是常见的症状。视网膜变性引起的共济失调和视力丧失也是常见的症状。

要点

- NBIA是一个总称，包括泛酸激酶相关变性病（pantothenate kinase–associated degeneration，PKAN），以前称为"Hallervorden-Spatz病"。
- 苍白球、黑质内对称性T₂信号减低以及铁沉积造成的T₂*图像上的磁敏感信号，不同程度累及齿状核、纹状体和皮质。
- 虎眼征，在T₂低信号的苍白球内出现中央T₂高信号，是PANK2突变的PKAN的特异性表现。
- 必须注意区分病理状态与随年龄增长苍白球正常的铁沉积，尤其是在3T上。

建议阅读

Guillerman RP. The eye-of-the-tiger sign. *Radiology*. 2000 Dec;217(3):895-896.

Hayflick SJ, Hartman M, Coryell J, Gitschier J, Rowley H. Brain MRI in neurodegeneration with brain iron accumulation with and without PANK2 mutations. *AJNR Am J Neuroradiol*. 2010 Mar;27(6):1230-1233.

Kruer MC, Boddaert N, Schneider SA, et al. Neuroimaging features of neurodegeneration with brain iron accumulation. *AJNR Am J Neuroradiol*. 2012 Mar; 33(3): 407-414.

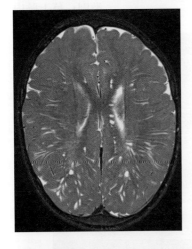
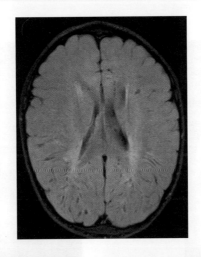
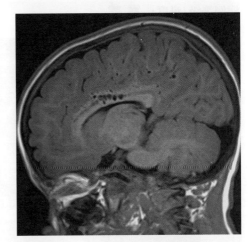
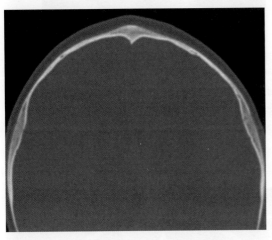
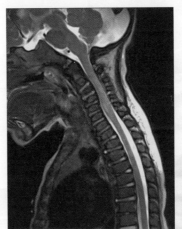
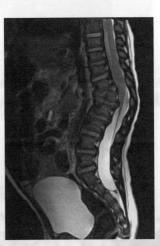

■ 1. 该病在脑部表现是什么？

■ 2. 该病在脊髓内可有什么表现？

■ 3. 沉积在器官中的代谢物是什么？

■ 4. 该病的治疗方法是什么？

■ 5. 该病常见的初始症状有哪些？

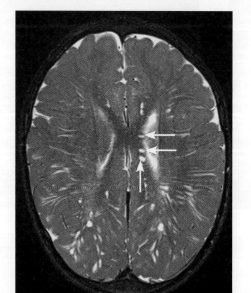

基底节上水平轴位T₂图像显示大量扩张的血管周围间隙，延伸到胼胝体（白色箭号）。

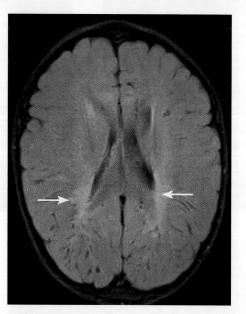

基底节上水平的轴位FLAIR显示大量扩张的血管周围间隙信号被抑制，邻近脑室周围白质T₂高信号（白色箭号）。

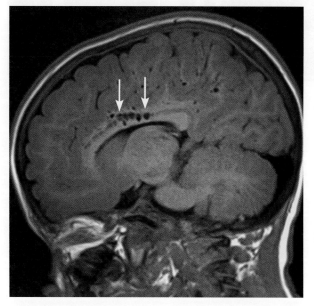

矢状T₁显示中线左侧胼胝体受累（白色箭号），通常不累及正常变异的扩大的血管周围间隙。

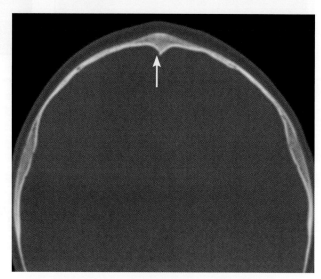

额骨CT显示闭合额缝处的隆起（白色箭号）。

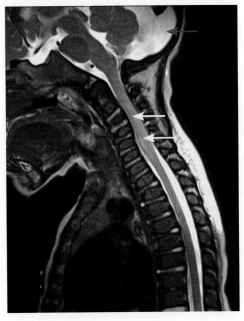 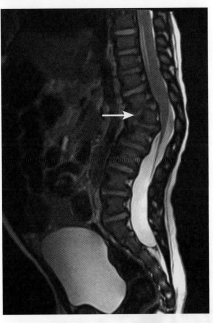

上脊柱矢状位T₂图像显示颈段狭窄伴脊髓内T₂信号增高（白色箭号）。注意后颅窝巨大囊性间隙（红色箭号）。大枕大池与黏多糖贮积症有关。

下脊柱的矢状T₂图像显示L₁处的驼背畸形和局部后凸（白色箭号）。

答案

1. 黏多糖贮积症（mucopolysaccharidoses）显示扩大的血管周围间隙，糖胺聚糖（glycosaminoglycan，GAG）贮积伴随周围白质的T₂高信号。除Morquio综合征（MPS4）外，所有黏多糖贮积症都可有这一表现。

2. 在脊柱内，引起脊髓型颈椎病的颅颈交界处狭窄可能是由GAG贮积在齿突、寰枢椎不稳和C₁短弓引起的。最严重病症中可以看到腰椎后凸畸形。椎体前部楔形变是黏多糖贮积症中骨骼发育不良所致。

3. 乙酰肝素、皮肤素和硫酸软骨素都是GAG，在不同类型的黏多糖贮积症中贮积。

4. 骨髓移植和重组酶疗法可用于治疗黏多糖贮积症。对于最严重的黏多糖贮积症ⅠH型（Hurler综合征），在十年内可致死。

5. 黏多糖贮积症可出现多种症状，包括大头畸形、发育迟缓、角膜混浊、脂肪软骨营养不良症和感音神经性听力损失。

要点

- 黏多糖贮积症是一组遗传性代谢性疾病，不能分解GAG。
- 黏多糖贮积症ⅠH型（mucopolysaccharidosis typeⅠH），又称"赫尔勒（Hurler）综合征"，是原型，也是最严重的类型。
- 所有的器官系统都可受累。
- 在中枢神经系统，GAG贮积在血管周围间隙，导致其扩张以及邻近白质T₂高信号。
- 骨骼改变包括额骨缝凸起、腰椎驼背畸形和颅颈狭窄。

建议阅读

Kwee RM, Kwee TC. Virchow-Robin spaces at MR imaging. *Radiographics*. 2010 Aug;27(4):1071-1086.

Zafeiriou DI, Batzios SP. Brain and spinal MR imaging findings in mucopolysaccharidoses: a review. *AJNR Am J Neuroradiol*. 2013 Jan;34(1):5-13.

女，20岁，新发左侧面部下垂和突然视力丧失，头痛和癫痫病史，既往脑卒中史

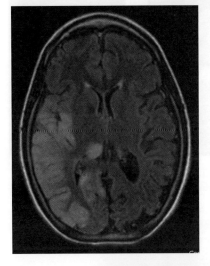
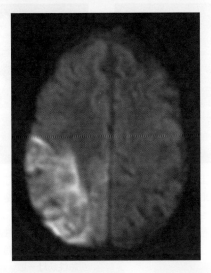
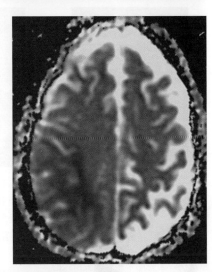
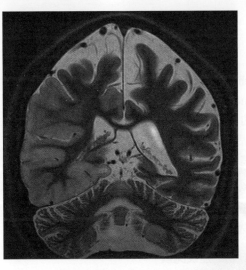
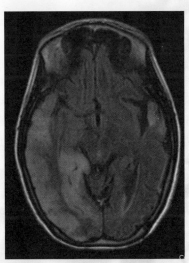

■ 1. 该病典型 MRI 表现是什么？

■ 2. 该病的鉴别诊断是什么？

■ 3. 该病的临床表现是什么？

■ 4. 该病的发病机制是什么？

■ 5. 该病的遗传方式是什么？

病例等级/难度： 🌸🌸   **类别：幕上脑内**

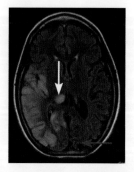 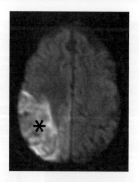 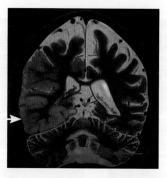 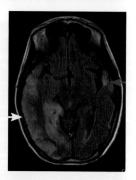

基底节水平轴位FLAIR图像显示右侧颞叶、岛叶和枕叶T₂高信号和肿胀。此外，在这些卒中样病变中丘脑枕区也受累（白色箭号）。同时累及PCA和MCA动脉分布区。注意左枕叶因先前卒中样改变所致的萎缩（红色箭号）。	基底节上方层面的轴位DWI（b=1000）图像显示右后顶叶急性卒中样病变的高信号（星号）。	冠状位T₂图像显示右侧颞叶和枕叶急性卒中样病变的高信号和肿胀（白色箭号）。注意左侧小脑半球下部的局灶性高信号和肿胀（红色箭号），没有扩散受限，与亚急性病灶一致。	轴位FLAIR图像显示右侧颞叶和枕叶急性卒中样病变（白色箭号）以及左侧颞叶尖部伴有胶质增生的慢性病（红色箭号）。

答案

1. 线粒体脑肌病伴高乳酸血症和卒中样发作（mitochondrial encephalomyopathy with lactic acidosis and stroke-like episode，MELAS）典型表现为多发的、疾病发展不同时期的卒中样病变，主要累及大脑后部和基底节。血管造影通常是正常的。

2. Leigh病、MERRF和血管炎可在不同时期出现多发脑实质细胞毒性水肿区域。栓塞性卒中，尤其是多发栓子，可出现多处血管分布区的梗死，如果栓塞源未经治疗，可导致不同时期的卒中。

3. 临床表现不同，包括因肌病引起的运动不耐受、偏头痛、糖尿病、听力损失、婴儿表现不发育、神经精神疾病（如抑郁症）和失明（视皮质性失明或视神经萎缩）。

4. MEALS的发病机制尚不完全清楚，但被认为与脑和血管壁细胞的氧化磷酸化缺陷有关。

5. MELAS作为一种线粒体DNA疾病，通过母体线粒体遗传。家族性遗传比散发性突变更常见。80%的MELAS患者会有MT-TL1突变。

要点

- MELAS（线粒体肌病、脑病、乳酸性酸中毒和卒中样发作）具有不同的表型和不同的临床表现。
- MELAS的MRI显示卒中样病变，与血管性梗死难以鉴别，但通常不符合血管分布区。
- 卒中样病变通常累及大脑后部和基底节。
- 可能存在多发的、不同时期的卒中样病变。
- 年轻患者不明原因的卒中要考虑MELAS。

建议阅读

Abe K, Yoshimura H, Tanaka H, Fujita N, Hikita T, Sakoda S. Comparison of conventional and diffusion-weighted MRI and proton MR spectroscopy in patients with mitochondrial encephalomyopathy, lactic acidosis, and stroke-like events. *Neuroradiology*. 2004 Feb;46(2):113-117.

Kim IO, Kim JH, Kim WS, Hwang YS, Yeon KM, Han MC. Mitochondrial myopathy-encephalopathy-lactic acidosis-and strokelike episodes (MELAS) syndrome: CT and MR findings in seven children. *AJR Am J Roentgenol*. 1996 Mar;166(3):641-645.

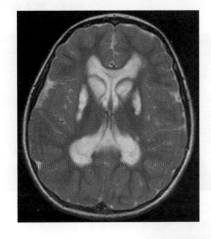
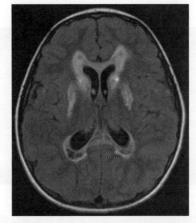
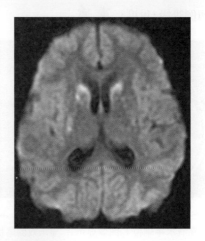

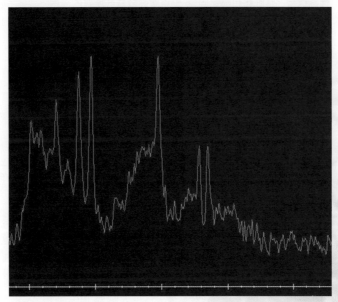

1. 鉴别诊断是什么？

2. 此病例中，扩散受限的意义是什么？

3. 这组疾病最常见的遗传缺陷是什么？

4. 该病预后如何？

5. 该病的遗传方式是什么？

病例等级/难度： 🍂🍂 类别：幕上脑内

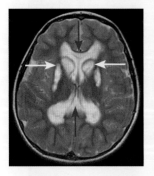 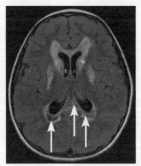 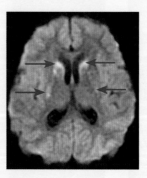 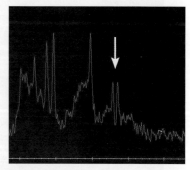

非SURF1 Leigh综合征患者，基底节水平轴位T₂图像显示双侧尾状核和壳核（白色箭号）以及胼胝体和脑室周围白质（红色箭号）T₂高信号，双侧尾状核头显示肿胀，而壳核显示萎缩。

基底节水平轴位FLAIR像显示双侧尾状核和壳核对称性高信号，胼胝体和脑室周围白质同时受累。注意胼胝体压部和周围白质的空洞化（白色箭号）。

轴位DWI（b=1000）图像显示双侧尾状核头及壳核内斑点状弥散减低所致的高信号（红色箭号）。这与急性损伤有关。

基底节区MR波谱显示在1.4 ppm处有显著的乳酸双峰（白色箭号）。

答案

1. 双侧、基本对称的基底节肿胀和扩散受限的鉴别诊断包括缺氧性损伤和代谢性疾病，包括非SURF1 Leigh综合征、Krabbe综合征以及戊二酸尿症。白质受累常见于Krabbe综合征，而Leigh综合征并不常见。该患者患有非SURF1 Leigh综合征。SURF1突变Leigh综合征的特点是不累及基底节。

2. 在Leigh综合征，代谢应激导致线粒体需求增加，而线粒体呼吸功能障碍无法满足这种需求，从而导致恶化。

3. Leigh综合征是一组遗传异质性疾病，导致线粒体呼吸链缺陷。最常见的遗传缺陷是SURF1突变，导致细胞色素C氧化酶（COX）缺陷。

4. Leigh综合征通常在出生后的第一年内出现，大多数患者在儿童期进展恶化至死亡。SURF1突变Leigh综合征发病早、进展迅速，预后不佳。恶化的发生似乎与代谢应激源相吻合，例如感染。

5. Leigh综合征的基因突变可以是线粒体的也可以是细胞核遗传，包括线粒体、常染色体隐性遗传和X连锁。

要点

- Leigh综合征（Leigh syndrome）是一组遗传异质性的代谢性神经变性疾病，伴有线粒体呼吸异常。
- SURF1突变是Leigh综合征中最常见的一种，表现为丘脑底核、小脑和低位脑干的特征性对称受累。预后较差，迅速恶化至死亡。
- 非SURF1 Leigh病通常累及双侧基底节、丘脑、大脑脚和中脑被盖。
- 急性受累区域通常表现为肿胀和扩散受限引起的T₂高信号，但没有明显增强。
- 缺乏有效的治疗，大多数病例在儿童时期发展为死亡。

建议阅读

Arii J, Tanabe Y. Leigh syndrome: serial MR imaging and clinical follow-up. *AJNR Am J Neuroradiol.* 2000 Sep;21(8):1502-1509.

Rossi A, Biancheri R, Bruno C, et al. Leigh syndrome with COX deficiency and SURF1 gene mutations: MR imaging findings. *AJNR Am J Neuroradiol.* 2003 Sep;24(6):1188-1191.

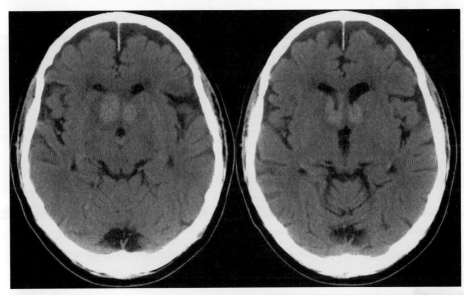

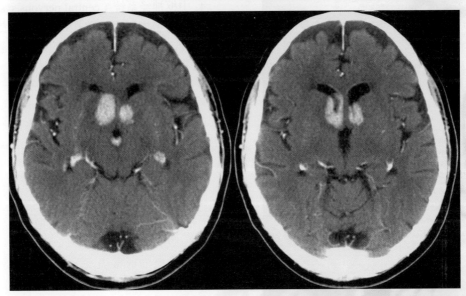

1. 异常位于哪里？

2. 该病在MRI上的典型影像学表现是什么？

3. 鉴别诊断是什么？

4. 该病在平扫CT上呈高密度的意义是什么？

5. 该病的治疗方法是什么？

病例等级/难度： 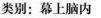　　　　　　　　　　　　　　　　　类别：幕上脑内

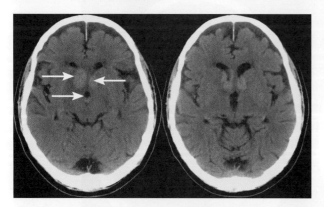

轴位CT平扫图像显示双侧基底节区室管膜表面高密度肿块。在脚间池也可以看到类似的密度（箭号）。基底节区周围可见占位效应。

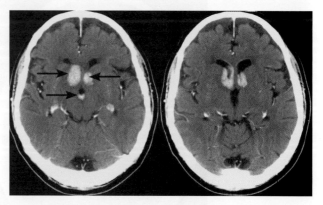

轴位CT增强扫描图像显示沿双侧基底节室管膜表面及脚间池的高密度区均有强化的高密度区（箭号）。

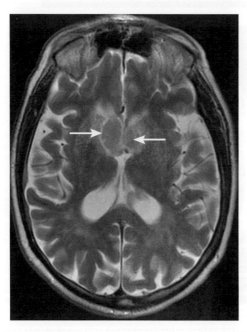

轴位T₂加权成像显示，CT高密度区对应T₂低信号（箭号）。

4. 中枢神经系统（central nervous system，CNS）的非霍奇金淋巴瘤转移在CT平扫上表现为典型的高密度。这很可能是由于肿瘤细胞致密。

5. 治疗通常是鞘内化疗。

要点

- CNS的非霍奇金淋巴瘤（non-Hodgkin lymphoma，NHL）转移发生率为5%～9%。
- 转移性中枢神经淋巴瘤通常累及硬脑膜和柔脑膜；脑实质转移也可发生。
- 当看到实质病变时，它通常继发于血管周围间隙的浸润。
- 淋巴瘤通常表现为T₂加权成像呈低信号，CT平扫呈高密度。
- 淋巴瘤在DWI上扩散受限。
- 增强扫描后病变呈均匀强化。

答案

1. 病变位于侧脑室前角室管膜表面、基底节及第三脑室室管膜表面。

2. 非霍奇金淋巴瘤中枢系统转移在MRI上通常表现为T₁加权成像呈等或低信号，T₂加权成像均呈低信号，增强扫描呈均匀强化，DWI表现为扩散受限。

3. 鉴别诊断包括淋巴瘤、胶质瘤和转移瘤。

建议阅读

Comert M, Bassullu N, Kaya E, Kocak A. Intracranial involvement in a patient with Hodgkin's lymphoma. *Singapore Med J*. 2011 Sep;52(9):e180-e183.

Slone HW, Blake JJ, Shah R, Guttikonda S, Bourekas EC. CT and MRI findings of intracranial lymphoma. *AJR Am J Roentgenol*. 2005 May;184(5):1679-1685.

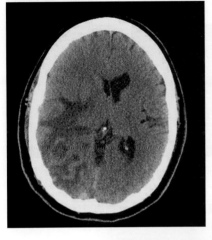
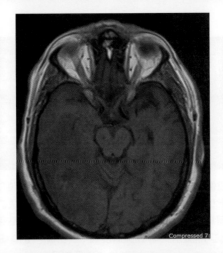
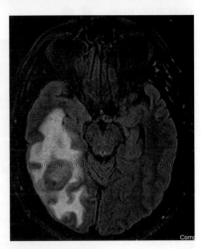
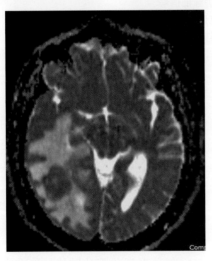
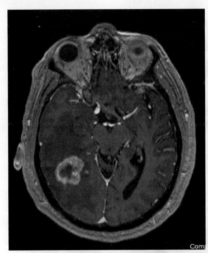

1. 该病鉴别诊断是什么?

2. 该肿瘤在哪个年龄段好发?

3. 该病的影像学诊断线索是什么?

4. 该肿瘤的好发位置是哪里?

5. 该病的预后如何?

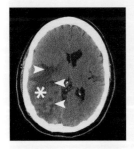

CT平扫显示在右侧颞枕叶高密度肿块，其中心为低密度（白色星号），周围伴有血管源性水肿（白色箭头）。

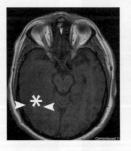

轴位T₁加权成像示右颞枕叶病灶呈低信号（白星号），周边呈稍高信号（白色箭头）。这可能提示出血产物。

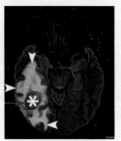

轴位T₂FLAIR图像显示右颞枕叶肿块（白色星号）伴周围血管源性水肿或肿瘤浸润（白色箭头）。肿块边缘低信号，中心呈T₂高信号，可能代表坏死（红色箭号）。

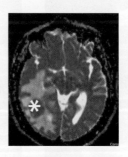

轴位DWI ADC图显示肿块扩散受限，可能代表高级别肿瘤（星号）的富细胞性。

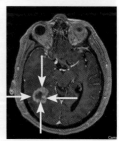

轴位T₁增强后图像显示右颞枕叶病灶呈不规则的厚环状强化（白色箭号）。

答案

1. 胶质肉瘤（gliosarcoma）和多形性胶质母细胞瘤（glioblastoma multiforme，GBM）在影像学上是难以区分的。病灶周围分布，并伴有硬脑膜和颅骨侵犯是提示胶质肉瘤的线索。转移瘤、脓肿和淋巴瘤也可以作为鉴别诊断。

2. 胶质肉瘤常见于男性（男性：女性=1.6：1），通常是50～60岁。

3. 胶质肉瘤的诊断线索为脑内周边常见，有硬脑膜和颅骨侵犯。胶质母细胞瘤很少会有硬脑膜和颅骨的侵犯。血管外皮细胞瘤可表现为于脑外肿块伴硬脑膜及颅骨侵犯。

4. 胶质肉瘤最多见于颞叶，然后是顶叶、额叶、枕叶（递减顺序）。文献中亦有发生在小脑半球的报道。

5. 胶质肉瘤预后较差，中位生存期为6～12个月。脑外转移到肺、肝和淋巴结的发生率为15%～30%，对于原发性中枢神经系统肿瘤不典型。

要点

- 罕见的原发性脑内脑肿瘤（WHO Ⅳ级）。
- 被认为是GBM的一种组织学变异。
- 两个组织学成分：胶质和间叶（肉瘤性）成分。
- 好发于颞叶。
- 与其他原发性中枢神经系统肿瘤不同，15%～30%通过血行转移到肺、肝和淋巴结。
- 放射学特征无法与GBM区分，这是一种不均匀环形强化强化肿块，伴有中心坏死或出血，硬脑膜和（或）颅骨受侵犯。
- 预后不良，中位生存期为6～12个月。
- 治疗选择包括手术切除、化疗和放疗。

建议阅读

Lee YY, Castillo M, Nauert C, Moser RP. Computed tomography of gliosarcoma. *AJNR Am J Neuroradiol*. 2000 Feb;6(4):527-531.

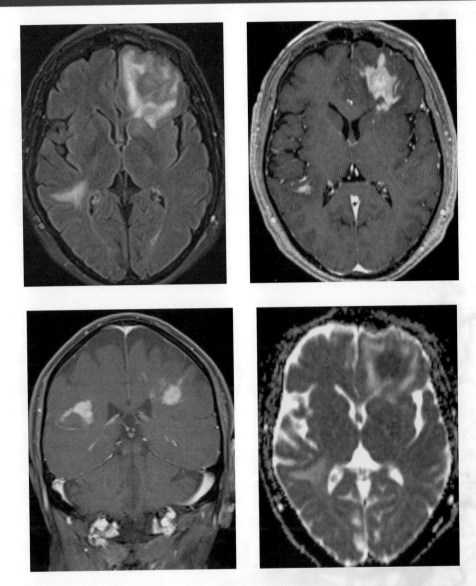

1. 鉴别诊断是什么？

2. 该病最大的危险因素是什么？

3. 该病在免疫缺陷和免疫正常者中影像学上有什么不同？

4. 什么影像学检查可以帮助鉴别该病和胶质母细胞瘤？

5. 该病的预后如何？

病例等级/难度： 🎀🎀　　　　　　　　　　　　　　　　　　**类别：幕上脑内**

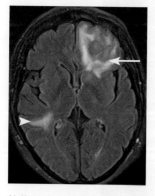 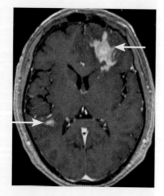 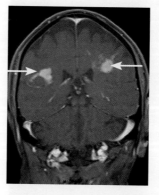 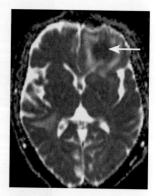

轴位T₂ FLAIR图像显示左侧额叶肿块，中央低信号，周围T₂高信号（箭号）。病变延伸到侧脑室边缘，具有局灶性占位效应。右侧颞顶叶皮层下白质可见第二个T₂高信号病灶（箭头）。

轴位T₁增强扫描图像显示散在多发肿块，中心部分呈明显强化（箭号）。

冠状位T₁增强图像显示双侧顶叶病灶呈火焰状不规则强化（箭号）。

轴位DWI ADC图显示在本例多灶性淋巴瘤中，与富细胞性或高核浆比对应的中央区域扩散受限（箭号）。

答案

1. 本例原发多灶性中枢神经系统淋巴瘤的鉴别诊断包括进展性多灶性白质脑病、转移性疾病、瘤样脱髓鞘和多灶性胶质母细胞瘤。

2. 原发性中枢神经系统淋巴瘤最大的危险因素是免疫缺陷，其中95%与EB病毒基因组的存在有关。

3. 原发性中枢神经系统淋巴瘤通常在具有免疫正常的个体中表现为显著强化，在免疫功能低下的个体中表现为环形强化。

4. 绝大多数胶质母细胞瘤会表现为中心坏死，而对于免疫能力正常的中枢神经系统淋巴瘤个体，中心坏死是较不常见的特征。中枢神经系统淋巴瘤较胶质母细胞瘤呈较低的CBV、ADC、FA值；然而，这是基于相对较少的研究。与GBM或转移性疾病相比，从首过团注时间到MRI DSC灌注信号强度曲线基线的增高似乎是淋巴瘤的特征。

5. 化疗和放疗有助于延长生存期，尽管大多数患者死于疾病复发。年龄大于60岁及脑部区域受累是一些预后不良的因素。皮质类固醇治疗后，影像学检查可呈显著改善，尽管所有患者一旦停止皮质类固醇就会复发。

要点

- 原发性中枢神经系统淋巴瘤（primary CNS lymphoma，PCNSL）主要是一种B细胞非霍奇金淋巴瘤，表现在中枢神经系统，在诊断时没有全身受累。
- 免疫缺陷是发生PCNSL的最大风险。
- 在免疫功能正常的个体中发病率随年龄增加。
- PCNSL好发于中心脑室周围结构，如基底节、丘脑、白质，包括胼胝体。
- 多部位病变可见于25%的患者。
- 在免疫正常的患者中表现为显著强化，在免疫功能低下的患者中表现为环形强化。
- ADC值降低通常见于高核浆比或富细胞性。

建议阅读

Berger JR. Mass lesions of the brain in AIDS: the dilemmas of distinguishing toxoplasmosis from primary CNS lymphoma. *AJNR Am J Neuroradiol.* 2003 Apr;24(4):554-555.

Johnson BA, Fram EK, Johnson PC, Jacobowitz R. The variable MR appearance of primary lymphoma of the central nervous system: comparison with histopathologic features. *AJNR Am J Neuroradiol.* 1997 Mar;18(3):563-572.

Yamashita K, Yoshiura T, Hiwatashi A, et al. Differentiating primary CNS lymphoma from glioblastoma multiforme: assessment using arterial spin labeling, diffusion-weighted imaging, and ¹⁸F-fluorodeoxyglucose positron emission tomography. *Neuroradiology.* 2013 Feb;55(2):135-143.

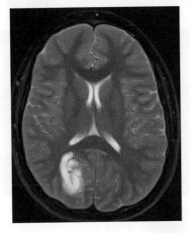 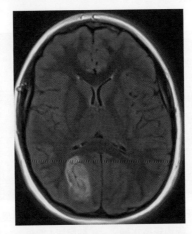 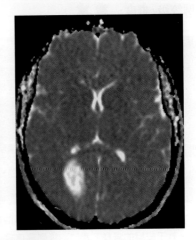

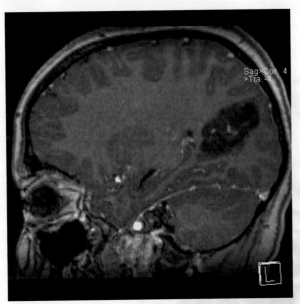

....

■ 1. 鉴别诊断有哪些？

■ 2. 这类肿瘤起源的胚胎学结构是什么？

■ 3. 这类肿瘤的典型磁共振表现是什么？

■ 4. 该病典型的临床表现是什么？

■ 5. 该病的预后如何？

病例等级/难度： 🌑🌑　　　　　　　　　　　　　　　　　　类别：幕下脑内

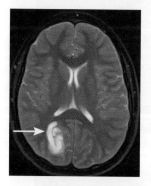

轴位T₂图像显示右侧顶枕叶可见一基于皮层的囊样T₂高信号病灶（箭号），边界清楚。

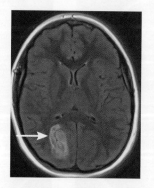

轴位FLAIR图像显示肿瘤等到高信号，周边轻微水肿（箭号）。肿瘤呈轻度楔形，指向侧脑室。

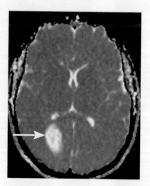

轴位DWI ADC图显示肿瘤扩散增加（箭号）。

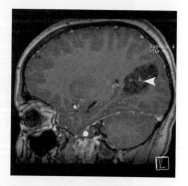

矢状位T₁增强图像显示病变累及横跨顶枕裂的皮层而无明显强化。中央线性增强结构代表皮质血管（箭头）。

答案

1. 以基于皮质的T₂高信号囊状病变的鉴别诊断包括胚胎发育不良性神经上皮瘤、Taylor皮质发育不良和神经上皮囊肿。

2. 胚胎发育不良性神经上皮肿瘤的起源被认为是起源于生发基质并向皮质迁移的发育不良的细胞。

3. 胚胎发育不良性神经上皮肿瘤通常表现为泡状、囊状、边界清楚、基于皮层而无邻近水肿的病变。囊样病变有一个特征性的环形高FLAIR信号，通常呈楔形并指向侧脑室。

4. 胚胎发育不良性神经上皮肿瘤患者通常表现为复杂性部分癫痫发作。

5. 胚胎发育不良性神经上皮肿瘤是惰性的，完全手术切除治愈。复发及恶变少见。

要点

- 胚胎发育不良性神经上皮肿瘤（dysembryoplastic neuroepithelial tumor，DNET）是良性的WHO Ⅰ级，且基于皮质的肿瘤。通常在第2～3个十年出现复杂性部分癫痫发作。
- 典型的外观是一种泡状、囊样的基于皮质、指向侧脑室的楔形病变。
- 囊样病变典型表现为T₂高信号，FLAIR等或低信号，边缘为环形FLAIR高信号。
- 通常灶周无水肿。
- 仅30%的病灶可见结节样和环形强化。
- 复发很罕见，可表现为不典型强化，但仍为良性。
- 完全的手术切除是可以治愈的。
- 恶变罕见。

建议阅读

Campos AR, Clusmann H, von Lehe M, et al. Simple and complex dysembryoplastic neuroepithelial tumors (DNT) variants: clinical profile, MRI, and histopathology. *Neuroradiology*. 2009 Jul;51(7):433-443.

Fernandez C, Girard N, Paz Paredes A, Bouvier-Labit C, Lena G, Figarella-Branger D. The usefulness of MR imaging in the diagnosis of dysembryoplastic neuroepithelial tumor in children: a study of 14 cases. *AJNR Am J Neuroradiol*. 2003 May;24(5):829-834.

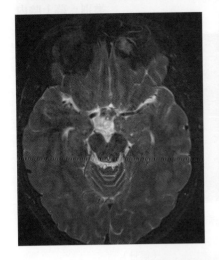
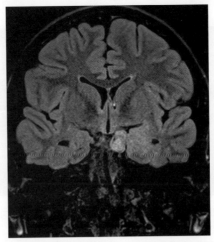
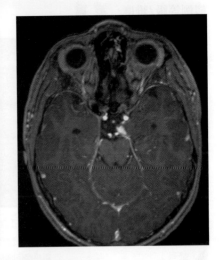

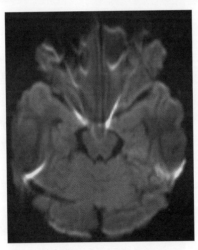
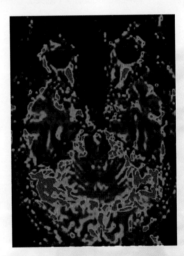

1. 鉴别诊断是什么？

2. 该肿瘤的典型表现是什么？

3. 该肿瘤在脑内最易受累部位是哪里？

4. 该病典型的临床表现是什么？

5. 该病的预后如何？

病例等级/难度：🦞🦞

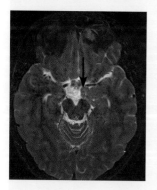

轴位T₂图像显示从左侧海马沟回向鞍上池突出的等信号肿块（箭号）。

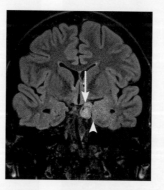

冠状位FLAIR图像显示从沟回突出的轻度高信号结节（箭号），伴海马旁回皮质增厚（箭头）。

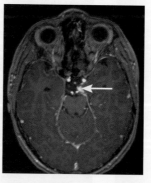

轴位T₁增强显示均匀强化的结节样肿块（箭号）。

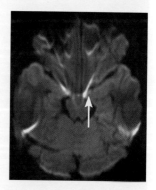

轴位DWI（b=1000）图像显示结节样肿块无扩散受限（箭号）。

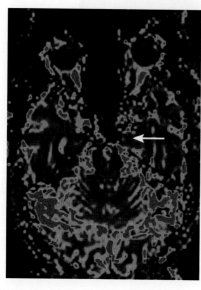

动态磁敏感对比灌注成像的彩色CBV图显示肿瘤灌注无增加（箭号）。

答案

1. 发生在颞叶且边界清楚的肿瘤的鉴别诊断包括神经节细胞胶质瘤、毛细胞型星形细胞瘤、多形性黄色星形细胞瘤和少突胶质细胞瘤。

2. 神经节细胞胶质瘤可表现为有能导致脑回增厚的实性结节，或边界清楚的囊肿伴壁结节。

3. 大于75%的神经节细胞胶质瘤发生在颞叶，其次是额叶和顶叶。

4. 颞叶癫痫发作是神经节细胞胶质瘤最常见（90%）的表现。神经节细胞胶质瘤是颞叶癫痫发作最常见的肿瘤性原因。

5. 神经节胶质瘤是典型的WHO Ⅰ～Ⅱ级肿瘤，完全手术切除可治愈。据报道，7.5年的不复发的生存率为94%。

要点

- 神经节细胞胶质瘤（ganglioglioma）是颞叶癫痫最常见的肿瘤病因。
- 神经节细胞胶质瘤是最常见的混合性胶质-神经元肿瘤。
- 神经节胶质瘤主要发生在儿童和年轻人中，80%的患者年龄小于30岁。
- 最常见的位置是颞叶（＞75%）。
- 肿瘤形态可为实性伴脑回增厚或囊肿伴壁结节。
- 强化是多变的，钙化常见。
- 经手术完全切除，预后良好。
- 胶质成分恶变是罕见的。

建议阅读

Adachi Y, Yagishita A. Gangliogliomas: characteristic imaging findings and role in the temporal lobe epilepsy. *Neuroradiology*. 2008 Oct;50(10):829-834.

Shin JH, Lee HK, Khang SK, et al. Neuronal tumors of the central nervous system: radiologic findings and pathologic correlation. *Radiographics*. 2003 Jan;22(5):1177-1189.

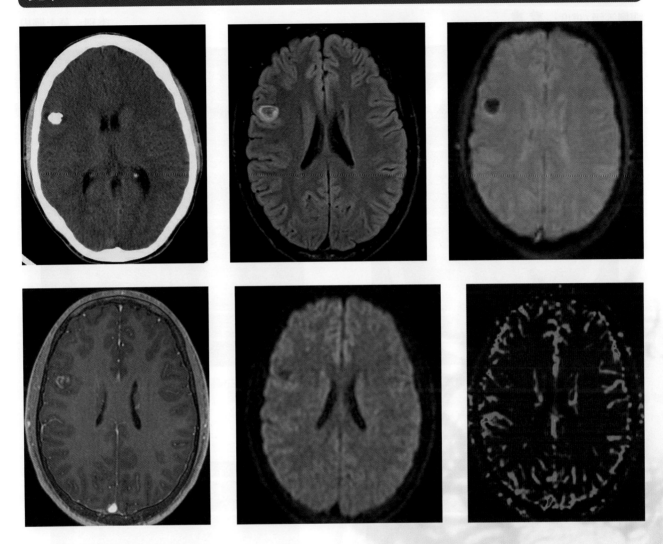

1. 鉴别诊断有哪些？

2. 该肿瘤最常见的位置在哪里？

3. 该肿瘤通常起源于哪里？

4. 该肿瘤的典型影像学特征是什么？

5. 该病的预后如何？

病例等级/难度： 　　　　　　　　　　　　　　　　　**类别：幕上脑内**

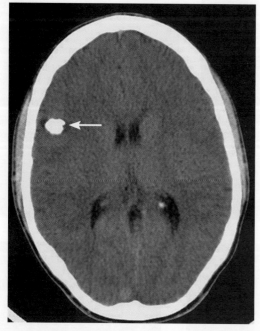

轴位CT平扫图像显示右侧额叶一边界清楚，且致密钙化性病变（箭号）。

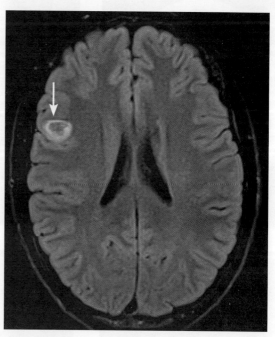

轴位FLAIR像显示右侧额叶皮层及皮层下边界清楚的T₂高信号病灶，周围无T₂高信号。病变的中央部分显示T₂信号降低，可能是由于钙化（箭号）。

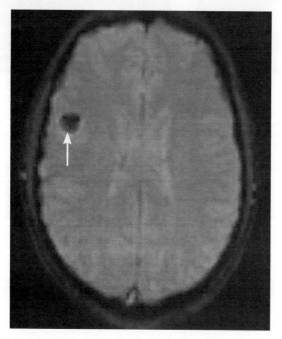

轴位GRE图像显示明显的低信号，无来自病灶内钙化的"开花"伪影（箭号）。

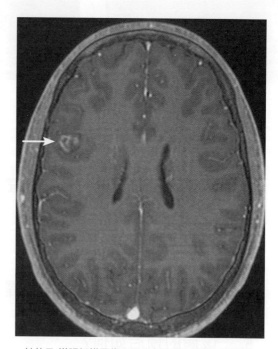

轴位T₁增强扫描图像可见内部不均匀增强（箭号）。

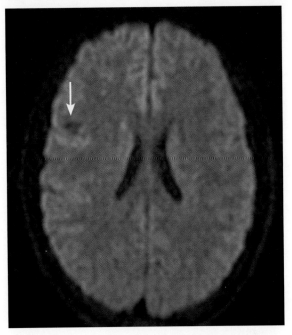

轴位DWI（b=1000）图像显示肿瘤无扩散受限（箭号）。

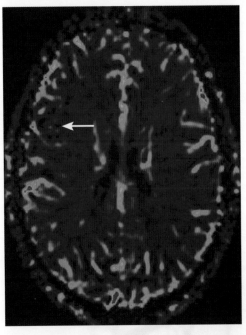

动态磁敏感对比灌注技术的轴位彩色CBV图显示肿瘤呈相对低灌注（箭号）。少突胶质细胞瘤可显示高CBV，在灌注成像上是一种混杂的肿瘤，可被误认为是高级别肿瘤。

答案

1. 基于皮质、边界清楚的肿块鉴别应包括少突胶质细胞瘤、神经节细胞胶质瘤和多形性黄色星形细胞瘤。合并钙化，需考虑晚期脑囊虫病。

2. 50%～65%的少突胶质细胞瘤位于额叶。

3. 少突胶质细胞瘤通常位于皮层，可向皮层下延伸。

4. 少突胶质细胞瘤通常边界清楚，可伴少许灶周水肿。通常表现为T₂高信号伴不均质强化。70%～90%会出现钙化。在灌注成像上，少突胶质细胞瘤可以是混合性肿瘤，因为低级别肿瘤可表现为脑血容量增加。

5. 尽管与Ⅱ级星形细胞瘤相比，Ⅱ级少突胶质细胞瘤的中位生存期更长，但大多数患者死于肿瘤复发和恶性变为间变性少突胶质细胞瘤。完整的手术切除和1p19q缺失（80%的少突胶质细胞瘤）与预后好有关，因为这些缺失与肿瘤细胞对治疗的敏感性增加有关。

要点

- 少突胶质细胞瘤（oligodendroglioma）是WHO

Ⅱ级肿瘤，有向Ⅲ级间变性进展的趋势。

- 肿瘤发生于年轻到中年人。
- 最常发生的部位在额叶皮层和皮层下白质。
- 通常边界清楚，灶周水肿少见，但也可能是少见的浸润性生长。
- 少突胶质细胞瘤通常为T₂高信号伴不均匀强化。
- 先前未强化的肿瘤进展为强化可提示恶变。
- 70%～90%的少突胶质细胞瘤会发生钙化。
- 灌注成像CBV增加，可能会误认为更高级别肿瘤。
- 磁共振波谱成像有助于鉴别Ⅱ和Ⅲ级肿瘤，因为乳酸峰见于高级别肿瘤。

建议阅读

Chawla S, Krejza J, Vossough A, et al. Differentiation between oligodendroglioma genotypes using dynamic susceptibility contrast perfusion-weighted imaging and proton MR spectroscopy. *AJNR Am J Neuroradiol*. 2013 Aug;34(8):1542-1549.

Khalid L, Carone M, Dumrongpisutikul N, et al. Imaging characteristics of oligodendrogliomas that predict grade. *AJNR Am J Neuroradiol*. 2012 May;33(5):852-857.

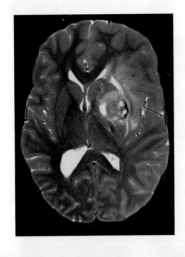
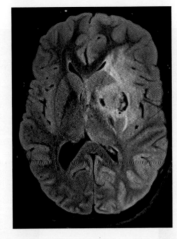
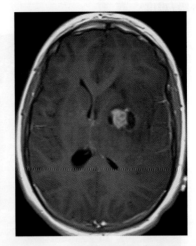

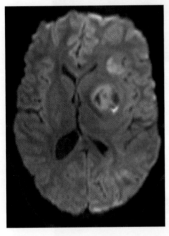
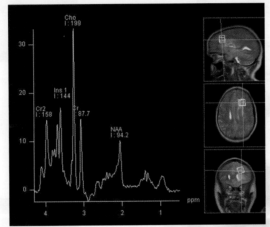
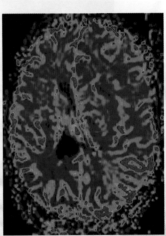

1. 儿童的这些MRI表现有何差异？

2. MRI表现与恶性肿瘤有何相关性？

3. 与髓母细胞瘤（小脑PNET）相比，该病的预后如何？

4. 该肿瘤的典型影像学特征是什么？

5. 术前分期需要什么影像学检查？

病例等级/难度： 　　　　　　　　　　　**类别：幕上脑内**

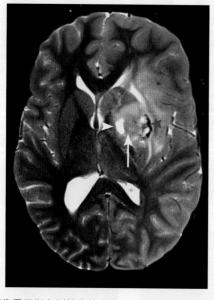

轴位T₂图像显示以左侧基底节为中心的不均质肿块，周围为浸润性T₂高信号。注意病灶中央T₂低信号（白色箭号），提示肿瘤具有富细胞性。还有一个小的出血灶（红色箭头）和囊性坏死区（白色箭头）。

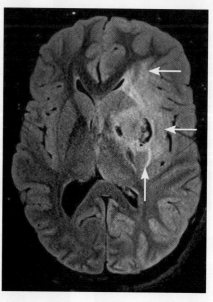

轴位FLAIR图像显示灶周T₂时间延长，可能提示肿瘤浸润伴占位效应（箭号）。

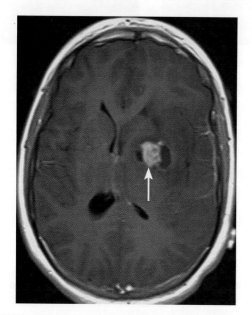

轴位T₁增强扫描后显示病灶中央呈不均匀强化（箭号）。

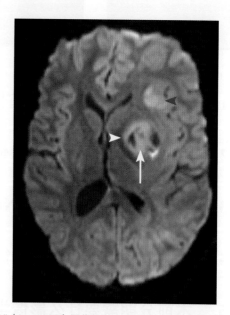

轴位DWI（b=1000）图像显示中央强化区（白色箭号）、内侧缘（白色箭头）和前部非强化区（红色箭头）扩散受限。这些与富细胞性和肿瘤浸润有关。

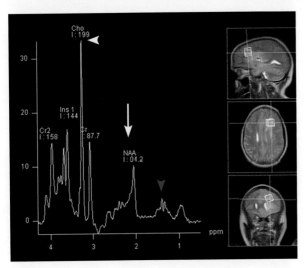

MRS（TE 30 ms）提示无强化区胆碱峰显著升高（白色箭头），NAA降低（白色箭头），出现乳酸双峰（红色箭头），符合恶性肿瘤谱线。

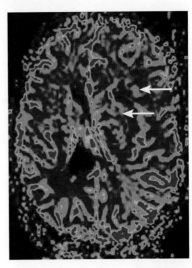

动态磁敏感对比灌注成像的轴位彩色CBV图像显示灌注增加的区域与扩散受限的区域相对应（箭号）。

答案

1. 发生于儿童且具有恶性特征的不均质半球肿块的鉴别诊断包括多形性胶质母细胞瘤、原始神经外胚层肿瘤、非典型畸胎样横纹肌样瘤和具有显著实质侵犯的脉络丛癌。

2. T_2低信号和扩散减低与肿瘤的富细胞区有关，符合高级别恶性肿瘤。这可以在本例原始神经外胚层肿瘤中看到。

3. 与幕上PNET组织学相似的髓母细胞瘤也被认为是脑内或小脑PNET。但幕上PNET预后明显差于髓母细胞瘤。此外，幕上PNET的年幼儿童往往比年长儿童预后更差，这可能是年幼儿童放疗剂量不足的结果。

4. 幕上PNET发病时通常表现为巨大，不均匀强化、出血及囊性坏死。

5. 术前脊柱增强扫描是必要的，以评估种植转移。幕上PNET与髓母细胞瘤相似，具有脑脊液播散倾向。

要点

- 幕上原始神经外胚层肿瘤（supratentorial primitive neuroectodermal tumor，S-PNET）是一种不常见的恶性，分化差的WHO Ⅳ级胚胎性肿瘤，与髓母细胞瘤有重要的病理学联系。
- 与髓母细胞瘤（小脑PNET）相比，S-PNET患者通常预后更差，提示不同的癌基因表达。
- 大脑半球S-PNET发病时通常体积较大且不均匀，可能表现出明显的浸润，相对其体积灶周鲜见T_2时间延长（高信号）。
- 囊性坏死、出血和钙化常见。
- 不均匀强化常见。
- 实性成分T_2信号降低，扩散受限，与富细胞性相对应。
- 脑脊液种植转移常见，术前脊柱成像是必要的。

建议阅读

Erdem E, Zimmerman RA, Haselgrove JC, Bilaniuk LT, Hunter JV. Diffusion-weighted imaging and fluid attenuated inversion recovery imaging in the evaluation of primitive neuroectodermal tumors. *Neuroradiology*. 2001 Nov;43(11):927-933.

Klisch J, Husstedt H, Hennings S, von Velthoven V, Pagenstecher A, Schumacher M. Supratentorial primitive neuroectodermal tumours: diffusion-weighted MRI. *Neuroradiology*. 2000 Jun;42(6):393-398.

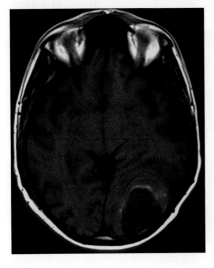 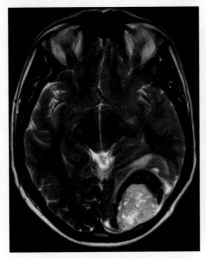 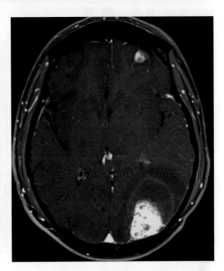

1. 异常位于哪里？

2. 该病变典型影像学表现是什么？

3. 鉴别诊断是什么？

4. 该病变的 T_1 低信号的意义是什么？

5. 该病变的 T_1 高信号的意义是什么？

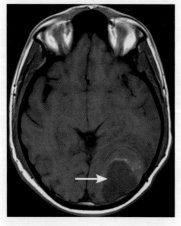

轴位T₁图像显示左侧枕叶实质混杂T₁信号病变，周边病变呈T₁等信号（箭号）。

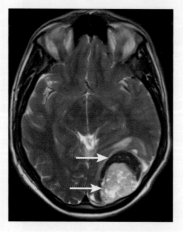

轴位T₂图像显示病灶为混杂T₂信号，但大部分高于大脑信号，边缘为低信号（箭号）：本质上为急性期出血产物为主。

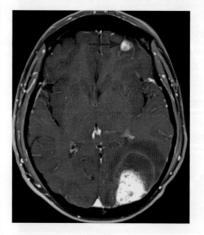

轴位T₁增强扫描显示左侧枕叶脑内病变有中央强化（红色箭号）。左额叶内可见第二个强化病灶，该病灶较左侧枕叶病灶体积小（蓝色箭号）。

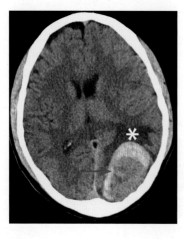

轴位CT图像显示左侧枕叶肿块周边出血（红色箭号）伴邻近水肿（星号）。

答案

1. 病变位于左侧枕叶。

2. 出血性转移瘤（hemorrhagic metastasis）的经典影像学表现为多发性脑内病变伴出血。在CT图像上呈高密度，而在MRI图像上病变信号多样，取决于出血产物的时期。

3. 鉴别诊断包括转移瘤、脓肿和血肿。

4. 慢性期出血在T₁和T₂图像上均为低信号，继发于含铁血黄素和铁蛋白的磁敏感性，这与数周到数年之久的出血相一致。

5. 在MRI上，T₁高信号表明高铁血红蛋白，这提示亚急性期出血。

要点

- 血肿在MRI上的信号多变，取决于出血的时期。
- T₂* 成像开花现象可提示出血。
- T₁中等信号、T₂低信号＝急性期、脱氧血红蛋白。
- T₁高信号、T₂低信号＝亚急性早期，细胞内高铁血红蛋白。
- T₁高信号、T₂高信号＝亚急性晚期，细胞外高铁血红蛋白。
- T₁低信号、T₂低信号＝慢性期，含铁血黄素。
- 对于没有癌症诊断的患者，应考虑进行随访MRI检查以排除潜在肿瘤。
- 黑色素瘤、肾细胞、绒毛膜癌和甲状腺转移瘤容易出血（Mr. CT）。
- 由于肺癌或乳腺癌的发病率较高，出血性转移瘤很可能是肺癌或乳腺癌。

建议阅读

Chan JH, Peh WC. Methemoglobin suppression in T₂-weighted pulse sequences: an adjunctive technique in MR imaging of hemorrhagic tumors. AJR *Am J Roentgenol*. 1999 Jul;173(1):13-14.

Janick PA, Hackney DB, Grossman RI, Asakura T. MR imaging of various oxidation states of intracellular and extracellular hemoglobin. *AJNR Am J Neuroradiol*. 1993 May;12(5):891-897.

Toh CH, Wei KC, Ng SH, Wan YL, Lin CP, Castillo M. Differentiation of brain abscesses from necrotic glioblastomas and cystic metastatic brain tumors with diffusion tensor imaging. *AJNR Am J Neuroradiol*. 2011 Oct;32(9):1646-1651.

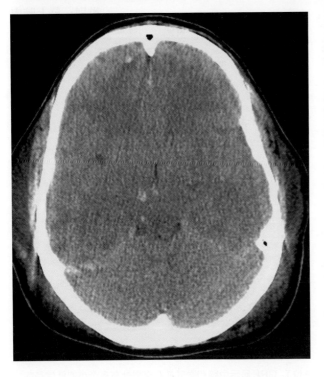 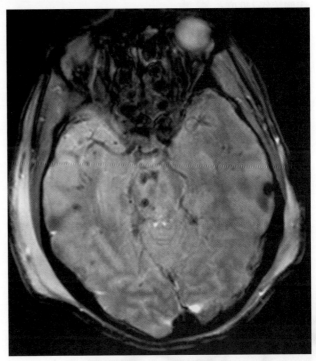

- 1. CT检查异常位于哪里？

- 2. 最常见的病变位置在哪里？

- 3. 病变检查最敏感的MR序列是什么？

- 4. 这些病变的病因是什么？

- 5. 是什么导致了CT的高密度？

病例等级/难度：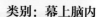　　　　　　　　　　　　　类别：幕上脑内

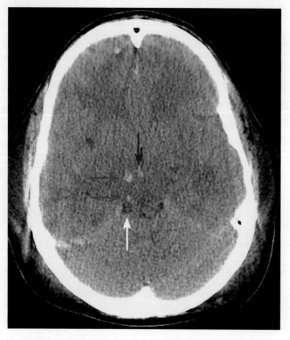

轴位CT显示高密度小病灶。两个位于中脑内（红色箭号），一个位于右额叶内（绿色箭号）。脚间池可见少量蛛网膜下腔出血（蓝色箭号）。脑沟消失，环池显示不清，提示颅内压升高。

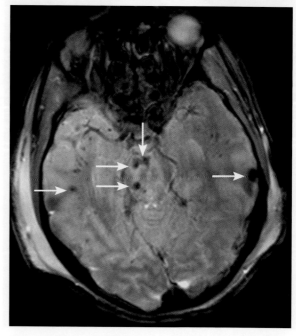

轴位T₂ GRE显示中脑和颞叶灰白交界处有多个小的低信号病灶（箭号）。

答案

1. 高密度病变位于中脑和右额叶内。

2. 弥漫性轴索损伤的典型病变部位包括灰白质交界处、背外侧中脑和胼胝体（压部最常见）。

3. 检出该病最敏感的MR序列是GRE和SWI，它们是T₂*加权序列。

4. 这种病变是继发于创伤性脑损伤。

5. CT高密度的原因是出血。

要点

- 弥漫性轴索损伤（diffuse axonal injury，DAI）是由高速度创伤性事件导致的一种拉伸应变损伤。
- DAI继发于白质和灰质交界的不同密度，加速或减速时其速率不同。
- 出血最多见于灰白质交界处、中脑、胼胝体（以压部最常见）、室管膜下和小脑上脚。
- 出血灶通常直径小于1 cm。
- 使用GRE和SWI序列更容易检出。
- 低GCS且CT检查阴性者，考虑随访MRI排除DAI。
- DAI定位三联征：灰白质交界处，胼胝体及背外侧中脑。

建议阅读

Aiken AH, Gean AD. Imaging of head trauma. *Semin Roentgenol*. 2010 Apr;45(2):63-79.

Blitstein MK, Tung GA. MRI of cerebral microhemorrhages. *AJR Am J Roentgenol*. 2007 Sep;189(3):720-725.

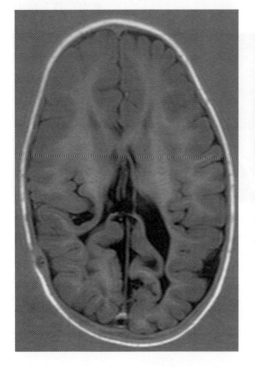 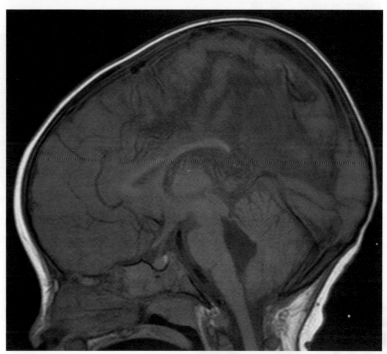

1. 异常位于哪里？

2. 该病变的表现是什么？

3. 诊断该病变的最佳方法是什么？

4. 造成这种表现的原因是什么？

5. 婴幼儿脑室周围的 FLAIR 高信号的鉴别是什么？

病例等级/难度： 🏵🏵

类别：幕上脑内

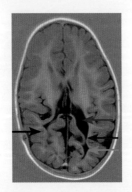 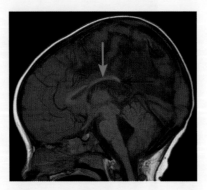 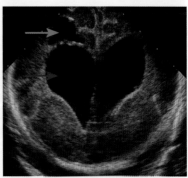

轴位T₁像显示侧脑室（红色箭号）壁波浪状、不规则（绿色箭号），是由于脑室周围白质变薄所致（蓝色箭号）。白质变薄，脑沟和脑回（黑色箭号）几乎到达脑室。放置分流器后，脑室塌陷。

矢状位T₁像显示胼胝体压部（蓝色箭号）和体后部（绿色箭号）因白质丢失而穿过纤维减少。

10周龄的冠状面超声显示脑室周围白质囊变（绿色箭号）。脑室扩张（红色箭号）。

答案

1. 异常位于白质内。

2. 早产儿脑白质损伤（white matter injury of prematurity，W-MIP）是脑室周围白质软化较好的术语，因为任何脑白质都可能受到影响：深部、皮质下或脑室周围。除白质外，神经元和轴索损伤还可累及丘脑、基底节、脑干、小脑和大脑皮质。脑室周围白质和胼胝体体积丢失伴脑室代偿性扩张和脑室边缘不规则通常见于慢性期。

3. MRI是检测脑白质损伤的最佳手段。超声诊断腔隙性白质损伤，但对非腔隙性白质损伤诊断不足。

4. 大部分时间，脑室周围白质损伤是由于早产儿缺氧缺血性损伤所致。早产新生儿也有脑室内出血的危险。因此，许多W-MIP患儿可能既往有脑室内出血史，在梯度/磁敏感MR序列上可视为陈旧出血性产物。然而，脑室周围白质损伤也可以发生在其他情况，如感染、代谢性疾病、脑积水和先天性心脏病。

5. 除了缺氧缺血性损伤引起的白质损伤外，脑室周围白质中的终末髓鞘区也可能是脑室周围白质T₂高信号的正常原因。脑积水脑脊液室管膜外渗也可引起脑室周围区高信号T₂信号。

建议阅读

Izbudak I, Grant PE. MR imaging of the term and preterm neonate with diffuse brain injury. *Magn Reson Imaging Clin N Am*. 2011 Nov;19(4):709-31; vii.

Sie LT, van der Knaap MS, van Wezel-Meijler G, Taets van Amerongen AH, Lafeber HN, Valk J. Early MR features of hypoxic-ischemic brain injury in neonates with periventricular densities on sonograms. *AJNR Am J Neuroradiol*. 2000 May;21(5):852-861.

Volpe JJ. Hypoxic-ischemic encephalopathy: neuropathology and pathogenesis. In: Volpe JJ, ed. *Neurology of the Newborn*. Philadelphia, PA: Saunders-Elsevier; 2008.

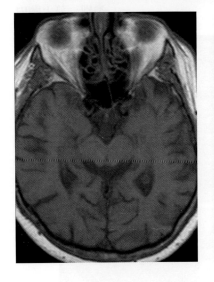 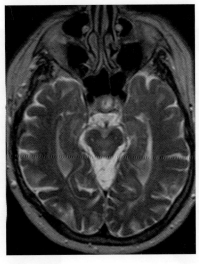 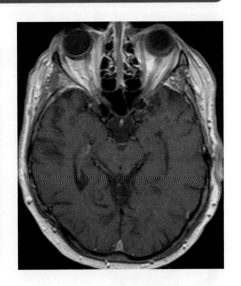

- 1. 异常位于哪里？

- 2. 该病变的经典影像学表现是什么？

- 3. 鉴别诊断是什么？

- 4. 该病变 MRI GRE 图像低信号的意义是什么？

- 5. 该病变的治疗方法是什么？

病例等级/难度： ♛ ♛ 　　　　　　　　　　　　　　　　　　类别：幕上脑内

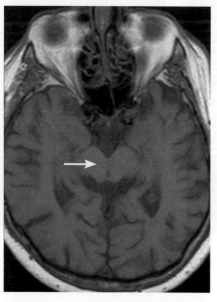

轴位T₁加权成像未显示任何发现。（箭号）表示将在其他序列上看到病变的位置。

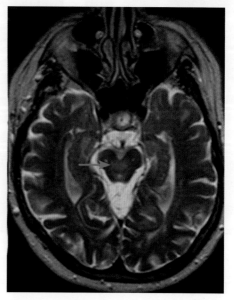

轴位T₂图像显示右侧中脑靠近红核（箭号）处信号增高。

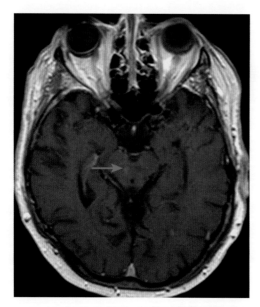

轴位T₁增强扫描图像显示病灶呈轻度强化（箭号）。

答案

1. 该异常位于中脑内。

2. MRI上的经典表现在T₁和T₂加权成像上几乎看不到。T₂可能显示出高信号，但标志性发现是呈"刷状"强化。

3. 鉴别诊断包括胶质瘤、毛细血管扩张症和转移瘤。

4. 出血仅见于与海绵状血管畸形相关的情况。T₂*序列信号的减低被认为是扩张毛细血管内的脱氧血红蛋白所致。

5. 该病不需要治疗。这些被认为是"不要触碰"血管畸形。

要点

- 毛细血管扩张症（capillary telangiectasia）是一种良性的血管畸形，通常是无症状的，不需要治疗。
- 最常见的位置是脑干（大多数是脑桥）。
- 脑干"刷状"或"点状"轻度强化。
- 通常尺寸为亚厘米级。
- 当存在占位效应时应考虑肿瘤（转移瘤或胶质瘤）。

建议阅读

Castillo M, Morrison T, Shaw JA, Bouldin TW. MR imaging and histologic features of capillary telangiectasia of the basal ganglia. *AJNR Am J Neuroradiol.* 2001 Sep;22(8):1553-1555.

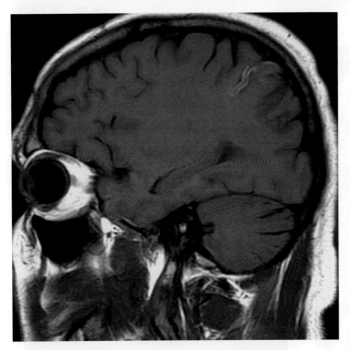 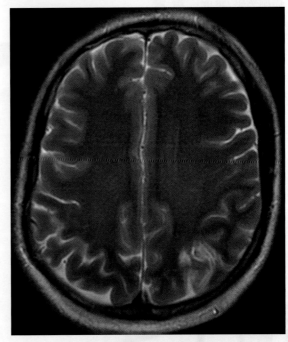

🔲 **1.** 异常位于哪里?

🔲 **2.** 该病变的经典影像学表现是什么?

🔲 **3.** 该病病因可能是什么?

🔲 **4.** 病变出现在缺血发生后的什么时间?

🔲 **5.** 病变的治疗方法是什么?

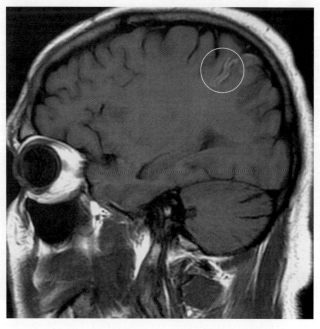

矢状位T₁图像显示左侧顶叶皮层内脑回状高信号伴体积减少（圆形）。

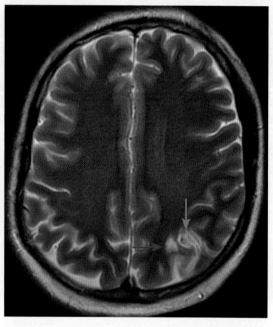

轴位T₂像显示左侧顶叶皮层内的脑回状T₂高信号（绿色箭号），并相应体积减小和神经胶质增多（红色箭号）。

答案

1. 病变位于顶叶。

2. 在CT上，皮层内通常呈线状脑回状高密度。在MRI上，可以看到受累灰质呈脑回状T₁高信号和相应的体积减小。

3. 皮质层状坏死是亚急性期缺血性改变的后果，但也被描述为化疗或免疫抑制治疗后反应。

4. 皮质层状坏死通常在缺血发生后2周出现。

5. 本病不需要任何治疗。对卒中和引起皮质损害的其他原因进行全面检查可能是有必要的。

要点

- 皮质层状坏死（cortical laminar necrosis，CLN）可见于皮质细胞毒性的亚急性期，是缺血性事件最常见的后果。
- CLN也可见于化疗或免疫抑制治疗后。
- 这种损伤发生在大脑皮质的第三层。
- 若出现环形强化，则考虑转移。
- 如果存在占位效应，则考虑肿瘤。

建议阅读

Ginat DT, Meyers SP. Intracranial lesions with high signal intensity on T₁-weighted MR images: differential diagnosis. *Radiographics*. 2012;32(2):499-516.

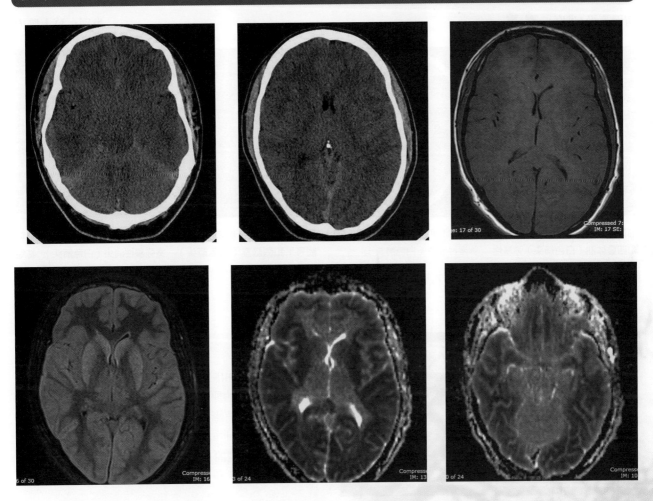

1. 这种表现的常见原因是什么？

2. 最敏感的成像方式是什么？

3. 鉴别诊断是什么？

4. 在轻、中度缺血性损伤中，哪里是常见的发病部位？

5. 哪些结构由于高代谢而更容易受到缺血性损伤？

病例等级/难度： 🍁🍁   **类别：幕上脑内**

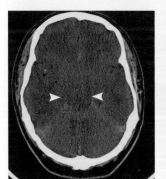

轴位CT平扫显示脑沟、鞍上池和四叠体池（白色箭头）弥漫性消失。

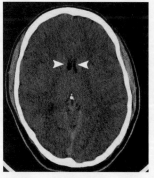

轴位CT平扫显示脑沟及侧脑室弥漫性消失（白色箭头）。

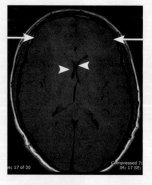

轴位T₁图像显示脑沟（白色箭号）和侧脑室（白色箭头）弥漫性消失。

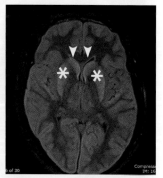

轴位FLAIR图像显示脑沟和侧脑室弥漫性消失（白色箭头）。基底节出现T₂高信号（星号）增加。

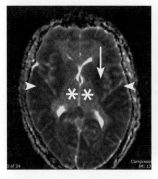

DWI ADC图显示双侧皮质（白色箭头）和基底节（白色箭号）弥漫性扩散受限，双侧丘脑（白色星号）相对豁免。

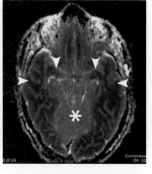

DWI ADC图像显示双侧皮层和海马弥漫性弥散受限（白色箭头），小脑豁免（白星）。

要点

- 心搏骤停和脑血管疾病是成人缺氧缺血性损伤最常见的原因。
- 高度可变的影像学表现取决于损伤的严重程度和持续时间，以及成像研究的类型和时间。
- 轻度至中度的全脑缺血通常导致分水岭区梗死。
- 严重缺血主要是由于高代谢活性导致灰质结构改变。
- CT表现包括弥漫性脑水肿、脑沟消失、灰白质分界消失、反向灰白质密度和白色小脑征。
- DWI和MRS是检出最敏感的成像序列，DWI在缺血第1小时即可表现为阳性。

答案

1. 成人缺氧缺血性损伤更多是心搏骤停或脑血管疾病的结果。溺水和窒息仍然是年龄较大儿童的常见原因。

2. DWI是最敏感的成像方式，在缺血事件发生的第1个小时呈阳性。

3. 高血压脑病、毒性/代谢性脑病和克雅氏病是主要鉴别诊断。

4. 在轻-中度缺氧事件中，由于血管供应远端的低灌注，分水岭区是典型的发病位置。

5. 灰质和深部灰质核团是由于树突突触数量多、代谢活性高而发生严重缺氧事件的危险区域。

建议阅读

Huang BY, Castillo M. Hypoxic-ischemic brain injury: imaging findings from birth to adulthood. *Radiographics*. 2008 Aug;28(2):417-439; quiz 617.

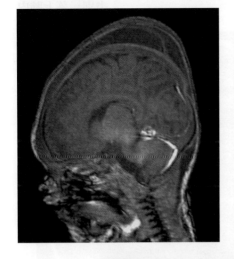
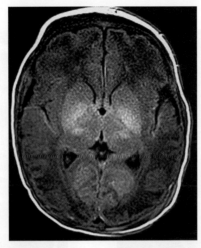
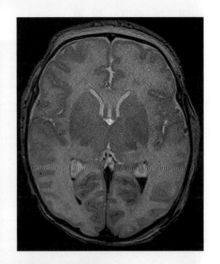

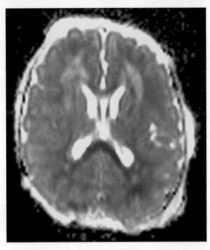
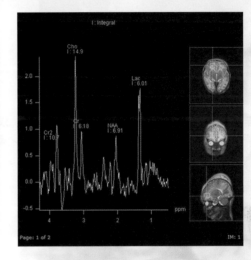

1. 轻度至中度损伤中有什么结构受累?

2. 该疾病最常见的原因是什么?

3. DWI什么时候对这种疾病帮助最大,通常看到的是什么?

4. T_1和T_2成像在亚急性期可以看到什么?

5. 哪些影像学检查与较差的预后结果相关?

病例等级/难度：💀💀　　　　　　　　　　　　　　　　类别：幕上脑内

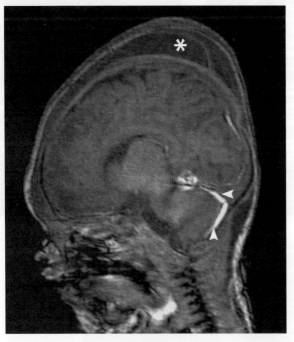

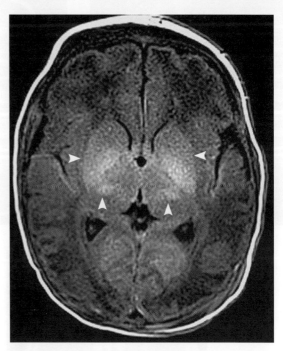

矢状位 T₁ 图像显示顶部有一大片头皮血肿（白色星号），沿小脑幕和后颅窝（白色箭头）有一薄层状短 T₁ 信号，提示来自产伤造成的硬膜下血肿。

双侧基底节水平轴位 T₁ 图像显示壳核和腹外侧丘脑（箭头）的 T₁ 高信号高于正常，提示亚急性缺血性损伤。

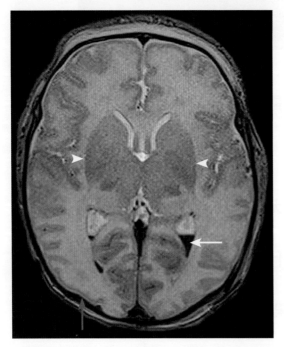

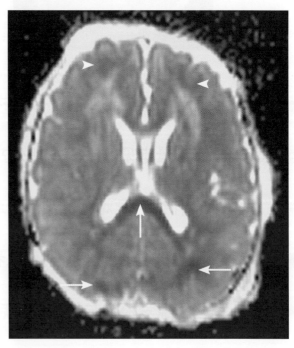

轴位 T₂ 图像显示亚急性损伤引起的壳核和腹外侧丘脑部的 T₂ 低信号（箭头）。注意脑室内分层的血液（箭号）和脑回水肿的区域（红色箭号）。

轴位 ADC 图显示双侧大脑半球皮层下白质弥漫性扩散受限缓解（白色箭头）而胼胝体压部和顶叶皮质下白质（白色箭号）明显扩散受限。这表明严重弥漫性缺血损伤后的细胞延迟死亡。

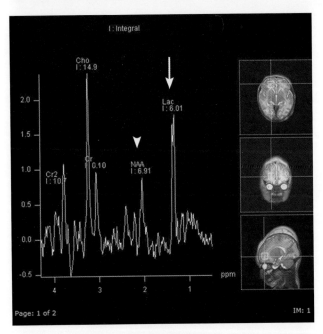

MRS（TE 270 ms，体素放置右侧侧脑室旁）显示NAA峰降低（白色箭头），乳酸峰升高（白色箭号）。

答案

1. 在足月新生儿缺氧缺血性损伤（hypoxic ischemic injury）中轻至中度低灌注损伤影响血管内分水岭区，包括皮质和矢状窦旁白质。

2. 继发于难产的围生期窒息是足月新生儿发生缺氧缺血性损伤最常见的原因。

3. ADC假正常化发生在新生儿比成人快，在5～7天而不是7～10天。在急性期缺氧缺血性损伤中，DWI比T_1/T_2图像更敏感，特别是在正常无髓鞘白质的背景下。由于细胞延迟死亡损伤，DWI异常信号可在最初几天后增加。

4. 在亚急性缺氧缺血性损伤（从3～6天开始）中，受累脑结构呈T_1高信号和T_2低信号。因为在亚急性期ADC图开始假正常化，所以仔细评估T_1及T_2变化对于了解损伤程度很重要。

5. 严重的低灌注损伤累及深部灰质、罗兰区周围皮层（perirolandic cortex）、脑干和小脑。这些因素，以及NAA减少和乳酸增加，与预后差相关。

要点

- 围生期窒息是缺氧缺血性损伤的最重要原因。
- 轻到中度的低灌注通常影响矢状窦旁位置血管间分水岭区，包括皮质和白质。
- 严重的低灌注通常会影响灰质，包括腹外侧丘脑、壳核后部、海马、皮质脊髓束和感觉运动皮质。
- 出生后24小时至5天DWI能更敏感地检测细胞毒性水肿。与成人比，具有假正常化表现。
- 亚急性（3～6天）的变化通常表现为T_1信号增加和T_2信号降低。
- 慢性变化将表现为体积减少、囊性脑软化和胶质增生。
- 磁共振波谱（magnetic resonance spectroscopy，MRS）是检测脑损伤代谢紊乱最敏感的方法，NAA降低和乳酸峰升高与预后不良相关。

建议阅读

Chao CP, Zaleski CG, Patton AC. Neonatal hypoxic-ischemic encephalopathy: multimodality imaging findings. *Radiographics*. 2006 Oct;26(suppl 1): S159-S172.

Liauw L, van der Grond J, van den Berg-Huysmans AA, Palm-Meinders IH, van Buchem MA, van Wezel-Meijler G. Hypoxic-ischemic encephalopathy: diagnostic value of conventional MR imaging pulse sequences in term-born neonates. *Radiology*. 2008 Apr;247(1):204-212.

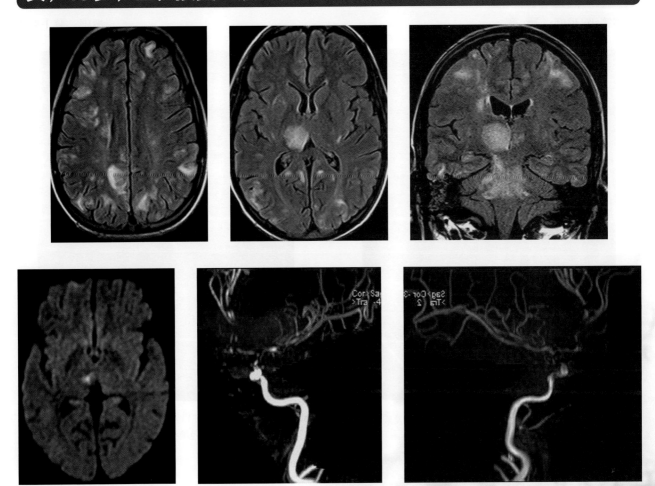

....

■ 1. 鉴别诊断是什么？

■ 2. 该病典型的临床特征是什么？

■ 3. 该病在中枢神经系统受累情况如何？

■ 4. 该病影像学特征是什么？

■ 5. 多久进行一次任何形式的血管造影术来显示该病的血管炎性改变？

病例等级/难度： ❀ ❀

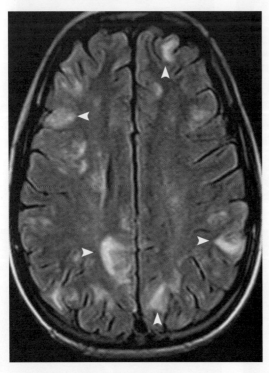

轴位FLAIR图像显示多灶性FLAIR高信号，主要累及双侧大脑半球皮层及近皮层/皮层下白质（白色箭头）。

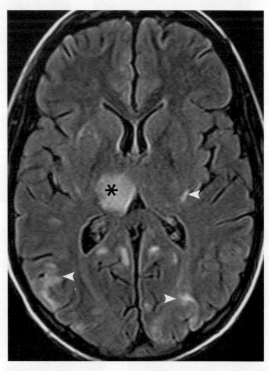

轴位FLAIR图像显示多灶性FLAIR高信号，主要累及颞枕叶皮层及邻近皮层/皮层下白质（白色箭头）以及右侧丘脑（黑色星号）。

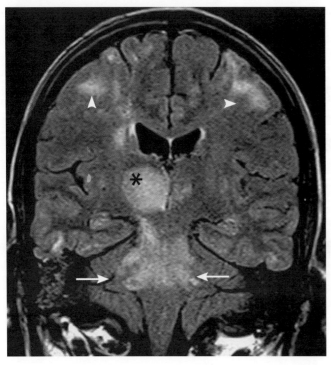

冠状位FLAIR图像显示双侧皮层及皮层下高信号（白色箭头）也累及右侧丘脑（黑色星号）和脑桥（白色箭号）。

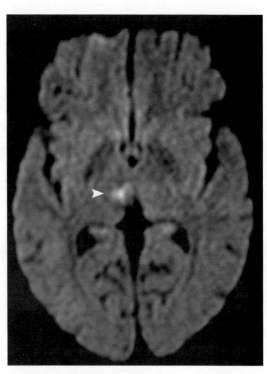

DWI图像显示右侧丘脑局灶性梗死灶（白色箭头）扩散受限。

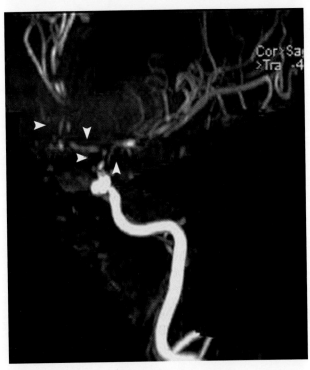

MRA MIP 显示左侧颈内动脉海绵窦前段、海绵窦段及 A1、M1 段（白色箭头）弥漫性不规则狭窄，符合血管炎改变。

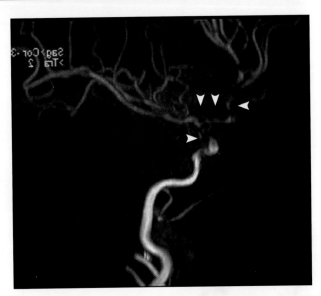

MRA MIP 图像显示右颈内动脉海绵窦前段、海绵窦段 A1、M1 段（白色箭头）弥漫性不规则狭窄，符合血管炎改变。

答案

1. 这是一例系统性红斑狼疮（systemic lupus erythematosus，SLE）。灰质和皮层下白质的多发 T2 高信号的鉴别诊断是广泛的，包括急性播散性脑脊髓炎、Susac 综合征、遗传性卒中病变如 CADASIL 和血管炎如 Behcet 病。

2. SLE 的典型表现是育龄期妇女，发热、关节疼痛和面颊疹。

3. 约 75% 的 SLE 患者中枢神经系统受累。

4. 神经精神性 SLE 的 MRI 常正常。然而，当影像学表现为阳性时，可表现为4种模态：①局灶性梗死见于抗心磷脂抗体和狼疮抗凝血抗体增高的患者；②白质多发 T2 高信号灶见于微梗死；③灰质局灶性 T2 高信号区——"迁徙"性水肿区；④与抗神经丝抗体相关的弥漫性类固醇反应性皮质下病变。

5. 在任何血管成像方式上狼疮表现为血管炎是罕见的。尽管经导管血管造影仍是评价血管解剖的金标准，但 SLE 的血管炎性改变很少被显示出来。

要点

- 多系统自身免疫性结缔组织病。
- 75% 的病例累及中枢神经系统。
- 最常见的表现是器质性脑病（35%～75% 的病例），包括急性意识模糊、嗜睡、昏迷、慢性痴呆、抑郁或精神病。
- 其他临床表现包括继发于弥漫性脑炎的急性或亚急性精神状态改变、可逆性后部脑病综合征、癫痫发作、颅神经受累、卒中、周围神经病变、肌病、脊髓受累，以及疲劳。
- 神经精神性狼疮通常影像学正常。
- DWI 图像显示缺血或梗死扩散受限，血管源性水肿扩散增加。
- 狼疮性血管炎（lupus vasculitis）很少在血管造影上显示。

建议阅读

Luyendijk J, Steens SC, Ouwendijk WJ, et al. Neuropsychiatric systemic lupus erythematosus: lessons learned from magnetic resonance imaging. *Arthritis Rheum*. 2011 Mar;63(3):722-732.

Steup-Beekman GM, Zirkzee EJ, Cohen D, et al. Neuropsychiatric manifestations in patients with systemic lupus erythematosus: epidemiology and radiology pointing to an immune-mediated cause. *Ann Rheum Dis*. 2013 Apr;72(suppl 2):ii76-ii79.

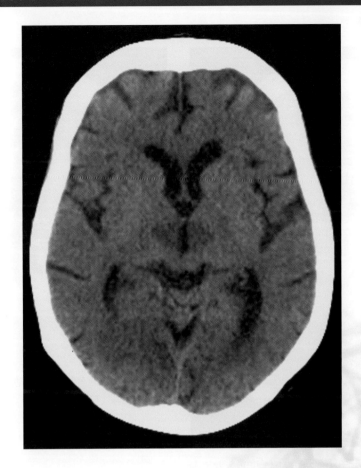

■ 1. 鉴别诊断是什么？

■ 2. 该病变的典型临床特征是什么？

■ 3. 通常哪些结构易受累？

■ 4. Percheron动脉起源于哪里？

■ 5. 哪种检查对急性梗死最敏感？

病例等级/难度: 🌑🌑

类别：幕上脑内

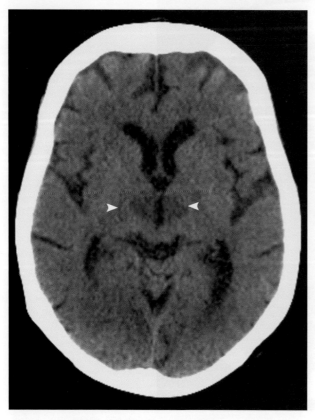

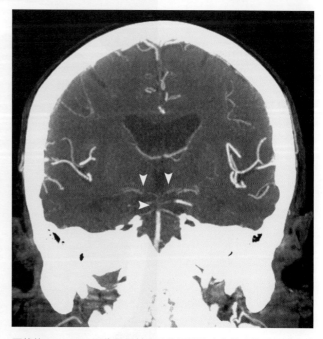

冠状位CTA MIP图像显示基底动脉远端腔内血栓延伸至双侧大脑后动脉P1段（白色箭头）。

轴位CT平扫图像显示双侧旁正中丘脑低密度灶（白色箭头）。

答案

1. 双侧丘脑低密度的鉴别诊断包括Percheron动脉梗死、深静脉血栓形成、Wernicke脑病和基底动脉尖梗死。

2. 基底动脉尖梗死是一种被认为视觉和动眼神经功能障碍、嗜睡或行为改变的综合征。

3. 基底动脉远端供应的结构包括中脑和丘脑，而大脑后动脉（posterior cerebral artery，PCA）分布区（枕叶和旁正中顶叶）通常也参与其中。

4. Percheron动脉是一种罕见的脑部解剖变异，在这种变异中，单个动脉干从PCA产生，向两侧供应旁正中丘脑和吻侧中脑。

5. 扩散加权成像对急性期梗死最敏感，持续时间可达7~10天。

要点

- 基底动脉尖梗死（top of the basilar infarct）是临床上可辨认的综合征。
- 视觉、眼球运动障碍、嗜睡和行为改变。
- 运动障碍相对缺乏。
- 累及吻侧中脑、丘脑和后部脑叶。
- CT上呈低密度，MRI上表现扩散受限。
- CTA或MRA有助于评价腔内血栓的范围。
- 双侧旁正中丘脑病变也可提示Percheron动脉梗死或Wernicke脑病。

建议阅读

Matheus MG, Castillo M. Imaging of acute bilateral paramedian thalamic and mesencephalic infarcts. *AJNR Am J Neuroradiol*. 2007 May;24(10):2005-2008.

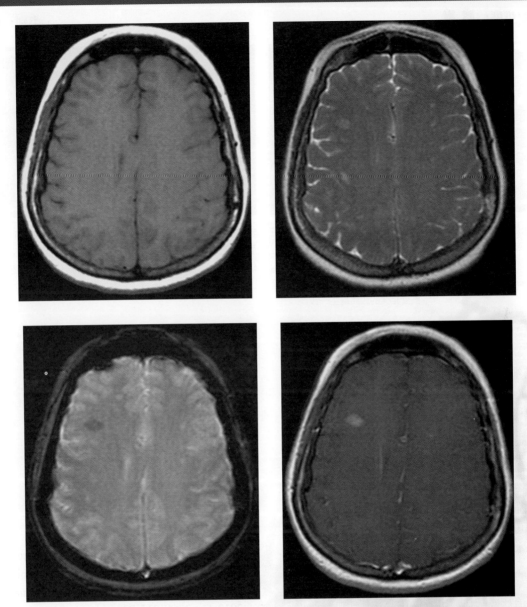

1. 鉴别诊断是什么？

2. 该病典型的临床表现是什么？

3. 该病典型的影像学特征是什么？

4. 该病变最常见的部位是哪里？

5. 该病变的治疗方法是什么？

病例等级/难度：🐾🐾

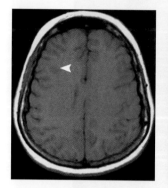 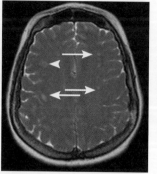 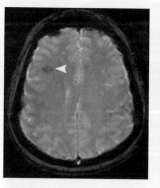 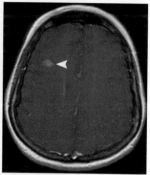

轴位T₁图像显示右侧额叶皮层下白质（白色箭头）T₁等信号灶。

轴位T₂图像显示右侧额叶皮层下白质（白色箭头）T₂高信号灶。也注意到双侧半卵圆中心数个T₂高信号灶（白色箭号），与小血管病变相关的胶质增生一致。

轴位GRE图像显示右侧额叶皮层下白质（白色箭头）磁敏感伪影。

轴位T₁增强扫描图像显示右侧额叶皮质下白质病变可见不规则强化，无邻近水肿（白色箭头）。

答案

1. 这种毛细血管扩张症的鉴别诊断包括动静脉畸形（arterial venous malformation，AVM）、海绵状血管瘤和转移瘤。

2. 大多数毛细血管扩张症患者无症状，在神经影像学上偶然发现。

3. 增强后图像观察毛细血管扩张症最佳，可以看到显著刷状强化和T₂*图像上来自血池的磁敏感伪影。T₁信号可能为正常或略低于白质，T₂信号稍增高。无周围水肿。

4. 最常见的位置是脑桥、中脑、小脑、齿状核和脊髓。

5. 不需要治疗或随访。出血仅在合并其他血管畸形时发生。

要点

- 脑实质内穿插异常毛细血管区域。
- 位列发育性静脉异常（developmental venous anomaly，DVA）之后第二常见的血管畸形。
- 可表现为单个或多个病灶，如果合并DVA和（或）海绵状血管畸形可观察到微出血区域。
- 最常见的部位是脑桥、中脑、小脑、齿状核和脊髓。

- 通常无症状。
- GRI/SWI和增强扫描是最敏感的。
- 典型的影像学特征包括T₁正常到略低信号，T₂稍高信号且伴有来自血池的"开花"/磁敏感伪影，及刷状对比增强。
- 对邻近脑实质无占位效应。
- 不需要治疗。

建议阅读

El-Koussy M, Schroth G, Gralla J, et al. Susceptibility-weighted MR imaging for diagnosis of capillary telangiectasia of the brain. *AJNR Am J Neuroradiol.* 2012 Apr;33(4):715-720.

Huddle DC, Chaloupka JC, Sehgal V. Clinically aggressive diffuse capillary telangiectasia of the brain stem: a clinical radiologic-pathologic case study. *AJNR Am J Neuroradiol.* 1999 Oct;20(9):1674-1677.

Lee RR, Becher MW, Benson ML, Rigamonti D. Brain capillary telangiectasia: MR imaging appearance and clinicohistopathologic findings. *Radiology.* 1997 Dec;205(3):797-805.

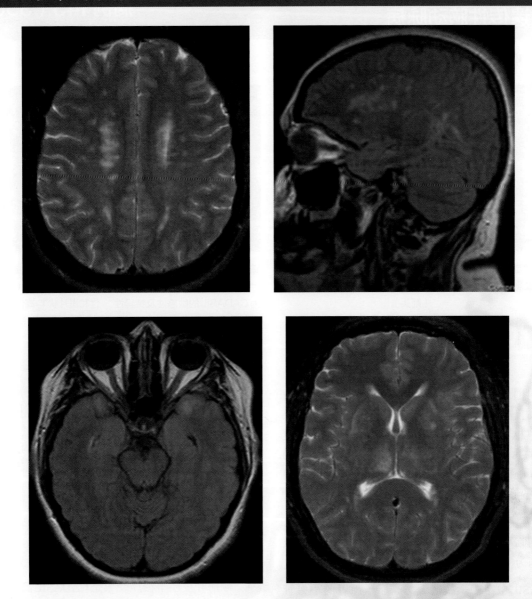

1. 鉴别诊断是什么？

2. 该病的典型临床特征是什么？

3. 该病通常累及的脑结构是哪里？

4. 该病的敏感和特异性征象是什么？

5. 该病的预后如何？

病例等级/难度：🌑🌑　　　　　　　　　　　　类别：幕上脑内

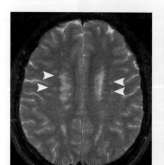

轴位T₂图像显示半卵圆中心（箭头）多发高信号病灶。

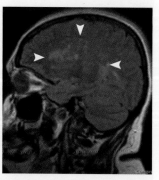

非正中矢状位FLAIR图像显示脑室周围和皮层下多个高信号灶（箭头）。

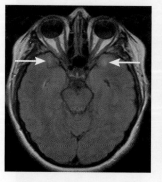

轴位FLAIR图像显示双侧颞前叶（箭号）皮层下白质高信号，为CADASIL的敏感性及特异性征象。

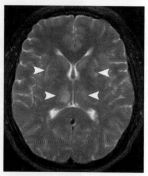

基底节区层面轴位T₂图像也显示深部灰质核团（箭头）局灶性和斑片状T₂高信号灶。

答案

1. 脑室周围白质斑片状胶质增生是典型的小血管病变，来自高血压的皮层下动脉硬化是最常见的原因。中枢神经系统血管炎和皮质下梗死伴白质脑病的常染色体显性遗传性脑动脉病（cerebral autosomal dominant arteriopathy with subcortical infarct and leukoencephalopathy，CADASIL）是这种影像学表现的罕见原因。

2. 典型的临床特征是青壮年，以TIA、卒中样症状或偏头痛为主要表现，常无卒中的传统危险因素。

3. CADASIL中卒中累及区域与高血压患者的小血管分布相似，包括脑室周围和皮层下白质、基底节区及内囊白质。大脑皮质通常不受累。

4. CADASIL的一个敏感而特异的征象是双侧颞前叶皮层下白质受累呈T₂高信号，这在高血压引起的小血管病中并不常见。

5. CADASIL没有特定的治疗方法。大多数患者的认知功能下降和行为改变，男性的寿命更短。

要点

- CADASIL是一种具有NOTCH3突变的遗传性小血管病。
- 短暂性脑缺血发作、卒中样症状和偏头痛是典型的初始表现，并进展为神经功能障碍，包括认知障碍和行为障碍。
- 患者可能没有传统的卒中危险因素，并出现在较年轻时。
- 腔隙性脑梗死的分布与高血压所见皮层下动脉硬化性脑病相似。
- 颞前叶皮层下白质受累是CADASIL高度敏感性和特异性的征象，高血压动脉硬化中不常见。

建议阅读

De Guio F, Reyes S, Duering M, Pirpamer L, Chabriat H, Jouvent E. Decreased T₁ contrast between gray matter and normal-appearing white matter in CADASIL. *AJNR Am J Neuroradiol*. 2014 Jan;35(1):72-76.

Liem MK, Lesnik Oberstein SA, Haan J, et al. Cerebrovascular reactivity is a main determinant of white matter hyperintensity progression in CADASIL. *AJNR Am J Neuroradiol*. 2009 Jun;30(6):1244-1247.

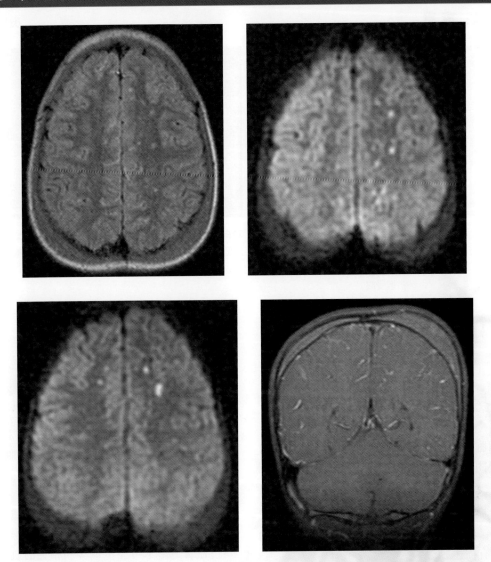

---

1. 鉴别诊断是什么？

2. 与该疾病相关的血管疾病是什么？

3. 该疾病颅内动脉造影有什么异常？

4. 什么疗法可以诱导胎儿血红蛋白来治疗该疾病？

5. 该病影像学上脑梗死的典型部位在哪里？

病例等级/难度：🐿🐿 类别：幕上脑内

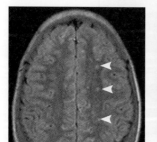

轴位FLAIR图像显示左额叶皮层下白质点状高信号灶（箭头）。

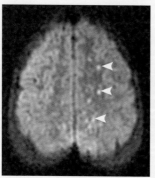

轴位DWI（b=1000）图像显示左侧额叶皮层下白质（箭头）明显高信号灶，提示急性期梗死，扩散受限。

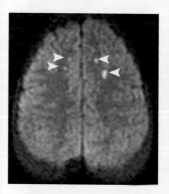

轴向DWI（b=1000）图像显示双侧额叶皮层下白质区域明显高信号，提示急性期梗死灶（箭头）。

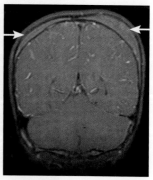

冠状位压脂增强扫描图像显示颅板增厚和板障内的骨髓扩张（箭号）。

答案

1. 小的点状或斑片状白质梗死灶的鉴别诊断包括CADASIL、CNS血管炎、高血压动脉硬化和镰状细胞病，其中，只有镰状细胞病引起颅骨的红骨髓扩张。

2. 与镰状细胞病相关的血管病包括红细胞镰状化引起的血管闭塞危象、大血管病变、动脉瘤以及烟雾病。

3. 烟雾病中所见的颈内动脉远端狭窄，豆纹侧支形成也可见于镰状细胞病。动脉瘤、静脉血栓形成和动脉夹层也有描述。

4. 羟基脲可诱导胎儿血红蛋白，减轻镰状细胞疾病中痛苦的血管闭塞危象的次数。

5. 分水岭位置和小血管位置是最常见的，如矢状窦旁白质，以及ACA和MCA分布之间。

要点

- 镰状细胞病（sickle cell disease）是一种常染色体隐性遗传病，染色体11p15.5上的血红蛋白基因发生突变。
- 镰状脱氧红细胞导致毛细血管聚集和血管闭塞，以及黏附于血管内皮所致的更大的血管病变。
- 患者典型表现为儿童时期的卒中，是非裔美国儿童卒中的主要原因。
- 磁共振脑成像可优势显示小血管分布梗死：ACA、MCA分水岭分布，包括矢状窦旁白质。
- 血管造影术可显示烟雾病相关的血管病，即颈内动脉远端严重狭窄伴显著豆纹侧支形成。
- 颅板板障增宽是贫血引起的红骨髓增生的典型表现。

建议阅读

Sun B, Brown RC, Hayes L, et al. White matter damage in asymptomatic patients with sickle cell anemia: screening with diffusion tensor imaging. *AJNR Am J Neuroradiol*. 2012 Dec;33(11):2043-2049.

Winchell AM, Taylor BA, Song R, et al. Evaluation of SWI in children with sickle cell disease. *AJNR Am J Neuroradiol*. 2014 May;35(5):1016-1021.

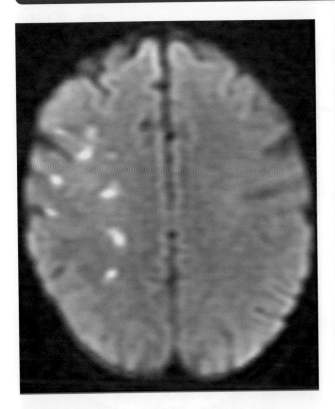 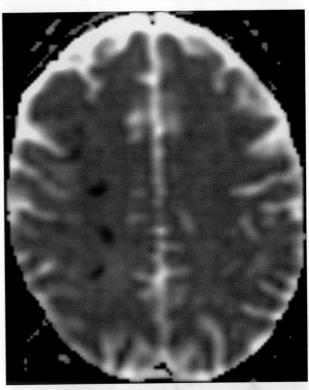

1. 异常发生在哪里?

2. 病变的经典影像学表现是什么?

3. 鉴别诊断是什么?

4. 该病变的病因是什么?

5. 该病变的治疗方法是什么?

病例等级/难度：🐛🐛

类别：幕上脑内

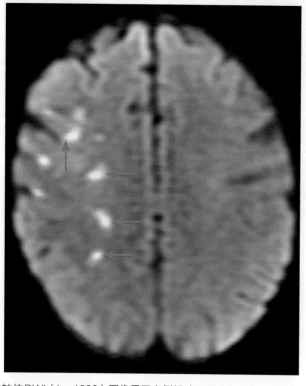

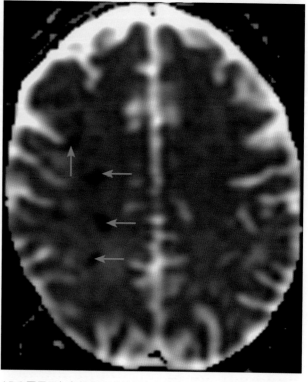

轴位DWI（b=1000）图像显示右侧额叶及顶叶白质多个点状异常高信号灶，符合MCA分布和深部分水岭分布皮质（箭号）。

ADC图显示与急性梗死（箭号）细胞毒性水肿相一致的相应信号减低区。

答案

1. 异常位于额叶深部白质及皮质。

2. 栓塞性梗死（embolic infarction）通常是多发性的，并且可以在大小和时间上变化。皮质末端分支和穿支动脉通常根据栓子的大小而受累。急性梗死在DWI上表现为扩散受限。

3. 鉴别诊断包括转移瘤、栓塞性梗死、化脓性栓子和脱髓鞘疾病。

4. 栓塞性梗死通常来自心源性，无论是来自瓣膜赘生物还是来自房颤。颈内动脉粥样硬化斑块也是栓子的来源。

5. 该病变的治疗是支持性护理，对于动脉粥样硬化疾病需考虑抗血栓治疗。进行心脏检查以明确栓子来源。

要点

- 累及皮质终末分支和穿通动脉，视栓子大小而定。

- 在深部白质的穿通动脉内，可有经典的"串珠状"或"玫瑰状"外观，典型的有3个或3个以上病灶呈线性分布。

- 这些所谓的"珍珠"通常被定义为小于2 cm的信号灶。

- 多发卒中在不同年龄血管分布不同。

- 心脏超声对显示瓣膜赘生物有帮助。

建议阅读

Mangla R, Kolar B, Almast J, Ekholm SE. Border zone infarcts: pathophysiologic and imaging characteristics. *Radiographics*. 2011;31(5):1201-1214.

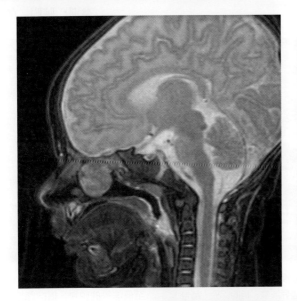
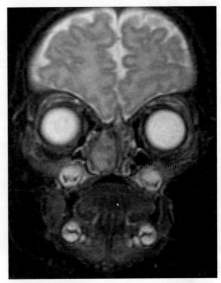

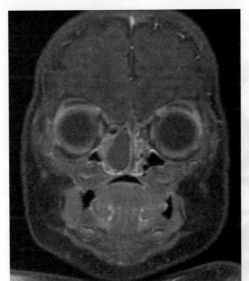

....

■ **1.** 该病变的鉴别诊断是什么？

■ **2.** 该病变的病理生理学过程是什么？

■ **3.** 该病变的治疗方法是什么？

■ **4.** 该病变的复发率是多少？

■ **5.** 该病变的潜在并发症是什么？

病例等级/难度：🌰🌰　　　　　　　　　　　　　类别：脑膜、颅骨和头皮

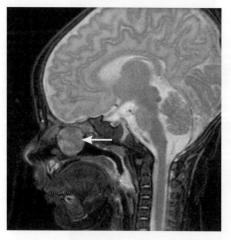 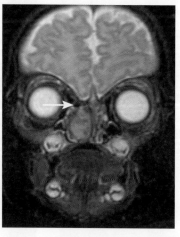 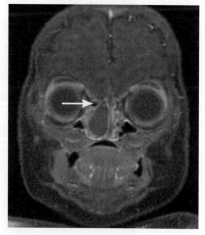

矢状位T₂图像显示鼻腔内一个信号不均匀的边界清楚的肿块（箭号）。

冠状位T₂图像显示右侧鼻腔内信号不均匀肿块，边界清楚，指向筛板（箭号）。

冠状位T₁增强扫描图像显示右侧鼻腔内等至低信号的肿块，指向筛板（箭号）。鼻腔黏膜周边强化。

答案

1. 儿童鼻中线肿块的鉴别诊断包括鼻胶质瘤（nasal glioma）、表皮样或皮样囊肿、毛状息肉和肉瘤。通常也会考虑血管瘤，但由于缺乏强化，本例不包括血管瘤。

2. 这种鼻内胶质瘤被认为是在鼻骨融合之前通过盲孔在鼻前间隙隔离的脑组织形成的。

3. 鼻胶质瘤的治疗方法是手术切除。如果存在颅内交通，可能需要颅内外联合入路。

4. 虽然由于鼻胶质瘤中缺乏真正的肿瘤，胶质瘤一词被认为是一个误称，但切除鼻胶质瘤的复发率为10%。复发性鼻胶质瘤可表现为原发病变未见的增强。组织学上，有纤维组织、星形细胞和罕见的神经元，没有核分裂像或核异形性。

5. 明显可见的鼻腔内胶质瘤可出现鼻塞和呼吸困难。在少数与颅内间隙持续沟通的患者中，脑膜炎是一种潜在的并发症。

要点

- 鼻胶质瘤（胶质异位）是先天性隔离性发育不良的脑实质，可发生于鼻腔内或鼻梁部鼻骨前方。
- 只有15%的人颅内有少许持续性出血，主要通过筛板。
- MRI表现为T₁混杂到低信号，T₂等到高信号，无强化，边界清楚的肿块。
- 周围鼻黏膜可见强化。
- 手术切除的复发率为10%，复发的病灶可能会强化。

建议阅读

Barkovich AJ, Vandermarck P, Edwards MS, Cogen PH. Congenital nasal masses: CT and MR imaging features in 16 cases. *AJNR Am J Neuroradiol*. 1992;12(1):105-116.

Braun M, Boman F, Hascoet JM, Chastagner P, Brunet A, Simon C. Brain tissue heterotopia in the nasopharynx. Contribution of MRI to assessment of extension. *J Neuroradiol*. 1992;19(1):68-74.

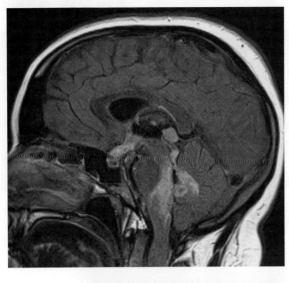
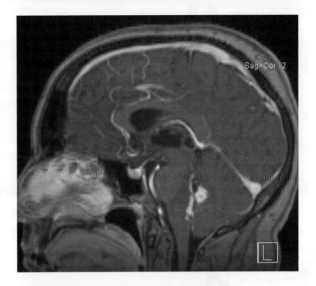

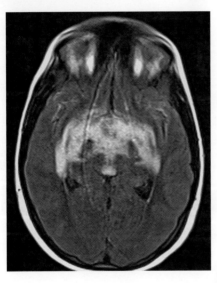
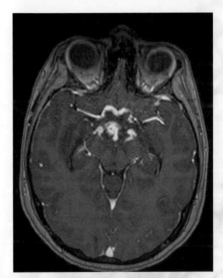

1. 该病的 MRI 表现是什么？

2. 在该病的脊柱成像中可以看到什么？

3. 鉴别诊断是什么？

4. 该病的镜下特点是什么？

5. 该病的相对危险因素是什么？

病例等级/难度： 🐾🐾　　　　　　　　　　　　　　　　**类别：脑膜、颅骨和头皮**

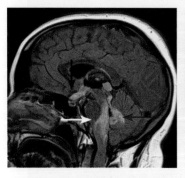 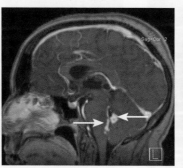 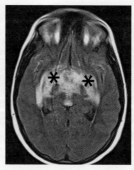 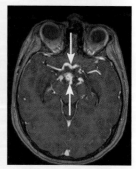

正中矢状位FLAIR图像显示脑干背侧（白色箭号）和小脑蚓部（红色箭号）血管源性脑水肿。视神经的T₂信号也增高（蓝色箭号）。

矢状位增强图像显示第四脑室内主要是软脑膜和室管膜强化（白色箭号）。

同一患者的轴位FLAIR图像显示中脑、内侧颞叶及视觉通路（星号）弥漫性水肿。

同一患者的轴位T₁增强扫描图像显示视交叉、漏斗和下丘脑的结节状、软脑膜强化和肿胀（白色箭号）。

答案

1. 神经结节病可有异质性的影像学表现，最常描述的是经典的基底部柔脑膜结节样强化。脑外结构的孤立性强化病变如漏斗、硬脑膜包块或颅神经中并不少见。单发或多发脑实质强化肿块也有描述。也可见不强化的T₂高信号病灶。

2. 脊髓内多发强化或不强化病灶、软脊膜强化、椎体受累，从鉴别诊断角度来看，脊柱和脊髓受累具有挑战性。虽然可以看到椎间盘的强化，但没有孤立的累及椎间盘的其他椎体病变的描述。椎间隙通常是不受累的。

3. 基底脑膜炎、柔脑膜癌病和神经结节病难以区分，是基底柔脑膜强化的常见鉴别诊断。鉴于缺乏肿块或明显的占位效应，第四脑室肿瘤如室管膜瘤或髓母细胞瘤可能性比较小。

4. 非干酪性坏死性肉芽肿，伴有大的多核细胞、动脉壁侵犯、颅神经和血管周围淋巴细胞侵犯，以及血管周围间隙内延伸至脑实质的肉芽肿，已被描述为神经结节病，这导致了影像学表现的多样性。

5. 不吸烟者、温带相对于热带地区、非洲裔美国人相对于高加索美国人、女性、瑞典和丹麦人都有较高的结节病发病率。

要点

- 神经结节病（neurosarcoidosis）具有异质性影像学表现特征，大多数表现为肉芽肿性炎症引起的某种形式的强化。
- 经典的表现为基底膜增厚/结节状柔脑膜强化伴血管源性水肿。
- 脑实质强化可以是单一的或多发的，其血管炎模式也被描述过。
- 近一半的患者在脑室周围白质有T₂高信号病变。
- 脊髓受累，硬脑膜强化，以及颅骨和脊柱病变也曾有报道。

建议阅读

Nozaki K, Judson MA. Neurosarcoidosis. *Curr Treat Options Neurol.* 2013 Aug;15(4):492-504.

Nozaki K, Scott TF, Sohn M, Judson MA. Isolated neurosarcoidosis: case series in 2 sarcoidosis centers. *Neurologist.* 2012 Nov;18(6):373-377.

Wengert O, Rothenfusser-Korber E, Vollrath B, et al. Neurosarcoidosis: correlation of cerebrospinal fluid findings with diffuse leptomeningeal gadolinium enhancement on MRI and clinical disease activity. *J Neurol Sci.* 2013 Dec;335(1-2):124-130.

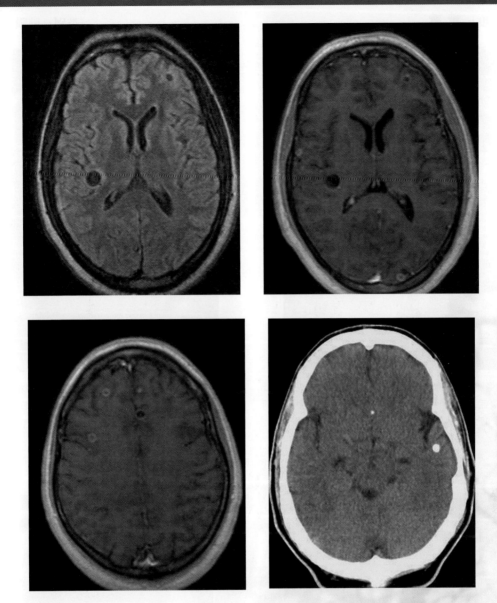

1. 该病的病因是什么？

2. 该病最主要的诊断是什么？

3. 该病的四个阶段是什么？

4. 该病治疗方法是什么？

5. 该病的典型临床表现是什么？

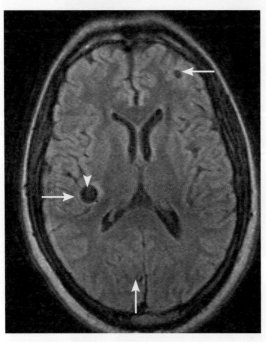

轴位FLAIR图像显示这些囊肿内信号被抑制，内部有少许信号及周围伴有轻度炎症，提示神经囊虫病的晚期囊泡或早期胶状囊泡期（箭号）。注意，较大囊肿的内部信号可能代表头节（箭头）。

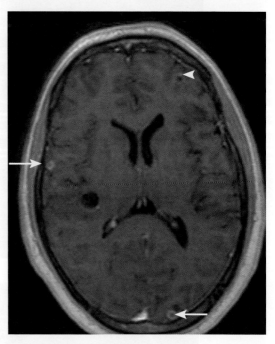

轴位T₁增强扫描显示左侧额叶病变强化呈印戒征表现，与早期胶样囊泡相一致（箭头）。周围结节病灶可能代表退化的头节。可见多个无中央液体的环形强化病变代表为颗粒状结节期（箭号）。

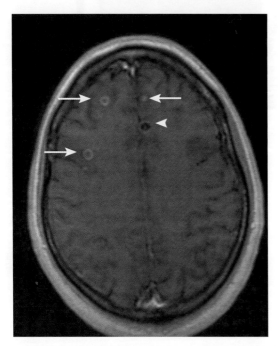

轴位T₁增强扫描显示颗粒状结节期有多个环状强化和实性结节（箭号），囊肿有轻度环状强化和中央结节强化，代表胶体囊泡期的头节（箭头）。

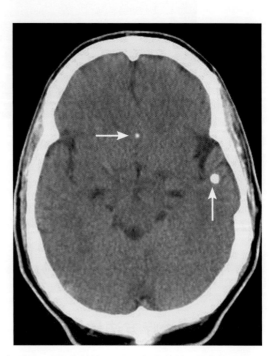

治疗后同一患者的轴位CT显示钙化结节，结节钙化期无水肿（箭号）。

答案

1. 这是一个典型的多发性病变的病例，表明了脑囊虫病中囊尾蚴所致的中枢神经系统感染的不同阶段。

2. 多发性环状强化病变的鉴别诊断包括脑囊虫病（本例）、细菌性脓肿、真菌性脓肿、转移性疾病和艾滋病弓形虫病。

3. 一次可观察到4个阶段的脑囊虫病，尤其是反复摄入和多处病变。各阶段进展的时间过程可能需要1～9年。

   囊泡期为透明囊肿，在FLAIR上被抑制，周围几乎无水肿及强化。

   胶样囊泡期表现为头节早期退变，可表现为囊内中心强化，囊液浑浊度增加，引起FLAIR信号增高及周围炎症及强化。

   颗粒状结节期表现为融合囊肿伴环状或结节样强化，周围水肿减轻。

   结节性钙化期是钙化结节，周围无水肿或强化，代表陈旧性肉芽肿性钙化。

4. 阿苯达唑等抗寄生虫药物可减轻寄生虫负荷，治疗人类携带者的原发性胃肠道疾病，并减轻癫痫发作。儿童常见的脑炎型明显水肿禁用抗寄生虫药。皮质类固醇激素可以帮助减少炎症。由于占位效应或在更敏感的结构上，可能需要手术引流或切除囊肿。

5. 患者通常表现为头痛和癫痫发作。脑囊虫病是世界流行地区癫痫发作最常见的病因。

要点

- 脑囊虫病（cerebral cysticercosis）是一种中枢神经系统感染，是由于摄入猪绦虫卵而引起的。
- 疾病可分为四个阶段，尤其是反复摄入和多发性病变。
- 在基底池中可见总状结构的葡萄样簇状囊肿。
- 儿童可能更多表现为脑炎型伴水肿，这可能是一个抗寄生虫治疗的禁忌证。

建议阅读

Lerner A, Shiroishi MS, Zee CS, Law M, Go JL. Imaging of neurocysticercosis. *Neuroimaging Clin N Am*. 2012 Nov;22(4):659-676.

Lucato LT, Guedes MS, Sato JR, Bacheschi LA, Machado LR, Leite CC. The role of conventional MR imaging sequences in the evaluation of neurocysticercosis: impact on characterization of the scolex and lesion burden. *AJNR Am J Neuroradiol*. 2007 Sep;28(8):1501-1504.

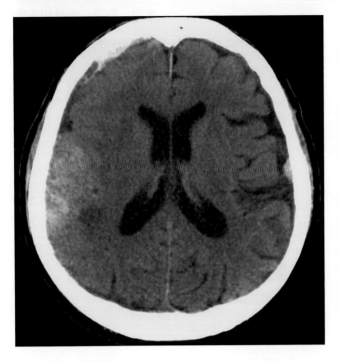
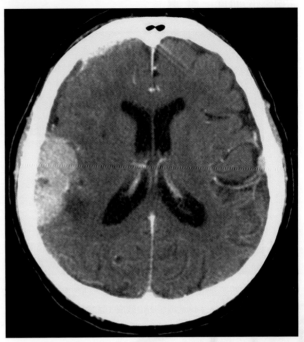

1. 病变异常发生在哪里？

2. 该病的经典影像学表现是什么？

3. 鉴别诊断是什么？

4. 这一发现的常见原因有哪些？

5. 颅内转移最常见的部位是哪里？

病例等级/难度： 🌸 🌸   类别：脑膜、颅骨和头皮

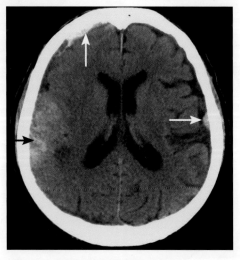

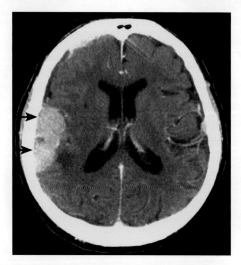

轴位CT平扫图像显示双侧高密度脑外病变（白色箭号）。右侧较大的病变对右侧大脑半球造成了占位效应（黑色箭号）。

轴位CT增强图像显示病变强化，尤其是右侧脑外较大的肿块（箭号）。

答案

1. 该异常位于脑膜内。

2. 经典的影像表现包括脑外强化肿块。

3. 鉴别诊断包括脑膜瘤、转移瘤和脑外血肿（硬膜外和硬膜下）。

4. 硬脑膜转移瘤（dural metastasis）的原因包括乳腺癌、黑色素瘤、前列腺癌、淋巴瘤和肾癌。直接扩散到硬脑膜也可能由鼻窦癌引起。

5. 尸检时约1/5全身恶性肿瘤患者中可见颅内转移。脑实质转移比脑膜受累更常见。柔脑膜（软脑膜和蛛网膜）受累是硬脑膜（硬脑膜和蛛网膜）受累的2倍。

> **要点**
> - 在尸检时，大约有1/5的全身性恶性肿瘤患者出现颅内转移。
> - 脑实质转移比脑膜受累更常见。
> - 柔脑膜（软脑膜和蛛网膜）受累是硬脑膜（硬脑膜和蛛网膜）受累的2倍。
> - 硬脑膜转移的原因包括乳腺癌、黑色素瘤、前列腺癌、淋巴瘤和肾癌。

> - 如果怀疑硬脑膜转移，则在颅骨和脑内寻找其他病变。
> - 多发性硬脑膜病变合并骨肥厚应考虑多发性脑膜瘤（NF-2）。
> - 如果有颅骨骨折或外伤史，不要忘记脑外血肿。
> - 柔脑膜转移瘤通常沿脑沟或脑干、颅神经周围扩散。

建议阅读

Maroldi R, Ambrosi C, Farina D. Metastatic disease of the brain: extra-axial metastases (skull, dura, leptomeningeal) and tumour spread. *Eur Radiol*. 2005 Mar;15(3):617-626.

Smirniotopoulos JG, Murphy FM, Rushing EJ, Rees JH, Schroeder JW. Patterns of contrast enhancement in the brain and meninges. *Radiographics*. 2010 Nov;27(2):525-551.

Yu WL, Sitt CM, Cheung TC. Dural metastases from prostate cancer mimicking acute sub-dural hematoma. *Emerg Radiol*. 2012 Dec;19(6):549-552.

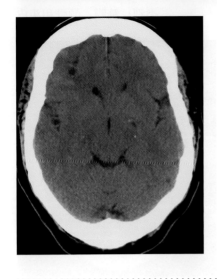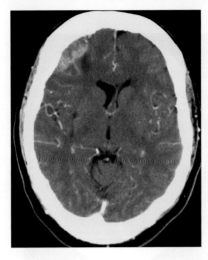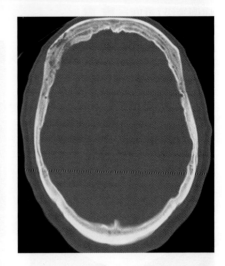

1. 异常位于哪里？

2. 该病的经典影像学表现是什么？

3. 鉴别诊断是什么？

4. 肿瘤产生于什么结构？

5. 该病的治疗方法是什么？

病例等级/难度：🐝🐝　　　　　　　　　　　　　　　类别：脑膜、颅骨和头皮

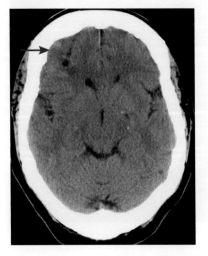

轴位CT示右额部可见卵圆形、不均匀脑外病变（箭号），伴血管源性水肿。

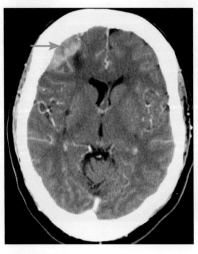

轴位CT增强扫描显示脑外病灶呈不均质强化（箭号）。

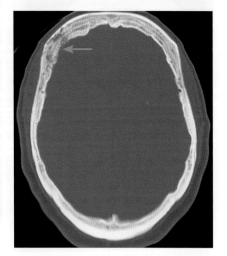

轴位CT骨窗显示额骨受累伴内板骨皮质丢失（箭号）。

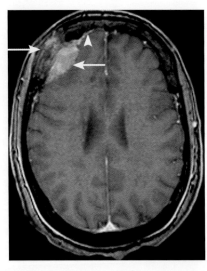

轴位T₁增强显示脑外强化病变，可见邻近颅骨侵犯（白色箭号）及硬脑膜尾征（箭头）。

4. 血管外皮细胞瘤是起自脑膜的肿瘤。

5. 该病变治疗方法是手术切除。化疗可提高复发性肿瘤的生存率。

要点

- 血管外皮细胞瘤（hemangiopericytoma）是起源于周细胞的脑膜肿瘤。
- 最常见的部位是蝶骨/鞍旁、大脑外侧凸面和鞍上区旁。
- 寻找骨侵蚀。
- 钙化和骨肥厚需考虑脑膜瘤。
- 如果患者有原发肿瘤，考虑转移瘤。
- 侵袭性或不典型表现的脑膜瘤需考虑血管外皮细胞瘤。

答案

1. 异常位于右侧额叶旁。

2. 血管外皮细胞瘤与钙化无关。这些病变与骨侵蚀、不均匀强化和坏死有关。

3. 主要鉴别诊断包括脑膜瘤、转移瘤和血管外皮细胞瘤。

建议阅读

Chiechi MV, Smirniotopoulos JG, Mena H. Intracranial hemangiopericytomas: MR and CT features. *AJNR Am J Neuroradiol*. 1996 Aug;17(7):1365-1371.

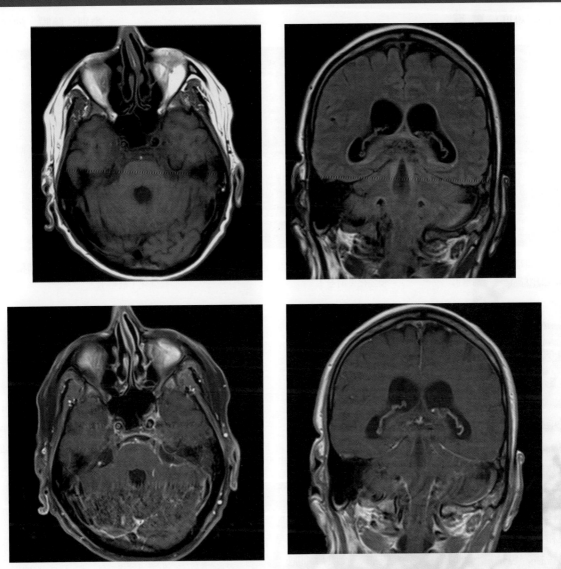

1. 病变位于哪里？

2. 该病的典型影像学表现是什么？

3. 鉴别诊断是什么？

4. 这种强化方式通常与哪些恶性疾病相关？

5. 该病的治疗方法是什么？

病例等级/难度：🦂🦂

类别：脑膜、颅骨和头皮

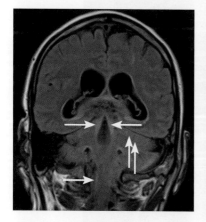

冠状位FLAIR显示沿小脑上脚、延髓、小脑叶见线状高信号（箭号）。

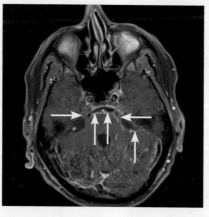

轴位T₁增强显示三叉神经、脑桥、小脑软脑膜强化（箭号）。

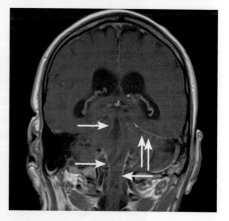

冠状位T₁显示延髓、小脑上脚和小脑叶软脑膜强化（箭号）。

答案

1. 病变累及幕下柔脑膜。

2. 在影像学上，柔脑膜转移瘤通常呈曲线状或脑回状，通常沿着软脑膜表面可显示大脑解剖形态。对比增强MRI与CT相比通常更容易显示脑膜强化。

3. 鉴别诊断包括转移、脑膜炎（细菌性和病毒性）和肉芽肿性疾病（结节病和结核）。

4. 柔脑膜（软脑膜和蛛网膜）转移最常见于乳腺癌、急性淋巴细胞白血病、非霍奇金淋巴瘤、小细胞肺癌和肾癌。原发性中枢神经系统肿瘤也可引起柔脑膜转移，包括髓母细胞瘤、室管膜瘤、胶质母细胞瘤和少突胶质细胞瘤。

5. 柔脑膜转移的治疗包括放疗和化疗（通常是鞘内注射）。

要点

- 柔脑膜转移（leptomeningeal metastasis）通常是血行播散的结果。
- 柔脑膜转移的原因包括乳腺癌、急性淋巴细胞白血病、非霍奇金淋巴瘤、小细胞肺癌和肾癌。
- 引起柔脑膜转移的原发性中枢神经系统肿瘤包括髓母细胞瘤、室管膜瘤、胶质母细胞瘤和少突胶质细胞瘤。
- 如果怀疑有硬脑膜或柔脑膜转移，需要排查颅骨和脑内是否有其他病灶。
- 如果有感染的临床病史，考虑脑膜炎。
- 柔脑膜转移通常沿着脑沟、脑干或颅神经周围。
- 脑脊液分析可明确诊断。

建议阅读

Maroldi R, Ambrosi C, Farina D. Metastatic disease of the brain: extra-axial metastases (skull, dura, leptomeningeal) and tumour spread. *Eur Radiol*. 2005 Mar;15(3):617-626.

Smirniotopoulos JG, Murphy FM, Rushing EJ, Rees JH, Schroeder JW. Patterns of contrast enhancement in the brain and meninges. *Radiographics*. 2010 Nov;27(2):525-551.

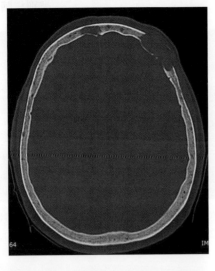
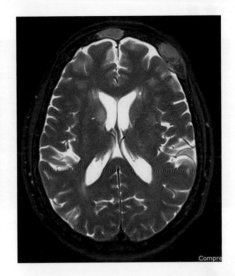
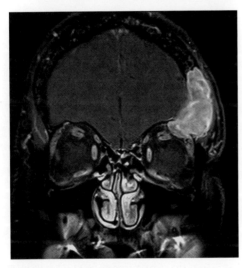
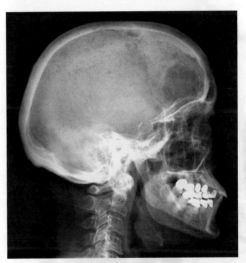

▪ 1. 鉴别诊断是什么？

▪ 2. 该病最佳的影像学诊断方法是什么？

▪ 3. 骨显像在本病中的局限性是什么？

▪ 4. 该病典型的X线表现是什么？

▪ 5. 该病最常见的临床表现是什么？

病例等级／难度：🌑🌑

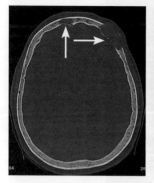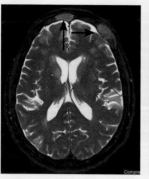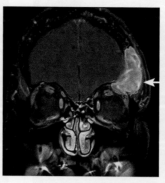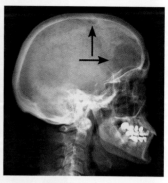

轴位CT图像（骨窗）显示双侧额骨见多发溶骨性骨质破坏，边缘不规则（箭号）。

轴位T₂抑脂序列溶骨性病灶呈等到稍高信号（箭号）。

冠状位T₁抑脂增强图像显示左额骨病变累及并突入眶顶（箭号）。

头颅X线侧位片显示颅骨穿凿样骨质破坏（箭号）。

答案

1. 溶骨性骨转移、医源性骨缺损、血管瘤和静脉湖都可出现溶骨性改变。在儿童溶骨性骨质病变中需要鉴别朗格汉斯细胞组织细胞增生症。

2. 骨骼检查曾经是诊断、评估治疗反应和检测潜在并发症的首要选择方法。然而，它只能发现30%骨质破坏的病变。现在使用FDG PET/CT进行分期并监测治疗效果。FDG摄取量降低表示治疗后骨髓活性降低。

3. 骨扫描显示骨髓瘤骨质有不同程度的吸收，大多数是由于缺乏成骨细胞活性而显示为冷区缺失。

4. X线表现包括溶骨性骨质破坏（90%）和弥漫性骨质密度减少／骨质疏松症（10%）。除了在治疗后，硬化性病变是罕见的。转移性病灶中可出现弥漫性骨质密度减少／骨质疏松。

5. 多发性骨髓瘤（multiple myeloma）最常见的临床表现是骨痛。症状性多发性骨髓瘤主要以一种或多种临床表现为特征，可将这些临床表现记忆为"CRAB"：高钙（calcium elevation）、与多发性骨髓瘤相关的肾功能不全（renal insufficiency associated with multiple myeloma）、贫血（anemia）和骨异常改变（bone abnormalities）。

要点

- 浆细胞恶性肿瘤（plasma cell malignancy）。孤立性骨髓瘤称为浆细胞瘤。
- 是成人最常见的原发性骨恶性肿瘤，是仅次于非霍奇金淋巴瘤的第二常见血源性肿瘤。
- 病因不明，多个报道提示与染色体异常相关。
- 影像学在诊断、治疗反应和检测潜在并发症（病理性骨折）方面起着重要作用。
- 骨骼检查被用来发现骨质破坏（90%）、弥漫性骨质密度减少／骨质疏松症（10%）和治疗反应（硬化病变）。
- 由于FDG PET/CT能够显示多发性骨髓瘤的代谢活动、髓外病变和继发性病变，因此目前已成为多发性骨髓瘤分期和预后的重要工具。
- CT有助于显示病变范围。
- MRI有助于鉴别不常见的弥漫性脑膜受累，可作为FDG PET和（或）CT的辅助手段。

建议阅读

Hanrahan CJ, Christensen CR, Crim JR. Current concepts in the evaluation of multiple myeloma with MR imaging and FDG PET/CT. *Radiographics*. 2010 Jan;30(1):127-142.

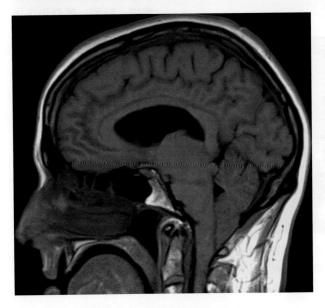 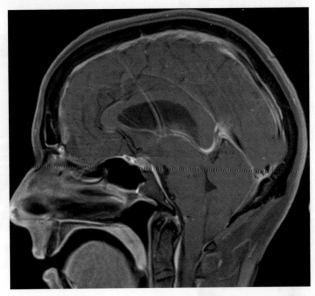

1. 病变位于哪里？

2. 典型的影像学表现是什么？

3. 鉴别诊断有哪些？

4. 病因是什么？

5. 该病的治疗方法是什么？

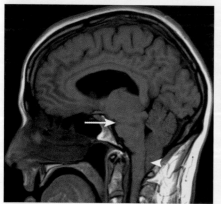 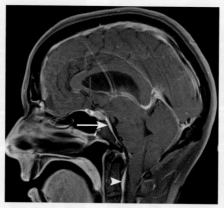 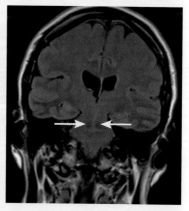

矢状位T₁平扫显示"中脑下垂"移位至鞍下，脑桥变扁紧贴斜坡。脑桥中脑角变浅（箭号）。同时显示小脑扁桃体通过枕骨大孔位置下移（箭头）。

矢状位T₁增强图像显示硬脑膜弥漫性（硬脑膜）强化，伴有上椎静脉丛（箭头）、基底静脉丛（白色箭号）和海绵窦（红色箭号）扩张。

冠状位FLAIR图像显示红核位于小脑幕下方（箭号）。红核应该位于沟回水平之上。

答案

1. 病变位于后颅窝，累及中脑和小脑扁桃体。

2. 典型的影像学表现包括"中脑下垂"——中脑向下移位，桥前池消失，弥漫性硬脑膜增厚伴强化，以及硬膜下血肿。小脑扁桃体下移也很常见。对比增强后，弥漫性硬脑膜强化表现为脊髓硬膜外静脉丛扩张。

3. 鉴别诊断包括低颅压、脑膜炎、外伤性硬膜下积液和硬脑膜静脉窦血栓形成。

4. 低颅压可能继发于脊髓穿刺引起的医源性损伤、脑或脊柱创伤、自发性严重脱水、脑脊液分流过度和剧烈运动。

5. 本病治疗方案包括通过补液恢复脑脊液容量，血补片，或血补片疗法失效时进行手术治疗（当存在较大的硬脑膜撕裂时）。

要点

- 低颅压（intracranial hypotension）可能继发于腰椎穿刺、脑或脊柱创伤、自发性破裂、严重脱水、脑脊液过度分流和剧烈运动引起的脑脊液外漏。
- 寻找"中脑下垂"和扁桃体移位征象。
- 弥漫性均匀硬脑膜强化。
- 硬膜下积液。
- 红核可能位于小脑幕和蝶鞍下方。
- 轴位图像上拉长的脑桥和中脑（扁平中脑表现）。
- 桥前池和鞍上池消失。
- 诊断无须包括所有这些表现。

建议阅读

Sell JJ, Rupp FW, Orrison WW. Iatrogenically induced intracranial hypotension syndrome. *AJR Am J Roentgenol*. 1995 Dec;165(6):1513-1515.

Shah LM, McLean LA, Heilbrun ME, Salzman KL. Intracranial hypotension: improved MRI detection with diagnostic intracranial angles. *AJR Am J Roentgenol*. 2013 Feb;200(2):400-407.

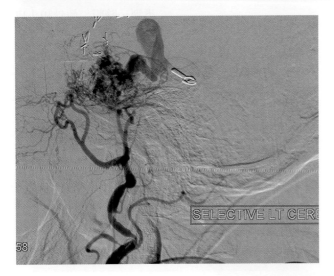
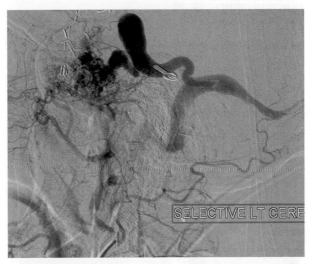

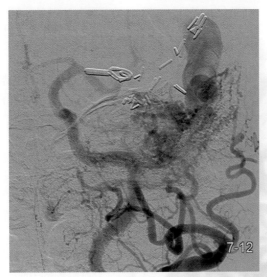

....

▪ **1.** 病变位于哪里？

▪ **2.** 该疾病的典型 **MRI** 表现是什么？

▪ **3.** 鉴别诊断是什么？

▪ **4.** 可能的临床表现有哪些？

▪ **5.** 该疾病的治疗方法是什么？

病例等级/难度： 🌸🌸　　　　　　　　　　　**类别：脑膜、颅骨和头皮**

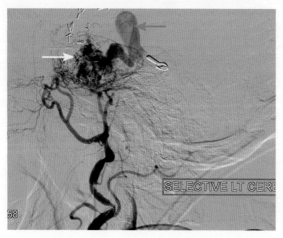

经左侧颈外动脉注射DSA显示颞叶迂曲血管影（白色箭号），早期即引流至扩张的Labbe静脉（绿色箭号）。

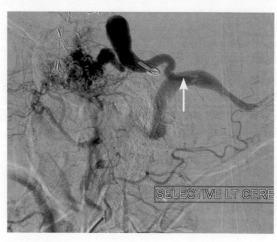

左侧颈外动脉注射后动脉晚期可见扩张的Labbe静脉流入横窦/乙状窦交界处（箭号）。属于硬脑膜动静脉瘘4型，出血风险高。

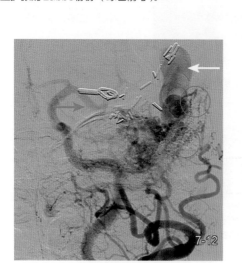

前后位颈总动脉注射DSA动脉期显示多个供血动脉（绿色圆圈）来源于颈外循环系统。左侧颈内动脉可见（绿色箭号）。同时显示早期静脉即引流至扩张的Labbe静脉（白色箭号）。

答案

1. 病变表现为颈外动脉异常供血。

2. 该疾病的典型MRI成像表现为中心覆盖在硬脑膜上的"流空"血管，并引流至脑内静脉。静脉充血或梗死时可见T_2/FLAIR信号增强。

3. 鉴别诊断包括硬脑膜动静脉瘘（dAVF）、软脑膜动静脉畸形和硬脑膜静脉窦血栓形成伴无瘘侧支循环。

4. 患者通常表现为搏动性耳鸣、眼球突出、神经系统病变，以及少数由静脉高压引起的进行性痴呆。

5. 该病的治疗包括手术切除或栓塞治疗。

要点

- 硬脑膜动静脉瘘（dural arteriovenous fistula，dAVF）是硬脑膜动脉与颅内静脉异常沟通的高流量血管畸形。
- 硬脑膜动静脉畸形并不常见，占所有颅内动静脉畸形的10%～15%。
- 成人dAVF通常是由创伤、术后或静脉窦血栓形成导致的。
- DSA是诊断金标准。
- 需要评估颈内动脉和颈外动脉循环，因为两者都可以是供血动脉。
- 需要选择性注射ICA或ECA，因为两者都可能导致AVM或dAVF。
- 评估硬脑膜静脉窦是否有血栓形成。
- 皮质静脉和逆行静脉引流与高分级和高出血风险相关。

建议阅读

Srinivasa RN, Burrows PE. Dural arteriovenous malformation in a child with Bannayan-Riley-Ruvalcaba syndrome. *AJNR Am J Neuroradiol.* 2006 Oct;27(9):1927-1929.

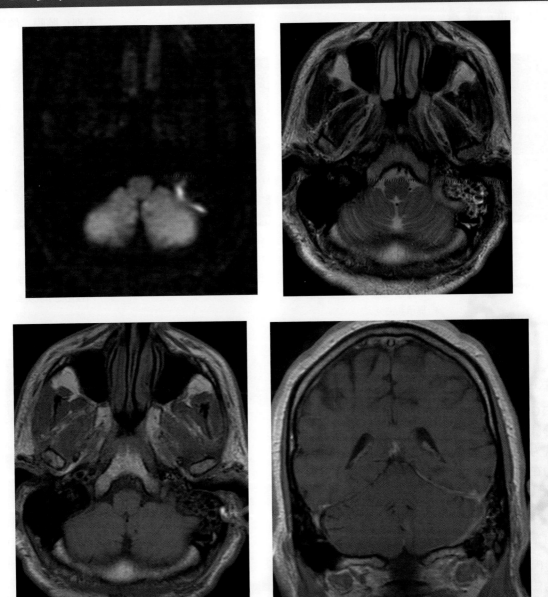

1. 病变位置在哪里？

2. 典型的影像学表现是什么？

3. "空三角"征的意义是什么？

4. 该疾病的病因是什么？

5. 病变急性期的MRI表现是什么？

病例等级/难度：♛♛

类别：脑膜、颅骨和头皮

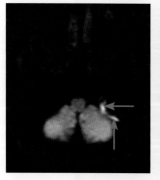 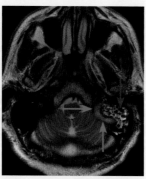 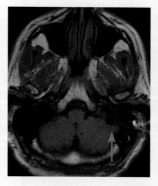 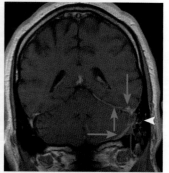

轴位DWI（b=1000）图像显示左侧乙状窦内扩散受限，无正常的流空信号（箭号）。

轴位T₂图像显示左侧乙状窦内高信号，无正常流空信号（绿色箭号）。邻近左侧乳突内黏膜增厚及气液平面（红色箭号），提示乳突炎。

轴向T₁图像显示左侧乙状窦内见T₁高信号，无正常血液流空信号（箭号）。

冠状位增强图像显示未强化的血栓（红色箭号）。周围硬脑膜强化（绿色箭号）。邻近左侧乳突气房（箭头）内强化提示乳突炎。

答案

1. 病变主要位于左侧乙状窦内。

2. 平扫CT显示静脉窦内的高密度。注射增强剂后可见静脉内充盈缺损或"空三角"征。磁共振成像常表现为静脉窦内正常血液流空信号消失。影像学表现为在非动脉供血区域的实质内出现细胞毒性和血管源性水肿。伴或不伴出血。

3. 增强CT上"空三角"征表示静脉窦内有血栓，表现为充盈缺损伴周边硬脑膜强化。

4. 危险因素包括创伤、感染、恶性肿瘤和导致高凝状态的任何系统疾病。静脉窦血栓形成或狭窄与特发性颅内高压有关。

5. 急性血栓在T₁上呈等信号，T₂上呈低信号。由于血液分解产物的信号类似于正常静脉窦，因此在急性血栓病例中常易漏诊。

要点

- 脑静脉血栓形成（cerebral venous thrombosis）患者表现为头痛、恶心和呕吐，可能伴有神经功能障碍。
- 危险因素包括创伤、感染、恶性肿瘤和高凝状态。
- 平扫CT典型表现为静脉窦内高密度。
- 增强CT中，表现为静脉窦内充盈缺损，通常呈三角形，即"空三角"征（emty delta sign）。
- MRI成像时，应采用时间飞跃法成像、静脉造影技术和梯度回波序列。
- 脑实质异常信号包括细胞毒性水肿和血管源性水肿，伴或不伴出血，并且可能是可逆的。
- 可见硬脑膜强化。

建议阅读

Leach JL, Fortuna RB, Jones BV, Gaskill-Shipley MF. Imaging of cerebral venous thrombosis: current techniques, spectrum of findings, and diagnostic pitfalls. *Radiographics*. 2006 Oct;26(suppl 1): S19-S41; discussion S42-3.

Provenzale JM, Kranz PG. Dural sinus thrombosis: sources of error in image interpretation. *AJR Am J Roentgenol*. 2011 Jan;196(1):23-31.

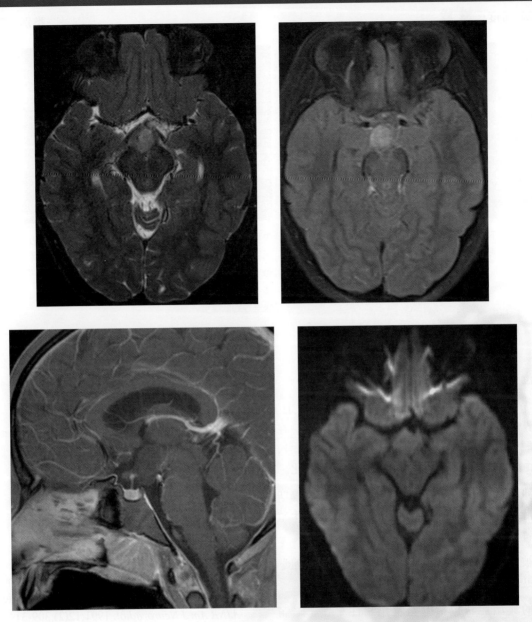

1. 病灶位于哪里？

2. 该疾病的典型影像学表现是什么？

3. 鉴别诊断是什么？

4. 该疾病的病因是什么？

5. 该疾病的典型症状是什么？

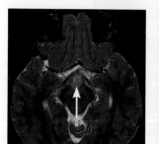 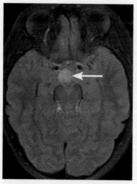 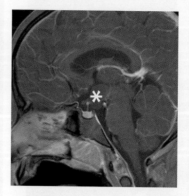 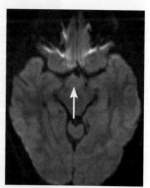

轴位T₂图像显示下丘脑区见一稍高信号（与灰质比）肿块，边界清楚（箭号）。

轴位FLAIR图像显示鞍上高信号肿块（箭号）。

矢状位T₁增强图像显示鞍上肿块无强化，其与灰结节蒂状相连（星号），位于漏斗后方灰结节区和乳头体（未显示）前方。与灰质相比，肿块呈等到低信号。

轴向DWI（b=1000）图像结节呈等信号（箭号）。

答案

1. 肿块位于下丘脑的灰结节区。

2. 灰结节错构瘤（tuber cinereum hamartoma，TCH）是边界清楚的无蒂或有蒂肿块，起源于灰结节。在磁共振成像上，与灰质信号类似，T₂呈稍高信号，T₁上由于纤维胶质增生可呈低信号。无明显强化。

3. 鞍上肿块的鉴别诊断包括灰结节错构瘤、朗格汉斯细胞组织细胞增生症（儿童）和鞍上肿瘤，如生殖细胞瘤和星形细胞瘤。

4. TCH被认为是神经元迁移异常，因为组织病理学主要包括分化良好的神经元。

5. TCH的典型症状包括癫痫发作和性早熟。癫痫发作是突然爆发的无法控制的大笑或哭泣。虽然TCH可以表现任何方式癫痫发作，但痴笑发作是下丘脑特有的。

要点

- 神经元向灰结节的迁移异常。
- 下丘脑位于漏斗和乳头体之间。
- 在所有序列上与灰质信号类似，由于纤维胶质增生T₂/FLAIR呈稍高信号。
- 无强化。
- 鞍上肿块强化时，需考虑星形细胞瘤、生殖细胞瘤或朗格汉斯细胞组织细胞增生症。

建议阅读

Boyko OB, Curnes JT, Oakes WJ, Burger PC. Hamartomas of the tuber cinereum: CT, MR, and pathologic findings. *AJNR Am J Neuroradiol*. 1991;12(2):309-314.

Martin DD, Seeger U, Ranke MB, Grodd W. MR imaging and spectroscopy of a tuber cinereum hamartoma in a patient with growth hormone deficiency and hypogonadotropic hypogonadism. *AJNR Am J Neuroradiol*. 2003;24(6):1177-1180.

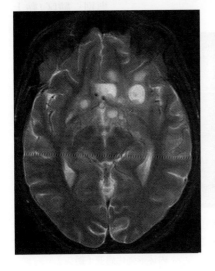
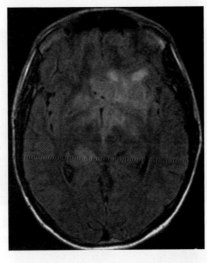
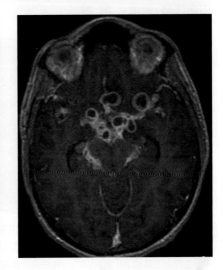

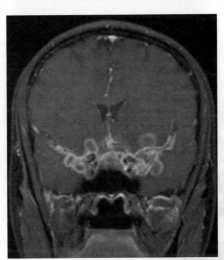

....

■ **1.** 鉴别诊断有哪些？

■ **2.** 在本病中常同时存在的两种中枢神经系统病变是什么？

■ **3.** 与该疾病常见的相关疾病有哪些？

■ **4.** 哪些患者有患这种疾病的风险？

■ **5.** 该中枢神经系统疾病的预后如何？

病例等级/难度：🐾🐾　　　　　　　　　　　　　　　　类别：鞍区/鞍上

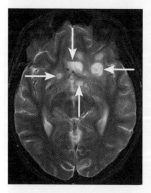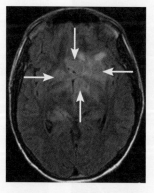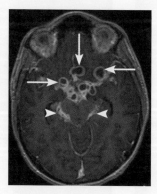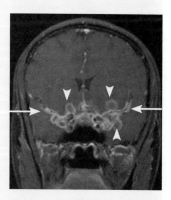

轴位T₂图像显示脑内多发囊性病变（箭号），位于以鞍上池为中心的额叶下部和下丘脑。	轴位FLAIR图像显示以鞍上池为中心的额叶下部和下丘脑囊性病变（箭号）伴有水肿。	轴位T₁增强图像显示囊肿呈明显环形强化（箭号）伴有基底脑膜强化（箭头）。	冠状位T₁增强图像显示基底脑膜弥漫性强化（箭号），伴有相邻脑内环形强化病变（箭头）。

答案

1. 基底池柔脑膜强化的鉴别包括细菌性、真菌性或结核性基底脑膜炎、神经结节病和柔脑膜癌病。

2. 发生在中枢神经系统的两种结核性病变为：结核瘤，可表现为结核结节或干酪样结节；结核性脑膜炎，它是由于结节破入蛛网膜下腔而引起的柔脑膜炎。

3. 结核性脑膜炎的相关疾病包括动脉炎，可导致潜在的终末动脉狭窄（发病率约高达40%）。脑膜炎和结核瘤可因占位效应或脑室炎引起脑积水。

4. 免疫功能正常和免疫功能低下的个体都有感染结核病的风险，尽管免疫功能低下的个体（艾滋病、移植）更易感染结核病。具有免疫能力的个体可能是有疾病接触史或生活在流行地区。

5. 治疗后的中枢神经系统结核高达80%可出现长期神经后遗症。免疫功能正常患者的死亡率高达1/3，甚至高于艾滋病患者。

要点

- 颅内中枢神经系统结核（central nervous system tuberculosis）可分为两类：结核瘤（tuberculoma）和脑膜炎。
- 结核融合形成较大的肉芽肿性结核瘤。
- 结核性脑膜炎（tuberculous meningitis）是该疾病的主要表现，尤其是在儿童中。这两种表现可以同时存在。

- 增强CT，结核瘤表现为环状强化低密度病灶，合并周围水肿。
- 结核瘤伴中央干酪样坏死：T₁低信号，T₂高信号及环形强化。
- 具有实性中心的结核瘤：T₁等信号，T₂低信号，中心强化。
- 结核性脑膜炎：典型部位为基底池。
- 结核性脑膜炎：与脑脊液比较T₁等信号或高信号，T₂等信号或高信号，FLAIR高信号，不规则结节状柔脑膜强化。
- 基底节区斑点状强化。
- DWI显示结核瘤的中心局限性扩散受限。

建议阅读

Nair PP, Kalita J, Kumar S, Misra UK. MRI pattern of infarcts in basal ganglia region in patients with tuberculous meningitis. *Neuroradiology*. 2009 Apr;51(4):221-225.

Patkar D, Narang J, Yanamandala R, Lawande M, Shah GV. Central nervous system tuberculosis: pathophysiology and imaging findings. *Neuroimaging Clin N Am*. 2012 Nov;22(4):677-705.

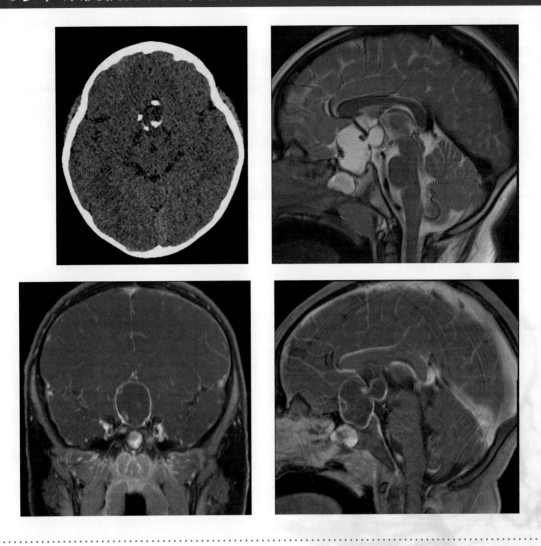

▪ 1. 鉴别诊断有哪些？

▪ 2. 该肿瘤的胚胎学起源是什么？

▪ 3. 该肿瘤好发于什么年龄段？

▪ 4. 发生在儿童的典型神经影像学表现是什么？

▪ 5. 该病的预后如何？

病例等级/难度：🌑🌑 类别：鞍区/鞍上

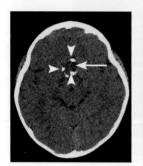

轴位CT图像显示鞍上池可见一个囊性肿块（箭号），周围多发粗大营养不良性钙化（箭头）。

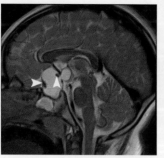

矢状位T₂图像显示分叶状囊性病变，T₂呈高信号，累及鞍区和鞍上。点状低信号表示钙化实性成分（箭头）。

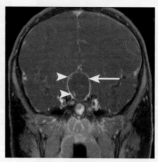

冠状位T₁增强显示囊肿壁（箭号）和实体成分（箭头）可见强化。

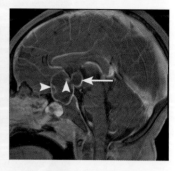

矢状位增强显示囊肿壁（箭号）和实体成分（箭头）可见强化。

答案

1. 鞍上囊性肿块的鉴别诊断包括颅咽管瘤、Rathke裂囊肿、表皮样囊肿和蛛网膜囊肿。生殖细胞瘤是鞍上肿瘤鉴别诊断的一种，但不表现为完全囊性改变。

2. Rathke囊（颅咽管），起源于原始口腔外胚层，迁移到颅内蝶鞍形成垂体前叶。漏斗部Rathke囊残留的上皮细胞构成颅咽管瘤的基础。

3. 颅咽管瘤呈双峰年龄分布，5～15岁的儿童为造釉细胞型，50～75岁的成人为乳头型。

4. 造釉细胞型颅咽管瘤最常见于儿童，典型表现为鞍上囊实性占位，实性成分有强化，合并钙化。

5. 颅咽管瘤是WHO I 级肿瘤，10年生存率为90%。然而，下丘脑、垂体和视神经功能障碍的发病率很高，10年以上并发症的死亡率为22%。

要点

- 颅咽管瘤（craniopharyngioma，CP）是WHO I 级上皮性肿瘤，最常见于鞍上池，由Rathke囊残留引起。

- 颅咽管瘤呈双峰分布，儿童为造釉细胞型，成人为乳头型。

- 造釉细胞型颅咽管瘤是儿童最常见的颅内肿瘤，占儿童鞍上肿瘤50%以上。

- 造釉细胞型颅咽管瘤通常表现为多囊，实性成分和囊壁可见强化。

- 90%的造釉细胞型颅咽管瘤具有粗大的营养不良性钙化。

建议阅读

Hamamoto Y, Niino K, Adachi M, Hosoya T. MR and CT findings of craniopharyngioma during and after radiation therapy. *Neuroradiology*. 2002 Feb;44(2):118-122.

Pisaneschi M, Kapoor G. Imaging the sella and parasellar region. *Neuroimaging Clin N Am*. 2005 Feb;15(1):203-219.

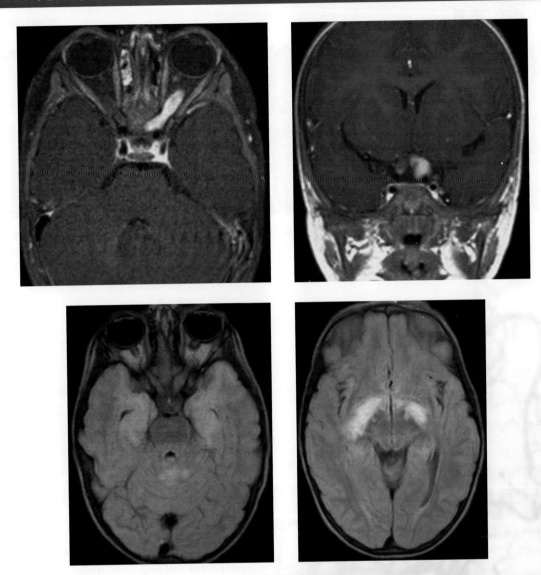

1. 病变位于哪里？

2. 该疾病的典型影像学表现是什么？

3. 鉴别诊断有哪些？

4. I型神经纤维瘤病有哪些表现？

5. 该疾病的治疗方案是什么？

病例等级/难度：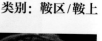

类别：鞍区/鞍上

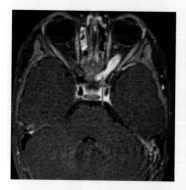

轴位增强T₁显示左侧视神经增粗强化（绿色箭号）。

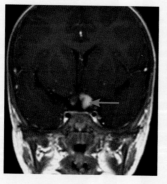

冠状位增强T₁显示强化的左侧视神经（绿色箭号）和视交叉（蓝色箭号）。

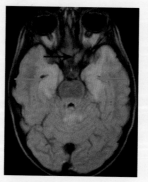

轴位FLAIR显示双侧内侧颞叶多发高信号区（绿色箭号）。这是NF1典型异常信号区域。左侧视神经增粗（蓝色箭号）呈高信号。

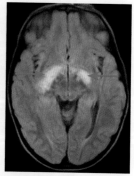

轴位FLAIR图像显示：27个月后复查双侧基底节区及视路走行区见多发高信号（绿色箭号）。

答案

1. 病变位于左侧增粗及强化的视神经。

2. 典型的影像学表现为视神经增粗并强化。

3. 鉴别诊断包括视神经胶质瘤、视神经炎和视神经鞘脑膜瘤。

4. Ⅰ型神经纤维瘤病患者可表现为多器官系统异常：牛奶咖啡斑、腋窝色斑、虹膜Lisch结节、皮下神经纤维瘤、丛状神经纤维瘤、蝶骨翼发育不良、眼球突出、人字缝缺损等，枕大孔扩大，脊神经孔扩大、脊柱侧凸、硬脑膜扩张、脑脊膜膨出、后椎体扇形缺损、带状肋骨、胫骨假关节、多发性非骨化性纤维瘤和单侧肢体肥大。

5. 如无累及视交叉，可能只表现为无症状的视神经胶质瘤。出现视觉功能障碍、严重眼球突出伴暴露性角膜炎，或者累及视交叉，需要治疗。治疗首选手术治疗。如病变无法切除或保留残余视力时，可选择化疗和放疗。

要点

- 诊断视神经胶质瘤（optic nerve glioma，ONG）的关键是视神经增粗并强化。
- 视神经胶质瘤的大小与症状无关。
- 视神经炎通常不会出现肿块样增粗。
- 有牛奶咖啡斑或腋窝色斑病史时，需考虑神经纤维瘤病。

建议阅读

Parsa CF. Why visual function does not correlate with optic glioma size or growth. *Arch Ophthalmol*. 2012 Apr;130(4):521-522.

Shriver EM, Ragheb J, Tse DT. Combined transcranial-orbital approach for resection of optic nerve gliomas: a clinical and anatomical study. *Ophthal Plast Reconstr Surg*. 2012 May;28(3):184-191.

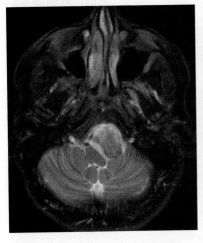
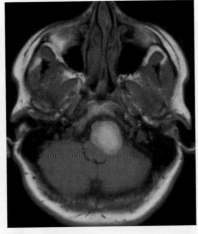
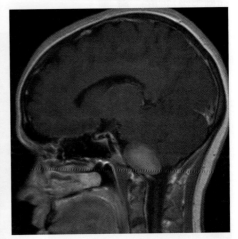

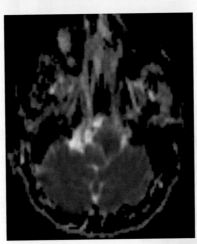

■ 1. 鉴别诊断有哪些？

■ 2. 什么原因引起该病变呈 T_1 高信号、T_2 低信号？

■ 3. 该疾病常见的发病部位在哪里？

■ 4. 该疾病的胚胎细胞类型是什么？

■ 5. 该疾病的治疗方法是什么？

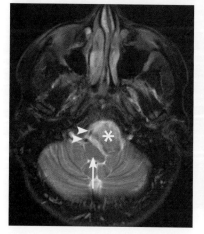

轴位T₂图像显示脑外占位（星号），椎动脉（箭头）和脑干（箭号）向右移位。肿块信号不均匀，T₂中心呈低信号。

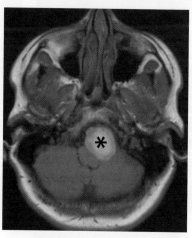

轴位T₁图像显示肿块边界清晰，T₁中心呈高信号（星号）。

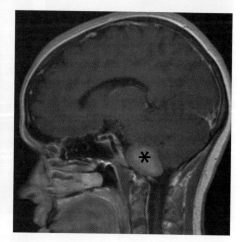

矢状位T₁增强图像显示没有进一步的T₁缩短来提示强化（星号）。

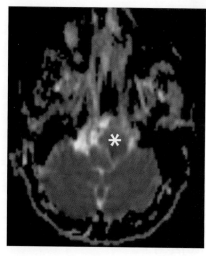

轴位DWI ADC图像显示肿块内扩散受限（星号）。

答案

1. 病灶内信号不均，无强化，扩散受限的脑外囊性病变的鉴别诊断包括皮样或表皮样囊肿和神经肠源性囊肿。

2. 神经肠源性囊肿内的黏液物质可表现为T₁高信号、T₂低信号。

3. 已报道的颅内神经肠源性囊肿病例中，3/4位于后颅窝。

4. 神经肠源性囊肿起源于内胚层。

5. 根据病变的大小和相关的临床表现，可选择性进行手术切除或观察。

要点

- 神经肠源性囊肿是先天性内胚层囊肿，可能起源于神经肠管与原肠分离障碍所致。
- 已报道约有3/4病变位于脑外桥延髓交界处前方或侧面。
- 在CT、T₁和T₂成像上，由于囊肿内黏液，内部密度和低信号会发生变化。
- 大部分T₂呈高信号。
- 可出现扩散受限，但是可变的。
- 病变内部无强化，可出现菲薄囊壁强化。
- 据报道，神经肠源性囊肿可由于内容物渗漏而引起化学性脑膜炎。

建议阅读

Preece MT, Osborn AG, Chin SS, Smirniotopoulos JG. Intracranial neurenteric cysts: imaging and pathology spectrum. *AJNR Am J Neuroradiol*. 2006;27(6): 1211-1216.

Shin JH, Byun BJ, Kim DW, Choi DL. Neurenteric cyst in the cerebellopontine angle with xanthogranulomatous changes: serial MR findings with pathologic correlation. *AJNR Am J Neuroradiol*. 2002 Apr;23(4):663-665.

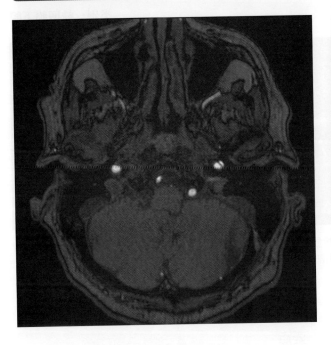 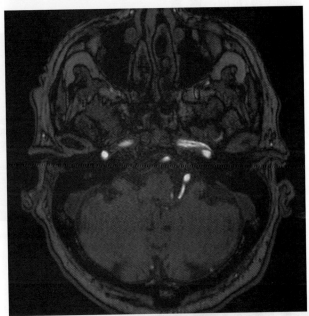

....

🔲 **1.** 病变位于哪里？

🔲 **2.** 该疾病的典型影像学表现是什么？

🔲 **3.** 鉴别诊断有哪些？

🔲 **4.** 该疾病最常见的病因是什么？

🔲 **5.** 该疾病的治疗方法是什么？

病例等级/难度： ♣♣   类别：蛛网膜下腔

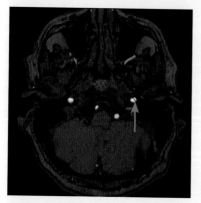

轴位3D时间飞跃法成像显示左侧颈内动脉岩段管腔内见不规则改变（箭号）。

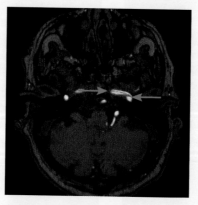

轴位3D时间飞跃法成像显示左侧颈内动脉岩段形态不规则。内部线样结构代表内膜瓣（箭号）。

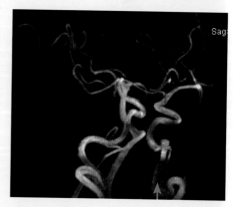

MIP MRA图像显示左侧颈内动脉远端的典型"双腔"改变（箭号）。

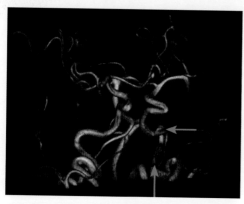

CTA 3D VR成像显示左侧颈内动脉远端典型的"双腔"改变（箭号）。

要点

- 夹层（dissection）是一种动脉壁内出血而导致的损伤。
- 夹层通常是自发性或创伤性的。
- T_1 脂肪饱和序列可能有助于显示假腔或真腔内的血栓。
- 如对CTA和MRA有疑问时，导管血管造影可进一步证实。
- 如果蛛网膜下腔出血区域由多支血管供应，可考虑血管痉挛。
- 寻找"双腔征"和"火焰征"（锥型截断）表现。
- MIP和VR图像可能会有所帮助。

答案

1. 病变位于颈内动脉。

2. 典型的夹层内膜瓣可形成双腔外观。

3. 鉴别诊断包括夹层、血管痉挛和动脉粥样硬化。

4. 夹层形成原因通常是自发的或创伤性的。自发性夹层与高血压、囊壁中层坏死、肌纤维发育不良和结缔组织疾病有关（Marfan综合征和Ehlers-Danlos综合征）。

5. 治疗方案主要为抗凝药物治疗，但也可能采取干预措施，包括堵塞、缠绕、搭桥和支架植入。

建议阅读

Provenzale JM. Dissection of the internal carotid and vertebral arteries: imaging features. *AJR Am J Roentgenol*. 1995 Nov;165(5):1099-1104.

Provenzale JM, Sarikaya B. Comparison of test performance characteristics of MRI, MR angiography, and CT angiography in the diagnosis of carotid and vertebral artery dissection: a review of the medical literature. *AJR Am J Roentgenol*. 2009 Oct;193(4):1167-1174.

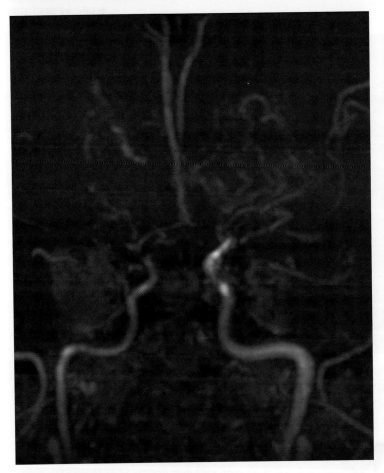
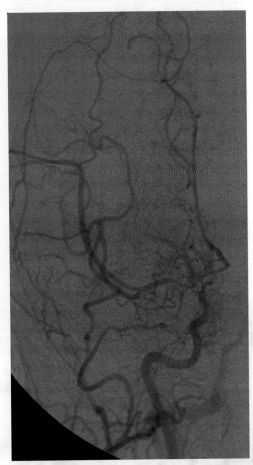

1. 病变位于哪里？

2. 该疾病的典型影像学表现是什么？

3. 鉴别诊断有哪些？

4. 该疾病与哪些综合征有关？

5. 该疾病的治疗方法是什么？

病例等级/难度： 🐛🐛

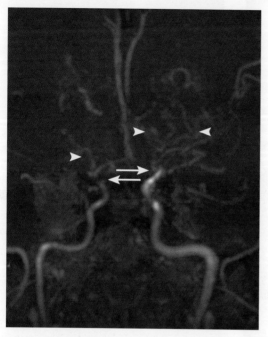

采用时间飞跃法成像技术拍摄的冠状最大密度投影图像显示不规则Willis环，伴有双侧ICA远端闭塞（箭号）和显著豆纹侧支循环形成（箭头）。

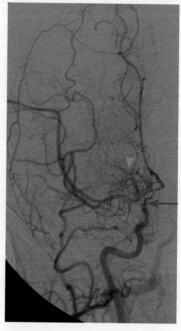

右侧颈内动脉DSA的正面视图显示颈内动脉床突上段严重狭窄（红色箭号），显著豆纹侧支动脉（箭头）像一团"烟雾"。这些侧支动脉有助于供应MCA和ACA。

答案

1. 病变位于颅内颈内动脉远端。

2. MR图像显示基底节区可见明显的血管流空信号和柔脑膜强化。血管造影检查，典型的颈内动脉远端和近端MCA和ACA显示严重狭窄，导致豆纹侧支循环形成。

3. 鉴别诊断包括血管炎、烟雾病（moyamoya disease）和动脉粥样硬化。

4. 烟雾病可能与镰状细胞病、唐氏综合征、NF1和结节性硬化有关。

5. 抗血栓治疗可能有助于预防卒中。可进行直接[颞浅动脉（STA）和MCA吻合]或间接（STA软脑膜联合血管重建）手术治疗。

要点

- 以累及颈内动脉（ICA）分叉为特征的血管病变。
- 诊断的关键主要是ICA明显狭窄或闭塞，导致多个豆纹侧支循环形成。

- 是亚洲人群中最常见的原发性特发性疾病。
- 继发性与唐氏综合征、镰状细胞病、NF1、血管炎和放射性血管病有关。
- moyamoya一词是日语，翻译成"一团烟雾"，这是由于其在血管造影上的特征性外观而命名。

建议阅读

Jang DK, Lee KS, Rha HK, et al. Clinical and angiographic features and stroke types in adult moyamoya disease. *AJNR Am J Neuroradiol*. 2014 Jun;35(6):1124-1131.

Pereira PL, Farnsworth CT, Duda SH, Rose M, Reinbold WD, Claussen CD. Pediatric moyamoya syndrome: follow-up study with MR angiography. *AJR Am J Roentgenol*. 1996 Aug;167(2):526-528.

Yoon HK, Shin HJ, Lee M, Byun HS, Na DG, Han BK. MR angiography of moyamoya disease before and after encephaloduroarteriosynangiosis. *AJR Am J Roentgenol*. 2000 Jan;174(1):195-200.

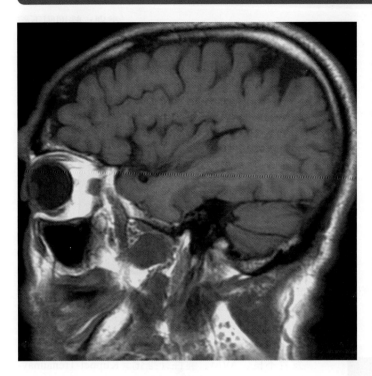 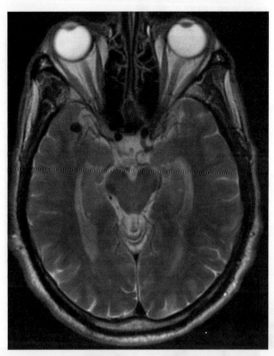

1. 病变位于哪里？

2. MR 平扫成像该病的典型影像学表现是什么？

3. 鉴别诊断有哪些？

4. 该疾病的相关风险因素有哪些？

5. 该疾病的治疗方法是什么？

病例等级/难度：🦅🦅   类别：蛛网膜下腔

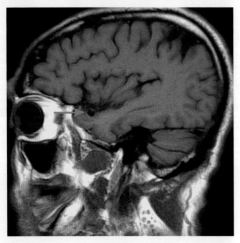

矢状位T₁图像显示颞叶上方大脑中动脉分叉处见血管流空低信号影（箭号）。

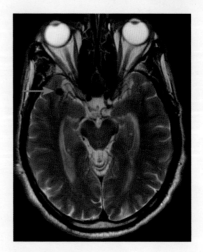

轴位T₂图像显示右侧大脑中动脉分叉处见类圆形脑外低信号（箭号）。

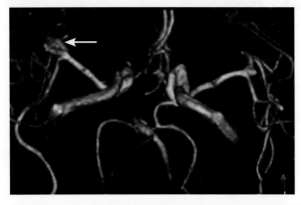

时间飞跃法MRA 3D重建图像显示右侧大脑中动脉分叉处见囊状动脉瘤（箭号）。

答案

1. 病变位于右侧颞叶正上方的蛛网膜下腔，在大脑中动脉分叉走行区。

2. MRI的典型表现为扩大的血管流空影，表现为T₁和T₂低信号。

3. 鉴别诊断包括动脉瘤、脑膜瘤和气化的床突类似血管流空信号。

4. 颅内动脉瘤的危险因素包括家族史、常染色体显性遗传性多囊肾、Ehlers-Danlos综合征、NF1、肌纤维发育不良、AVM、囊性纤维化、Klippel-Trenaunay-Weber综合征、Osler-Weber-Rendu综合征和川崎病。

5. 此疾病的治疗主要包括血管内治疗（弹簧圈、支架或药物栓塞）或外科手术夹闭。

要点

- 颅内动脉瘤最常表现为囊状（浆果型）。
- 动脉瘤通常发生在分叉处（应力点）。
- 发现局部血管异常扩张（扩大的血流空影）。
- 临床中发现大多数动脉瘤直径小于1.5 cm。
- 通常动脉瘤越大，破裂的风险越大。
- 重建图像（包括MIP和3D）有助于诊断。
- 当影像学非增强检查怀疑动脉瘤时，应进一步CTA或MRA确诊。

建议阅读

Hacein-Bey L, Provenzale JM. Current imaging assessment and treatment of intracranial aneurysms. *AJR Am J Roentgenol*. 2011 Jan;196(1):32-44.

Kemmling A, Noelte I, Gerigk L, Singer S, Groden C, Scharf J. A diagnostic pitfall for intracranial aneurysms in time-of-flight MR angiography: small intracranial lipomas. *AJR Am J Roentgenol*. 2008 Jan;190(1):W62-W67.

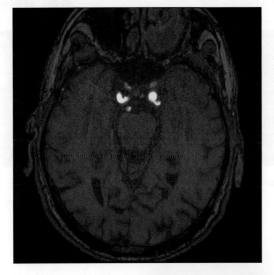 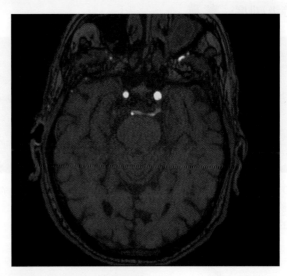

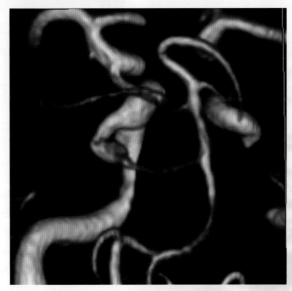

1. 病变主要累及什么结构？

2. 血管造影的分类是什么？

3. 鉴别诊断有哪些？

4. 该疾病有什么症状？

5. 该疾病的治疗方法是什么？

病例等级/难度： 🌸🌸　　　　　　　　　　　　　　　　　　　**类别：蛛网膜下腔**

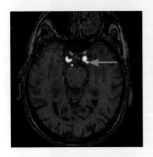 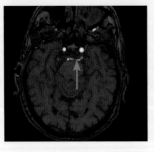 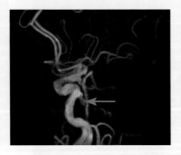 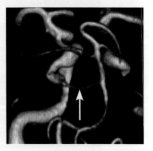

轴位3D MRA图像显示左侧颈内动脉海绵窦段见向后异常突出的血管（箭号）。

轴位3D MRA图像显示与发育不良的基底动脉直接相连（箭号）。

MIP图像显示左侧颈内动脉海绵窦段与基底动脉相沟通（箭号）。

3D血管重建图像显示左侧颈内动脉海绵窦段和基底动脉之间存在沟通（箭号）。

答案

1. 永存性三叉动脉（persistent trigeminal artery，PTA）是颈内动脉海绵窦段和基底动脉的前循环和后循环之间的胚胎吻合。

2. Saltzman将永存性三叉动脉分为两种类型。Ⅰ型与发育不全的基底动脉相连，后交通动脉发育不全，PTA供应小脑上动脉（SCA）和大脑后动脉。Ⅱ型，基底动脉正常，PTA供应SCA，未闭的后交通动脉供应大脑后动脉。

3. 鉴别诊断包括永存三叉动脉、永存舌下动脉和永存听动脉。

4. PTA通常无症状，但少数三叉神经痛与之有关。

5. 该病不需要治疗，除非出现三叉神经痛。

要点

- PTA是前循环和后循环之间的胚胎吻合。
- PTA最常见于颈动脉与基底动脉之间吻合，其次是永存舌下动脉。
- PTA通常无症状，但少数三叉神经痛与之有关。
- PTA可沿三叉神经走行。
- 基底动脉通常发育不良。

建议阅读

Patel AB, Gandhi CD, Bederson JB. Angiographic documentation of a persistent otic artery. *AJNR Am J Neuroradiol*. 2003 Jan;24(1):124-126.

Soens J, Vrabec M, Demaerel P, Wilms G. Persistent trigeminal artery variant: MR angiographic demonstration. A report of two cases. *Neuroradiol J*. 2010 Dec;23(6):696-699.

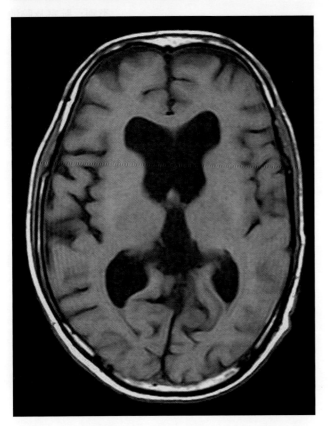 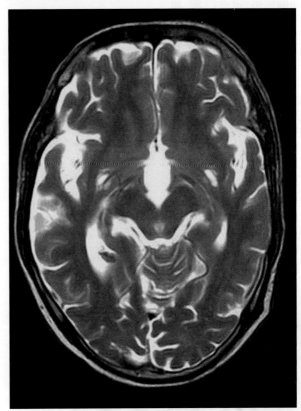

1. 该疾病常见的病因是什么？

2. 该疾病典型的影像学表现是什么？

3. 鉴别诊断有哪些？

4. 该疾病的治疗方法是什么？

5. 该疾病的典型症状是什么？

病例等级/难度：🐾🐾

类别：脑室及脑池

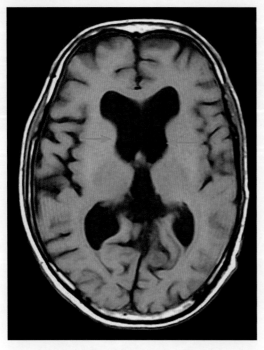

轴位T₁图像显示侧脑室扩张（绿色箭号）。

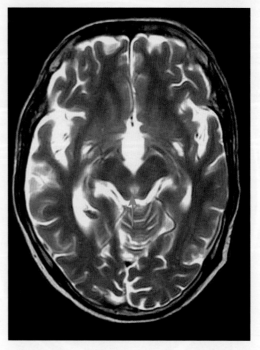

轴位T₂图像显示脑脊液中央导水管扩大（绿色箭号）。

答案

1. 50%的NPH是特发性的。其他原因包括创伤、出血和感染。

2. 脑室扩张与脑沟增宽影像表现不成比例。MRI图像显示，由于脑脊液流速增加，中央导水管和第三脑室可产生"流空"效应。脑脊液渗入脑室周围的白质，可导致纤维牵拉。

3. 鉴别诊断包括正常压力脑积水、血管性痴呆和阿尔茨海默病。

4. NPH主要治疗方法是对脑脊液进行分流。

5. NPH的典型三联征包括尿失禁、痴呆和步态障碍［潮湿（wet）、古怪（wacky）和wobbly（摇晃）］。

要点

- 正常压力性脑积水（normal-pressure hydrocephalus，NPH）的典型三联征包括步态障碍、痴呆和尿失禁。
- 脑室扩张与脑沟增宽不成比例。
- 中央导水管和第三脑室可产生"流空"效应。
- 对脑脊液进行铟标记，可在24～48小时发现脑室内回流。

建议阅读

Bradley WG, Safar FG, Furtado C, Ord J, Alksne JF. Increased intracranial volume: a clue to the etiology of idiopathic normal-pressure hydrocephalus? *AJNR Am J Neuroradiol*. 2004 Oct;25(9):1479-1484.

Kitagaki H, Mori E, Ishii K, Yamaji S, Hirono N, Imamura T. CSF spaces in idiopathic normal pressure hydrocephalus: morphology and volumetry. *AJNR Am J Neuroradiol*. 1998 Aug;19(7):1277-1284.

Tullberg M, Jensen C, Ekholm S, Wikkelsø C. Normal pressure hydrocephalus: vascular white matter changes on MR images must not exclude patients from shunt surgery. *AJNR Am J Neuroradiol*. 2001 Oct;22(9):1665-1673.

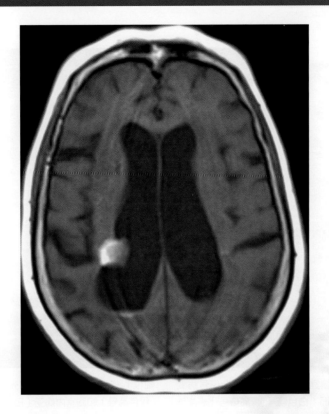

1. 病变位于哪里？

2. 鉴别诊断有哪些？

3. 该疾病的常见病因是什么？

4. 儿童患病的常见病因是什么？

5. 哪些转移灶常与出血相关？

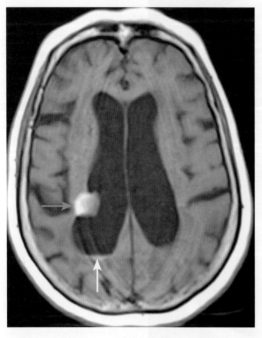

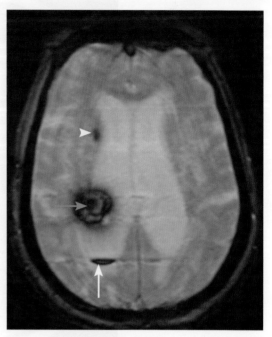

轴位T₁平扫图像显示沿右侧侧脑室室管膜分叶状混杂信号病变（绿色箭号）。脑室内见液-液平面（白色箭号）。高信号代表高铁血红蛋白。

轴位T₂梯度回波序列显示高光溢出效应，包括右侧侧脑室病变（绿色箭号）和脑室内病变（白色箭号）。另右侧基底节也可见出血性病灶（箭头）。高光溢出效应提示出血。

答案

1. 病变位于右侧侧脑室室管膜。

2. 鉴别诊断包括转移、脉络丛肿瘤和室管膜下瘤。

3. 脑室内转移最常见于成人肾癌、结肠癌和肺癌。

4. 对于儿童，脑室内转移最常见于肾母细胞瘤、视网膜母细胞瘤和神经母细胞瘤。

5. 最常见的出血性脑转移瘤包括黑色素瘤、肾癌、绒毛膜癌和甲状腺癌（Mr. CT）。

要点

- 脑室内转移瘤（intraventricular metastasis）占脑肿瘤的5%。
- 成人最常见的脑室内转移瘤来源于肾、结肠和肺。
- 多发更提示转移瘤。
- 如果病灶以透明隔为中心考虑中枢神经细胞瘤。
- 出血性转移多考虑黑色素瘤、肾细胞癌、绒毛膜癌和甲状腺癌（Mr. CT）。
- 出血更提示转移瘤，因为在其他脑室内肿瘤中很少见出血。

建议阅读

Smith AB, Smirniotopoulos JG, Horkanyne-Szakaly I. From the radiologic pathology archives: intraventricular neoplasms: radiologic-pathologic correlation. *Radiographics*. 2013 Aug;33(1):21-43.

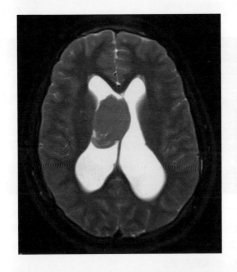 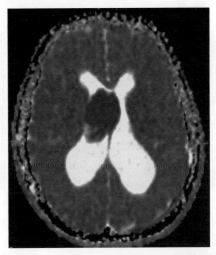

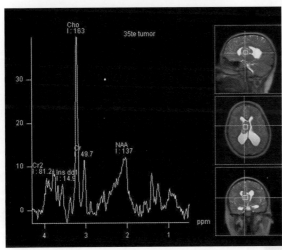 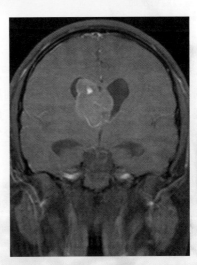

1. 鉴别诊断有哪些?

2. 该肿瘤的典型 MRI 表现是什么?

3. 什么组织病理学标记与预后相关?

4. 成人最常见的脑室内肿瘤是什么?

5. 该疾病最常见的临床症状是什么?

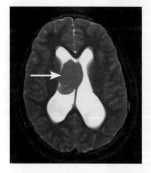

经侧脑室层面轴位T₂图像显示右侧脑室内见分叶状T₂低信号肿瘤，似起源于透明隔（箭号）。侧脑室因脑积水而扩大。

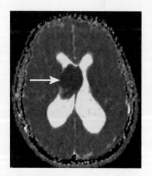

轴位DWI ADC图像显示肿瘤呈低信号，扩散受限，提示细胞致密（箭号）。

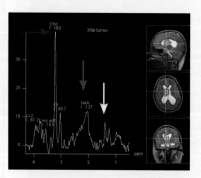

磁共振波谱显示乳酸峰（白色箭号）、NAA峰降低（红色箭号），胆碱峰升高（蓝色箭号）。是高级别肿瘤中提示"恶性"肿瘤的特征。

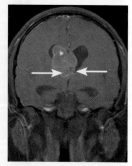

冠状位T₁增强图像显示不均匀强化的肿块阻塞了双侧Monro孔（箭号）。

答案

1. 与透明隔相关的脑室内肿瘤是中枢神经细胞瘤的典型表现。其他鉴别包括脑室内脑膜瘤、脉络丛肿瘤和室管膜下瘤。幕上的室管膜瘤很少发生在脑室内。

2. 附着于透明隔上的灶泡样、分叶状囊实性肿块伴脑积水是中枢神经细胞瘤的典型表现。扩散受限不常见，但可见于非典型病例。

3. 大多数中枢神经细胞瘤几乎没有核分裂活性，MIB-1标记指数小于2%，5年生存率为90%。MIB-1标记指数大于2%与非典型中枢神经细胞瘤相关，复发率高、预后差。

4. 中枢神经细胞瘤占成人所有脑室内肿瘤的近一半，是最常见的肿瘤。

5. 脑积水是中枢神经细胞瘤最常见的临床表现，包括头痛、呕吐和视力改变。

要点

- 中枢神经细胞瘤（central neurocytoma）是成人最常见的脑室内肿瘤，但总体上是罕见的肿瘤。
- 典型表现为附着于侧脑室透明隔的灶泡样、分叶状囊实性肿块。
- 罕见累及第三脑室、第四脑室以及脑室外部位。
- 预后良好，5年生存率为90%。
- MIB-1标记指数大于2%与非典型性相关，预后较差。

建议阅读

Ramsahye H, He H, Feng X, Li S, Xiong J. Central neurocytoma: radiological and clinico-pathological findings in 18 patients and one additional MRS case. *J Neuroradiol*. 2013 May;40(2):101-111.

Tlili-Graiess K, Mama N, Arifa N, et al. Diffusion weighted MR imaging and proton MR spectroscopy findings of central neurocytoma with pathological correlation. *J Neuroradiol*. 2014 Oct;41(4):243-250.

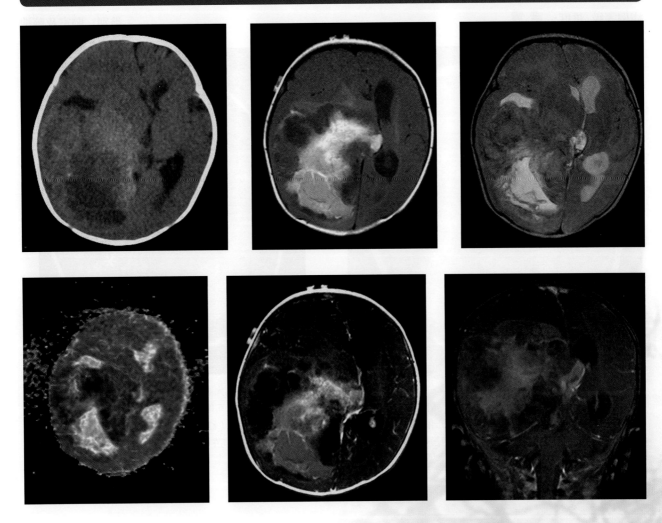

1. 发生在儿童的鉴别诊断有哪些?

2. 临床表现是什么?

3. 哪些影像学表现会影响本病的预后?

4. 该疾病典型的影像学表现是什么?

5. 该肿瘤最常见的发病部位在哪里?

病例等级/难度： 🐾🐾

类别：脑室及脑池

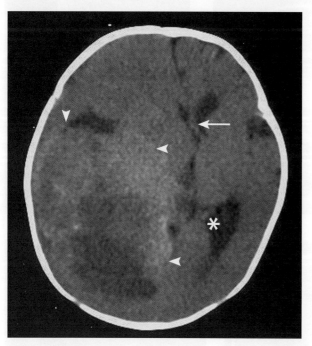

轴位CT图像显示右侧大脑半球见巨大肿块（白色箭头），累及额叶、颞叶和顶叶，中心可能位于右侧侧脑室三角区。

该肿块表现为混杂性高/低密度，伴有钙化和出血。中线向左侧移位、大脑镰下疝（白色箭号）和脑积水（白色星号）。

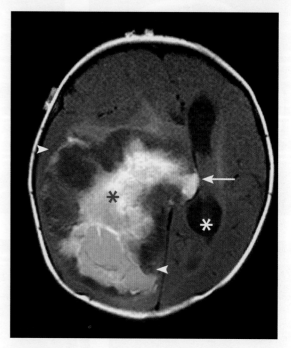

轴位T_1图像显示右侧大脑半球见一巨大的T_1呈低/高混杂信号肿块（白色箭头），中心可能位于右侧侧脑室三角区。大片状T_1信号缩短提示出血和钙化（红色星号），与先前CT上看到的高密度区域相对应。合并中线向左侧移位、大脑镰下疝（白色箭号）和脑积水（白色星号）。

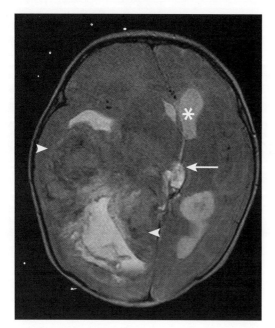

轴位T_2图像显示右侧大脑半球见一巨大T_2呈低/高混杂信号肿块（白色箭头），中心可能位于右侧侧脑室三角区，导致中线向左侧移位、大脑镰下疝（白色箭号）和脑积水（白色星号）。

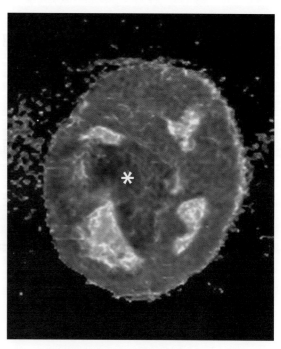

ADC图像显示右侧大脑半球肿块扩散受限（白色星号）。

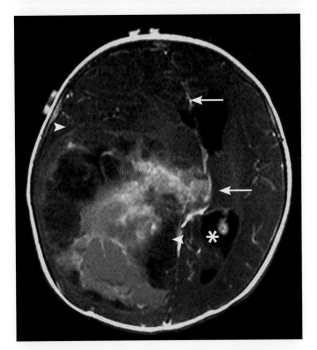

轴位 T₁ 增强图像显示右侧大脑半球见巨大肿块（白色箭头），中心可能位于右侧侧脑室内，增强后轻度强化。
合并中线向左侧移位、大脑镰下疝（白色箭号）和脑积水（白色星号）。

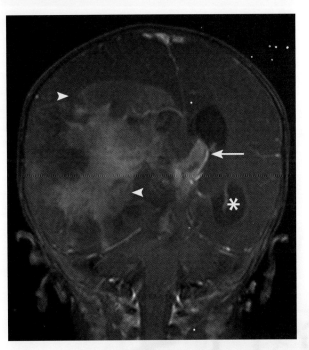

冠状位 T₁ 增强图像显示右侧大脑半球巨大肿块（白色箭头），中心可能位于右侧侧脑室三角区，累及额叶、颞叶和顶叶。该肿瘤 T₁ 增强不均匀强化。合并中线向左侧移位（白色箭号）、大脑镰下疝（白色箭号）和脑积水（白色星号）。

答案

1. 儿童脑室内或脑室周围巨大不规则肿块的鉴别诊断包括脉络丛肿瘤、幕上室管膜瘤和室管膜下巨细胞型星形细胞瘤。中枢神经细胞瘤通常不发生于幼儿。

2. 临床表现包括颅内压升高和脑积水。

3. 预后不良因素包括脑室外侵犯、巨大肿瘤、脑脊液播散，以及与 Li-Fraumeni 综合征（p53 肿瘤抑制基因突变）存在相关性。

4. 脉络丛癌（choroid plexus carcinoma，CPC）的典型影像学表现包括不均匀强化的分叶状脑室内肿块，因伴有坏死、出血或囊性成分而导致信号不均匀，有时可伴有脑室周围白质水肿。

   DWI 常显示肿块的实性部分扩散受限，提示为高级别肿瘤。然而，影像学并不是区分脉络丛癌和低级别肿瘤的可靠指标。

5. CPC 最常发生在侧脑室（50%），其次是第四脑室（40%）和第三脑室（5%）。

要点

- 是罕见的脑室内恶性肿瘤（WHO Ⅲ级）。
- 与脉络丛乳头状瘤（choroid plexus papilloma，CPP）的影像学表现相似，组织病理学检查有助于确诊。
- 侧脑室是最常见的发病部位。
- 典型的影像学表现为脑室内巨大的不均匀强化的肿块，伴有中央坏死/囊性或出血，通常伴有脑室外浸润。
- 脊髓成像是排除远处脑脊液播散转移的必要手段。
- 手术是主要的治疗手段，辅以化疗。
- 脑脊液播散和脑室外浸润提示预后不良。

建议阅读

Coates TL, Hinshaw DB, Peckman N, Thompson JR, Hasso AN, Holshouser BA, Knierim DS. Pediatric choroid plexus neoplasms: MR, CT, and pathologic correlation. *Radiology*. 1989 Oct;173(1):81-88.

Koeller KK, Sandberg GD, Sandberg GD. From the archives of the AFIP. Cerebral intraventricular neoplasms: radiologic-pathologic correlation. *Radiographics*. 2002; 22(6):1473-1505.

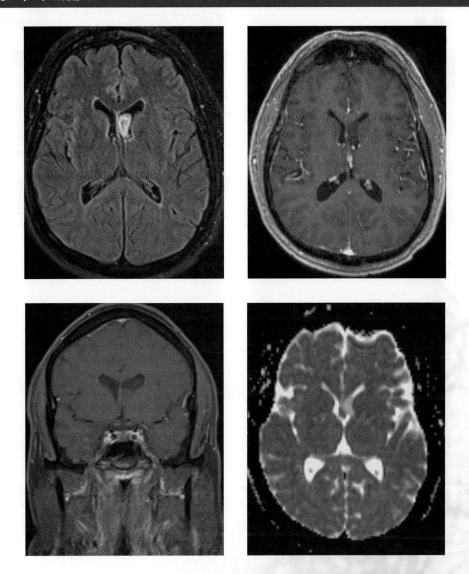

1. 鉴别诊断有哪些?

2. 该肿瘤常见发病部位是哪里?

3. 该肿瘤常见的临床表现有什么?

4. 该肿瘤典型的影像学表现是什么?

5. 该疾病好发于哪个年龄段?

病例等级/难度： 🏵 🏵

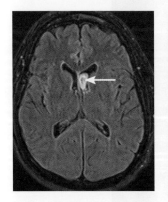

轴位FLAIR图像显示，左额角近Monro孔见边界清楚分叶状T₂高信号肿块。中心低信号提示钙化（箭号）。

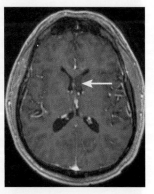

轴位T₁增强图像显示脑室内肿块无强化（箭号）。

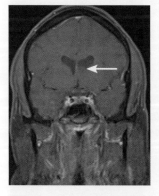

冠状位T₁增强图像显示左侧Monro孔附近的无强化肿块（箭号）。

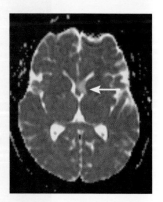

轴位DWI ADC图像显示肿块扩散信号增高（箭号），提示病变呈低级别。

答案

1. 脑室内肿瘤的鉴别诊断包括室管膜下瘤和中枢神经细胞瘤。室管膜下巨细胞型星形细胞瘤也发生在该部位，常见于结节性硬化。

2. 第四脑室是室管膜下瘤最常见的发病部位（60%），其次是侧脑室。

3. 大多数室管膜下瘤都是偶然发现的，因为该肿瘤通常无症状。

4. 室管膜下瘤典型表现为脑室内边界清楚的T₂高信号肿瘤。虽然肿瘤较大时可见到出血和钙化，但通常无强化。

5. 室管膜下瘤好发年龄为40～60岁，早期表现为阻塞性脑积水。

要点

- 室管膜下瘤是生长缓慢的WHO Ⅰ级肿瘤，通常附着于室管膜下。
- 第4脑室是最常见的发病部位，其次是侧脑室。
- 肿块通常边界清楚，T₂呈高信号，典型者无强化。
- 室管膜下瘤通常见于中年至老年人，男性多见。
- 大多数患者无症状，均偶然发现。
- 肿瘤早期即可出现阻塞性脑积水。

建议阅读

Hoeffel C, Boukobza M, Polivka M, et al. MR manifestations of subependymomas. *AJNR Am J Neuroradiol*. 1997 Mar;16(10):2121-2129.

Rath TJ, Sundgren PC, Brahma B, Lieberman AP, Chandler WF, Gebarski SS. Massive symptomatic subependymoma of the lateral ventricles: case report and review of the literature. *Neuroradiology*. 2005 Mar;47(3):183-188.

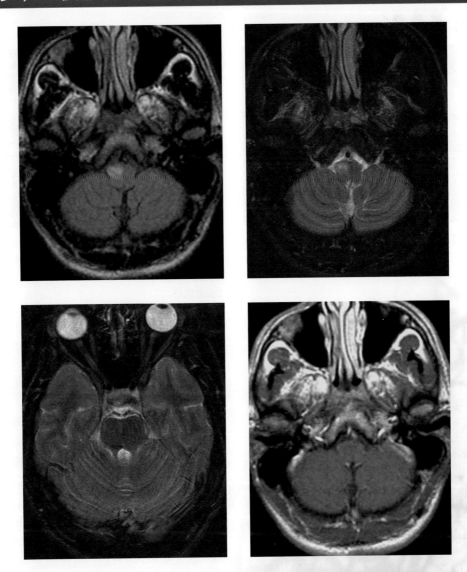

1. 鉴别诊断有哪些？

2. 该疾病典型的影像学表现是什么？

3. 该疾病的病因是什么？

4. 该疾病的发病过程是什么？

5. 该疾病的典型临床表现是什么？

病例等级/难度： 🐾🐾🐾

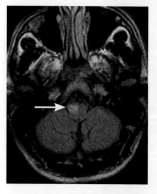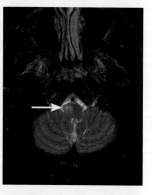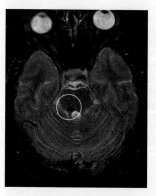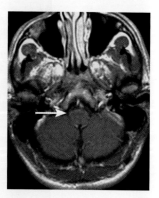

| 轴位FLAIR图像显示右侧下橄榄核增大，T₂WI呈高信号（箭号）。 | 轴位T₂图像显示右侧下橄榄核增大并呈高信号（箭号）。 | 轴位T₂图像显示病变位于Guillain-Mollaret三角环路区右侧脑桥背侧（圆圈）及小脑上脚基底部。 | 轴位T₁增强图像显示右侧下橄榄无强化（箭号）。 |

答案

1. 肥大性下橄榄核变性（hypertrophic olivary degeneration，HOD）并呈T₂高信号的病变鉴别诊断包括星形细胞瘤、多发性硬化脱髓鞘病变、HOD和延髓外侧梗死。

2. HOD典型表现为T₂高信号和T₁低信号，下橄榄核增大而无强化。

3. HOD是继发于格林-莫拉雷三角通路中断引起的跨突触变性，使下橄榄核异常肥大，也可累及同侧红核及对侧齿状核。

4. MRI显示HOD的三个阶段：T₂高信号最早出现在损伤后4周，但无肥大；T₂呈高信号伴肥大最早出现在4个月后，且2～3年后消失；T₂高信号，肥大消失持续存在。

5. 腭肌震颤是HOD患者的特征性表现，然而并非所有HOD患者都会出现腭肌震颤。

要点

- 由于齿状核-红核-下橄榄核通路受损导致下橄榄核异常肥大。
- 格林-莫拉雷三角（Guillain-Mollaret triangle，GMT）环路是指下橄榄核与同侧红核通过中央被盖束联系，红核与对侧齿状核通过小脑上脚联系，对侧齿状核通过小脑下脚回到下橄榄核形成环路。
- 此路径的任何损伤都可能导致HOD。
- T₂呈高信号从4周开始可持续数年。
- 肥大从4个月开始，可持续3～4年。
- 寻找任何可累及通路的病变。

建议阅读

Goyal M, Versnick E, Tuite P, et al. Hypertrophic olivary degeneration: metaanalysis of the temporal evolution of MR findings. *AJNR Am J Neuroradiol.* 2010 Oct; 21(6):1073-1077.

Patay Z, Enterkin J, Harreld JH, et al. MR imaging evaluation of inferior olivary nuclei: comparison of postoperative subjects with and without posterior fossa syndrome. AJNR *Am J Neuroradiol.* 2014;35(4):797-802.

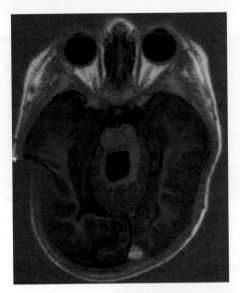
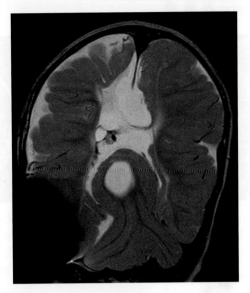
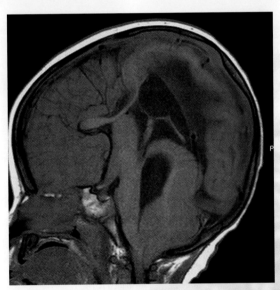

1. 关于小脑的诊断是什么？

2. 关于该病的表现有哪些？

3. 扩散张量成像有什么发现？

4. 还有哪些相关的异常表现？

5. 与该病相关的临床症状有哪些？

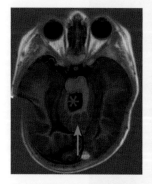 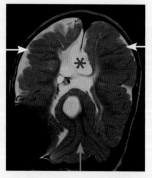 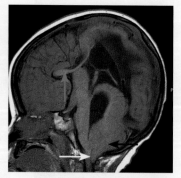 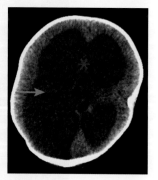

轴位T₁图像显示小脑半球融合（绿色箭号），小脑蚓部缺如，第四脑室扩张（红色星号）。

冠状位T₂图像显示小脑半球融合（绿色箭号）及透明隔缺如（红色星号）。脑回狭窄（白色箭号），可见Chiari Ⅱ型畸形。

矢状位T₁图像显示胼胝体（绿色箭号）和小脑（蓝色箭号）发育不全。由Chiari畸形引起的小脑扁桃体疝（白色箭号）。

轴位CT显示先天性脑积水（绿色箭头），透明隔缺如（红色星号）。

答案

1. 菱脑融合显示小脑叶横向穿过中线融合。是由于背侧发育异常所致。在本病例中，菱脑融合与Chiari Ⅱ型畸形有关。

2. 菱脑融合显示小脑半球和小脑深部核团融合横跨中线，蚓部缺失（80%）或严重发育不良（20%），透明隔缺如，脑室扩大，胼胝体发育不全，第四脑室呈菱形。

3. DTI显示神经轴突在中线呈上下方向走行，而不是正常的从左到右的横向走行。

4. 相关畸形表现包括双侧人字缝融合、皮质畸形、VACTERL［脊柱畸形（vertebral）、肛门闭锁（anorectal）、心血管异常（cardiac）、气管食管瘘（tracheoesophageal fistula）、肾脏异常（renal）、肢体缺损（limb）］和Chiari Ⅱ型畸形。

5. 患者可能有脑积水、癫痫发作、脑瘫、智力迟钝，并可能出现共济失调等小脑症状。

要点

- 菱脑融合（rhombencepha losynapsis，RES）是由于中脑/后脑背腹侧发育异常缺陷，导致小脑半球融合。
- 诊断RES的关键是小脑叶和裂跨中线融合。
- 透明隔缺如。
- RES向后指向第四脑室。
- 小脑蚓部缺失（80%）。
- Chiari Ⅱ型畸形可能与RES有关。
- DTI显示神经轴突在中线呈上下方向走行，而不是正常的从左到右的横向走行。

建议阅读

Guntur Ramkumar P, Kanodia AK, Ananthakrishnan G, Roberts R. Chiari Ⅱ malformation mimicking partial rhombencephalosynapsis? a case report. *Cerebellum*. 2010 Mar;9(1):111-114.

Merlini L, Fluss J, Korff C, Hanquinet S. Partial rhombencephalosynapsis and Chiari type Ⅱ malformation in a child: a true association supported by DTI tractography. *Cerebellum*. 2012 Mar;11(1):227-232.

Wan SM, Khong PL, Ip P, Ooi GC. Partial rhomben-cephalosynapsis and Chiari Ⅱ malformation. *Hong Kong Med J*. 2005 Aug;11(4):299-302.

男，8月龄，癫痫发作，体重下降，发育不良

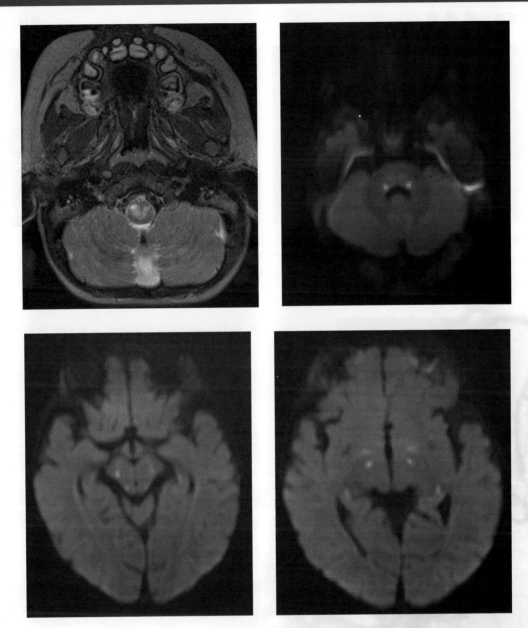

▪ 1. 鉴别诊断有哪些?

▪ 2. 遗传表现是什么?

▪ 3. 该疾病的预后如何?

▪ 4. 该疾病的治疗方法是什么?

▪ 5. 该疾病的病理生理学机制是什么?

病例等级/难度： 🌟🌟🌟　　　　　　　　　　　　　　　　类别：幕下脑内

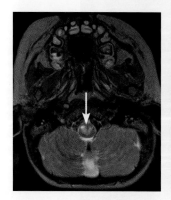

下延髓水平轴位T₂图像显示中央灰质结构呈异常T₂高信号（白色箭号）。

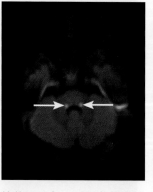

轴位DWI（b=1000）图像显示脑桥被盖见双侧局灶对称性扩散受限（白色箭号）。

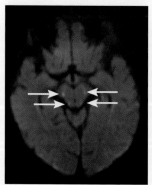

轴位DWI（b=1000）显示中脑被盖见局灶性对称性扩散受限（白色箭号）。

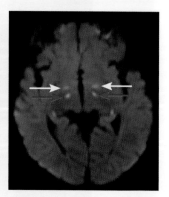

轴位DWI（b=1000）显示丘脑基底核（白色箭号）和大脑脚（红色箭号）局灶性对称性扩散受限。

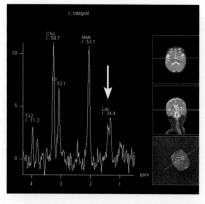

基底节区磁共振波谱出现乳酸双峰（白色箭号），甚至在MRI解剖图片上不受累的区域也这样。这是Leigh综合征出现乳酸酸中毒的典型表现。

答案

1. SURF1 Leigh综合征（Leigh syndrome）、枫糖尿病（maple syrup urine disease）和高蛋氨酸血症（hyper-methioninemia）均可导致脑干水肿和扩散受限。灰质核团和丘脑基底核局灶受累更倾向于诊断为SURF1-Leigh综合征。高蛋氨酸血症和枫糖尿病以白质受累为主，可累及脑干、中央和小脑白质，急性期可表现扩散受限。

2. 虽然Leigh综合征主要是线粒体和X连锁遗传，但SURF1突变是Leigh综合征最常见的病因，属于常染色体隐性遗传。

3. SURF1突变型Leigh综合征在婴儿期发病较早，通常预后不佳，儿童早期迅速恶化至死亡，没有好的治疗方法。

4. 针对Leigh综合征的治疗主要包括补充维生素和缓冲乳酸积累，目前尚无治愈方法。

5. SURF1-Leigh综合征患者缺乏细胞色素C氧化酶，该氧化酶通常参与线粒体合成ATP的电子传递。

要点

- Leigh综合征是一组遗传异质性线粒体呼吸链功能异常的代谢性神经退行性疾病。
- SURF1突变是Leigh综合征最常见的病因，特征性表现为丘脑底核、小脑和下脑干对称性受累。基底节区受累相对较少，预后较差，可迅速恶化至死亡。
- 病变急性期常表现为T₂高信号，引起脑组织肿胀和扩散受限，无明显增强。

建议阅读

Farina L, Chiapparini L, Uziel G, Bugiani M, Zeviani M, Savoiardo M. MR findings in Leigh syndrome with COX deficiency and SURF-1 mutations. *AJNR Am J Neuroradiol*. 2002 Aug;23(7):1095-1100.

Rossi A, Biancheri R, Bruno C, Di Rocco M, Calvi A, Pessagno A, Tortori-Donati P. Leigh syndrome with COX deficiency and SURF1 gene mutations: MR imaging findings. *AJNR Am J Neuroradiol*. 2003 Sep;24(6):1188-1191.

男，4岁，既往有严重肌张力低下、肌无力、共济失调和注视追踪能力差

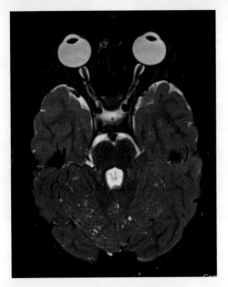 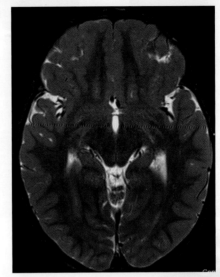

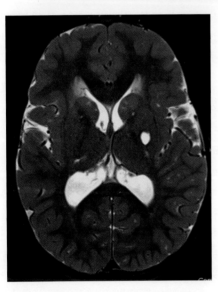 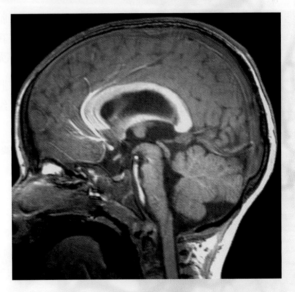

■ 1. MRI上有什么异常表现？

■ 2. 鉴别诊断有哪些？

■ 3. 该病的病理生理学机制是什么？

■ 4. 该病特征性的临床表现有哪些？

■ 5. 眼部有哪些异常表现与该病相关？

病例等级/难度： 🐾🐾🐾　　　　　　　　　　　　　　　　类别：幕下脑内

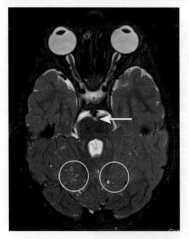

轴位T₂图像显示小脑多发性囊肿（圆圈）。脑桥发育不良伴裂隙（箭号）。

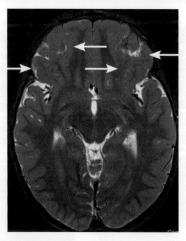

轴位T₂图像显示双侧额叶见鹅卵石状无脑回样多小脑回改变（箭号）。

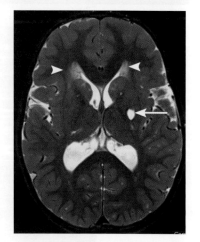

轴位T₂图像显示左侧壳核有一个明显的囊肿（箭号），脑室周围白质T₂呈高信号（箭头）。

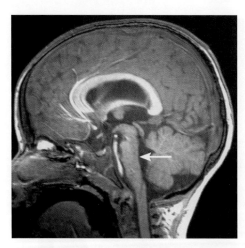

矢状位T₁图像显示脑桥和脑干发育不良（箭号）。

答案

1. 额叶鹅卵石状多小脑回，脑室周围白质髓鞘形成减少/白质软化，小脑和双侧基底节多发囊肿，脑干萎缩伴脑桥裂。

2. 在发现灰质移行异常时，应考虑TORCH外源性感染等病理因素。与鹅卵石样无脑回畸形相比，无脑回畸形Ⅱ型存在差异性，包括先天性肌营养不良，如肌-眼-脑病、Walker-Warburg综合征和Fukuyama先天性肌营养不良。

3. 肌营养不良聚糖的糖基化不足导致神经元移行异常和肌肉功能障碍。

4. 临床表现包括伴有肌营养不良的特征性眼部异常。在该病患者群体中，也有报道出现肌张力低下、肌无力、智力迟钝、发育迟缓和癫痫发作。

5. 肌-眼-脑病的眼部异常包括先天性青光眼、视神经发育不全和先天性近视。

要点

- 肌-眼-脑病（muscle-eye-brain disease）是一种遗传性 α-肌营养不良聚糖疾病，可导致脑移行异常、眼部异常和肌营养不良。
- 与Walker-Warburg和Fukuyama先天性肌营养不良有关；这三种疾病都属于Ⅱ型（鹅卵石样）无脑回畸形。
- 移行异常包括鹅卵石样无脑回、多小脑回和巨脑回。
- 小脑有多发囊肿。
- 脑干发育不良和脑桥裂。
- 白质髓鞘脱失和T₂异常高信号。

建议阅读

Barkovich AJ. Neuroimaging manifestations and classification of congenital muscular dystrophies. *AJNR Am J Neuroradiol*. 1998 Sep;19(8):1389-1396.

Yiş U, Uyanik G, Rosendahl DM, et al. Clinical, radiological, and genetic survey of patients with muscle-eye-brain disease caused by mutations in POMGNT1. *Pediatr Neurol*. 2014 May;50(5):491-497.

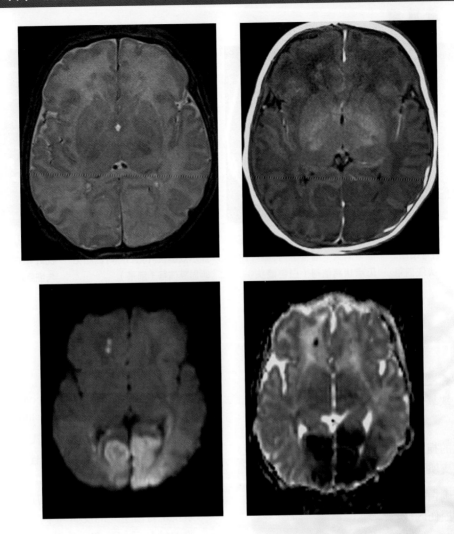

1. 鉴别诊断有哪些？

2. 足月儿本病脑实质损伤的常见部位在哪里？

3. 早产儿本病脑实质损伤的常见部位在哪里？

4. 婴儿患该病的常见病因是什么？

5. 该病患者有哪些临床症状？

病例等级／难度： 🧠🧠🧠

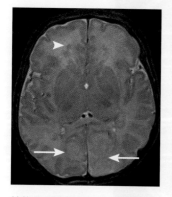

轴位 T₂ 图像显示枕叶（箭号）皮质正常信号消失，T₂ 信号增高。右侧额叶白质也有点状低信号（箭头）。

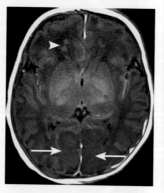

轴位 T₁ 图像显示枕叶皮质的正常信号消失（箭号）。右额叶白质见点状高信号（白色箭头）。出生时创伤引起硬膜下血肿呈 T₁ 高信号（红色箭头）。

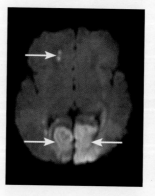

轴位 DWI（b=1000）图像显示双侧枕叶和右额叶白质见明显高信号（箭号）。

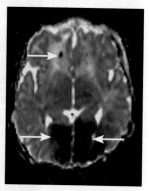

轴位 DWI ADC 图像显示双侧枕叶和右额叶白质扩散受限，与细胞毒性水肿一致（箭号）。

答案

1. 双侧大脑皮质弥漫性扩散受限的疾病鉴别诊断包括低血糖、缺血缺氧性损伤、代谢性疾病和癫痫持续状态。

2. 尽管任何部位的损伤都可与低血糖有关，但累及双侧枕叶和顶叶皮质下的损伤在足月儿中更为常见。

3. 早产儿脑室周围白质对代谢损伤更为敏感，是低血糖症中常见的损伤区域。

4. 母亲糖尿病控制不佳、宫内发育迟缓、早产、胎儿应激和先兆子痫都可能导致新生儿低血糖。

5. 新生儿低血糖可无明显症状，但可出现癫痫发作、昏迷、抽搐及肌张力低下。

要点

- 新生儿低血糖（neonatal hypoglycemia）是由于先兆子痫、宫内发育迟缓、母亲低血糖或早产导致的葡萄糖储存不足、缺氧和应激导致的利用率增加、母亲糖尿病控制不佳所致胰岛素增加、家族性高胰岛素血症或其他内分泌疾病所致。
- 病变受累部位不符合典型的血管分布特点，可累及足月新生儿的皮质和早产儿脑室周围白质。
- 典型的呈后部分布（枕叶和顶叶）而非额叶和颞叶。
- 深部灰质核团和脑干也可能受累。
- 急性损伤时 T₁ 低信号，T₂ 高信号，扩散受限。

建议阅读

Menezes MP, Nowland T, Onikul E. Diffusion-weighted imaging changes caused by acute hypoglycemia and prolonged febrile convulsion in childhood. *AJNR Am J Neuroradiol*. 2013 Apr;34(4):E43-E44.

Wong DS, Poskitt KJ, Chau V, et al. Brain injury patterns in hypoglycemia in neonatal encephalopathy. *AJNR Am J Neuroradiol*. 2013 Jul;34(7):1456-1461.

男，19月龄，有短肠综合征病史，新发癫痫，低钠血症*

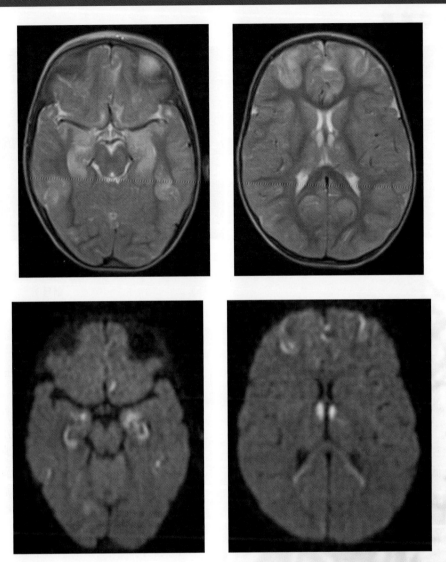

▧ 1. 鉴别诊断有哪些？

▧ 2. 什么样的渗透紊乱会导致该疾病？

▧ 3. 该病的典型发病部位在哪里？

▧ 4. 急性期该病有哪些MRI表现？

▧ 5. 哪些相关因素会增加患该病的可能性？

---

* 原版书为"hypernatremia"。——译者注。

病例等级/难度：🦫🦫🦫　　　　　　　　　　　　类别：幕上脑内

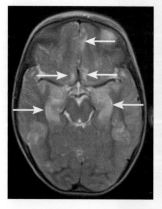 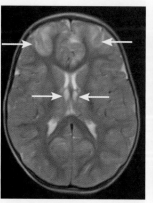 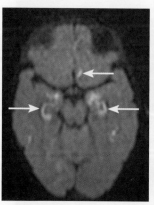 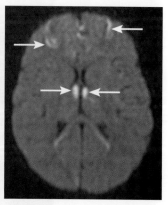

轴位T₂图像显示双侧内侧颞叶和额叶对称性高信号和肿胀（箭号）。

轴位T₂图像显示双侧丘脑和额叶皮层下白质受累（箭号）。

轴位DWI（b=1000）图像显示海马和左额叶的皮层扩散受限（箭号）。

轴位DWI（b=1000）图像显示丘脑和额叶皮质对称性扩散受限（箭号）。

答案

1. 双侧皮层对称性扩散受限的鉴别诊断包括癫痫持续状态、缺血、Creutzfeldt-Jakob病和病毒性脑炎。发生在脑桥外的渗透性脱髓鞘不常见。

2. 虽然低钠血症*的过快纠正是最常见的病因，但据报道，渗透性脱髓鞘还与其他渗透性紊乱如氮质血症、高血糖、低钾血症和酮症酸中毒有关。

3. 渗透性脱髓鞘的典型部位是脑桥中心纤维，发病率约占一半。脑桥外部位包括基底节和白质，双侧对称分布在皮层和海马的发生率较少。

4. 急性期可呈T₁低信号、T₂/FLAIR高信号和扩散受限，增强通常不强化。

5. 酗酒或慢性呕吐引起的营养不良患者有渗透性脱髓鞘的风险。其他风险因素包括器官移植、肾功能衰竭、内分泌疾病和烧伤患者。

要点

- 渗透性脱髓鞘（osmotic demyelination）以前分为脑桥中央髓鞘溶解综合征（central pontine myelinolysis syndrome）或脑桥外髓鞘溶解综合征（extra-pontine myelinolysis syndrome）。

- 虽然低钠血症*的过快纠正是最常见的病因，但据报道，渗透性脱髓鞘还与其他渗透性紊乱如氮质血症、高血糖、低钾血症和酮症酸中毒有关。

- 通常在快速纠正钠后2～4天，患者出现癫痫发作和精神状况改变。

- 半数病例累及典型的脑桥中央区域。

- 脑桥外区域通常是对称性的，包括基底节、白质和较不常见的大脑皮质、海马，可合并或不合并脑桥损伤。

- 急性期T₁低信号、T₂高信号，扩散受限。

- 增强通常不强化。

- 病变是否治愈取决于渗透性损伤的严重程度。

建议阅读

Ismail FY, Szóllics A, Szólics M, Nagelkerke N, Ljubisavljevic M. Clinical semiology and neuroradiologic correlates of acute hypernatremic osmotic challenge in adults: a literature review. *AJNR Am J Neuroradiol.* 2013 Dec;34(12):2225-2232.

Roh JH, Kim JH, Oh K, Kim SG, Park KW, Kim BJ. Cortical laminar necrosis caused by rapidly corrected hyponatremia. *J Neuroimaging.* 2009 Apr;19(2):185-187.

_____

* 　原版书为"hypernatremia"。——译者注。

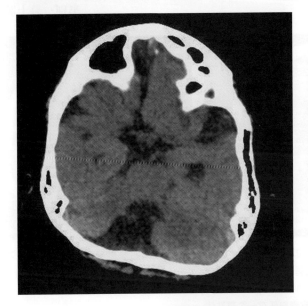
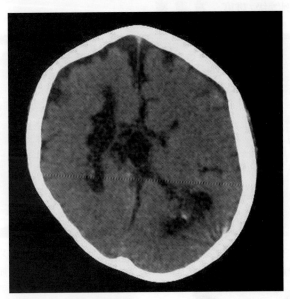
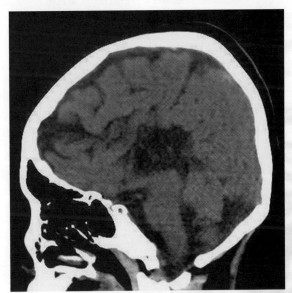

....

1. 鉴别诊断是什么？

2. 这种疾病的基因遗传特性是什么？

3. 这种疾病的经典三联征是什么？

4. 特征性放射学表现是什么？

5. 典型临床表现是什么？

病例等级/难度：🐾🐾🐾

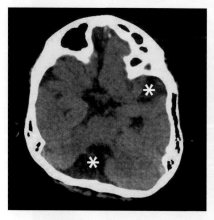 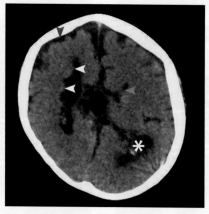 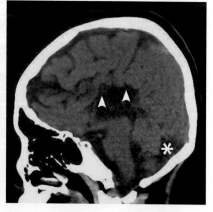

轴位CT图像显示中线后颅窝和左颅中窝囊肿（白色星号）。

轴位CT图像显示沿右侧脑室外侧壁的结节（白色箭头），与灰质异位一致。还注意到胼胝体发育不全伴空洞脑（colpocephaly）（绿色箭头）。左侧脑室旁白质有一个囊性病变，与脑穿通性囊肿一致（白色星号）。也可见右额叶多小脑回（红色箭头）。

矢状位CT图像显示胼胝体完全发育不全（白色箭头）和后颅窝囊肿（白色星号）。

答案

1. 伴有小蚓部和胼胝体发育不全的后颅窝囊肿包括 Dandy-Walker 畸形。与多发移行异常的鉴别包括先天性巨细胞病毒、Ⅱ型（鹅卵石）无脑回以及该患者诊断的 Aicardi 综合征。

2. Aicardi 综合征（Aicardi syndrome）是一种罕见的 X-连锁显性遗传病，所有报告的病例都是散发性突变。本病对男性患者可能致命，仅在女性和罕见患有 Klinefelter 综合征（XXY）的男性患者中出现。

3. 典型的三联征是胼胝体发育不全、婴儿痉挛和脉络膜视网膜缺损。

4. Aicardi 综合征典型放射学特征包括胼胝体发育不全（部分或完全）、空洞脑、灰质异位、多小脑回、后颅窝畸形/Dandy-Walker 连续体、颅内囊肿（中线-半球间、脑室内、脑实质或脑外）和颅盖骨增宽。

5. Aicardi 综合征的典型临床表现是女婴出现痉挛。

要点

- 罕见 X-连锁显性遗传病，报道仅出现在散发突变个体。

- 本病在男性中可能致命，仅出现在女性和罕见患有 Klinefelter 综合征（XXY）的男性患者中。
- 典型的三联征是胼胝体发育不全、婴儿痉挛和脉络膜视网膜缺损。
- 典型临床表现：癫痫发作、发育迟缓和智力低下。
- 脉络膜视网膜缺损是一种特有的体征。
- 唇腭裂和腭裂的发生频率增加。
- 典型放射学特征包括胼胝体发育不全（部分或完全）、空洞脑、灰质异位/多小脑回、颅盖骨增宽/Dandy-Walker 连续体和颅内囊肿。

建议阅读

Baierl P, Markl A, Thelen M, Laub MC. MR imaging in Aicardi syndrome. *AJNR Am J Neuroradiol*. 1990 May;9(4):805-806.

Hall-Craggs MA, Harbord MG, Finn JP, Brett E, Kendall BE. Aicardi syndrome: MR assessment of brain structure and myelination. *AJNR Am J Neuroradiol*. 1990 May;11(3):532-536.

Uggetti C, La Piana R, Orcesi S, Egitto MG, Crow YJ, Fazzi E. Aicardi-Goutieres syndrome: neuroradiologic findings and follow-up. *AJNR Am J Neuroradiol*. 2009 Nov;30(10):1971-1976.

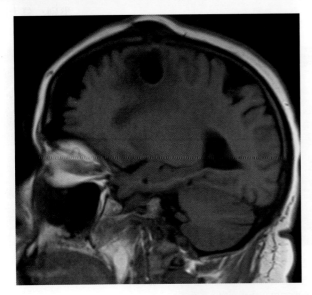
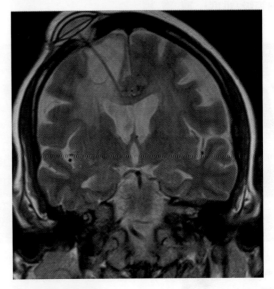
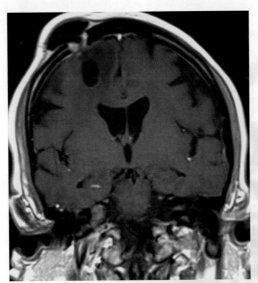

1. 异常位于何处？

2. 这种病变的典型影像学表现是什么？

3. 鉴别诊断是什么？

4. 这种病变的病因是什么？

5. 这种病变的治疗方法是什么？

病例等级/难度： 🌰🌰🌰　　　　　　　　　　　　　　　　**类别：幕上脑内**

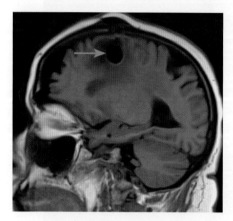 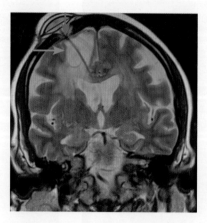 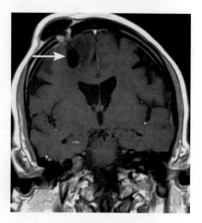

矢状位T₁平扫图像显示右额叶皮层下白质见一低信号囊肿，呈脑脊液信号，并伴有血管源性水肿或胶质增生（绿色箭号）。

冠状位T₂图像显示囊肿（绿色箭号）呈脑脊液信号，与脑室造瘘管（红色箭号）相邻，该患者头皮下见化疗药盒置入。也可见邻近水肿或胶质增生。

冠状位T₁增强图像显示囊肿内未见强化（箭号）。

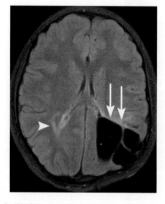

8岁，女性，有长期脑积水和围生期脑室内出血史，轴位FLAIR图像显示呈脑脊液信号的多房囊性病变与左侧侧脑室及蛛网膜下腔沟通。注意囊腔内衬轻度胶质增生和白质（箭号）。右侧脑室旁白质可见围生期缺血损伤所致的胶质增生（箭头）。

答案

1. 病变位于额叶。

2. 在磁共振图像上，关键发现是囊肿与脑脊液信号相仿，并与侧脑室和蛛网膜下腔沟通。通常病灶无强化。获得性病变可见明显胶质增生，先天性病变通常见白质内衬。

3. 鉴别诊断包括破坏性脑穿通性囊肿、肿瘤性囊肿、蛛网膜囊肿和脓肿。

4. 获得性破坏性脑穿通性囊肿可由多种病因引起，这些病因可导致脑损伤和脑脊液囊肿。

5. 通常不需要治疗。如果脑损伤持续存在，需要对损伤性病因进行处理。少数囊肿可扩大，需要开窗或分流。

要点

- 脑损伤性囊肿是由外伤、梗死或感染等多种原因导致脑组织损伤而获得的穿通性囊肿。
- 在本病例中，推测脑室内化疗（IVC）沿导管回流是导致脑损伤和囊肿形成的原因。
- 当病因与IVC有关时，囊肿会在导管周围形成。
- 先天性脑穿通性囊肿通常是子宫内卒中或灰质迁移完成后感染的结果。
- 囊肿衬以白质和（或）胶质增生。
- 囊肿在所有脉冲序列都呈脑脊液信号。
- 脑室和蛛网膜下腔沟通是典型表现。

建议阅读

Chowdhary S, Chalmers LM, Chamberlain PA. Methotrexate-induced encephaloclastic cyst: a complication of intraventricular chemotherapy. *Neurology*. 2006 Jul;67(2):319.

Ho SS, Kuzniecky RI, Gilliam F, Faught E, Bebin M, Morawetz R. Congenital porencephaly: MR features and relationship to hippocampal sclerosis. *AJNR Am J Neuroradiol*. 1998 Jan;19(1):135-141.

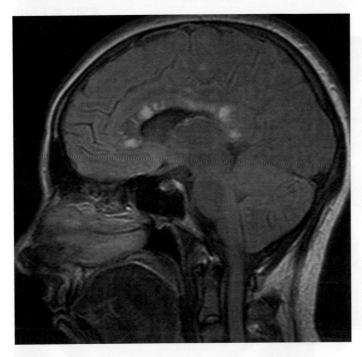 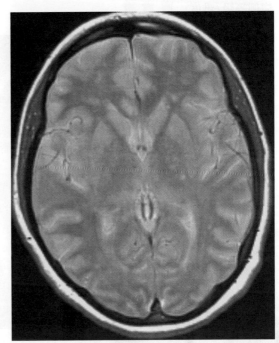

- **1.** 矢状位图像显示的异常位于何处？

- **2.** 该病变的典型影像学表现是什么？

- **3.** 胼胝体病变的鉴别诊断是什么？

- **4.** 该疾病的典型三联征是什么？

- **5.** 该病变的治疗方法是什么？

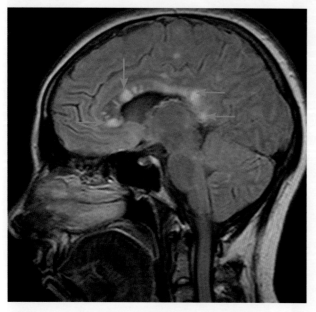

矢状位FLAIR图像显示从前到后累及胼胝体中央的多个高信号病变（箭号）。

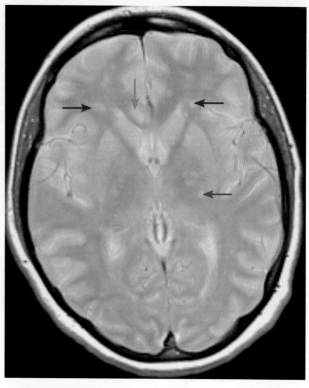

轴位质子密度图像显示胼胝体前部（绿色箭号）、额叶皮层下白质（蓝色箭号）、豆状核（红色箭号）和枕叶皮层下白质多发高信号。

答案

1. 病变位于胼胝体。

2. Susac综合征（Susac syndrome，SS）典型表现为胼胝体中央纤维的病变。

3. 鉴别诊断包括Susac综合征、多发性硬化和Marchiafava-Bignami病。

4. 典型的临床三联征包括脑病、视力改变和感音神经性耳聋。SS可以累及大脑的任何部位，但对胼胝体的中央纤维有亲和力。

5. 治疗包括免疫抑制剂和抗血栓药物。

要点

- SS是一种神经微血管病，可能是自身免疫性的。
- 典型的临床三联征包括脑病、视力改变和感音神经性耳聋。
- 诊断的关键是胼胝体病变呈特征性的"雪球"样改变。
- 沿着胼-隔界面受累有利于多发性硬化的诊断。
- Marchiafava-Bignami病（Marchiafava-Bignami disease）累及胼胝体体部、乳头体和（或）中脑导水管周围灰质。

建议阅读

Dörr J, Krautwald S, Wildemann B, et al. Characteristics of Susac syndrome: a review of all reported cases. *Nat Rev Neurol.* 2013 Jun;9(6):307-316.

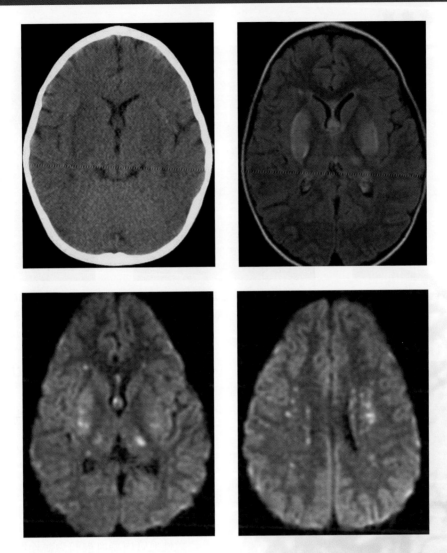

1. 鉴别诊断是什么？

2. 具有血小板减少和凝血功能消耗的共同血液学途径的不同疾病有哪些？

3. 这种疾病的血液学特征是什么？

4. 在这种疾病中，中枢神经系统受累的典型模式是什么？

5. 哪种影像序列对诊断最有帮助？

病例等级/难度：　　　　　　　　　　　　　　　　**类别：幕上脑内**

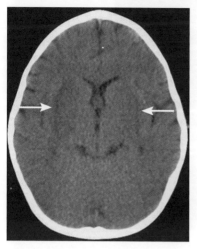

轴位CT图像显示双侧基底节低密度影（箭号）。

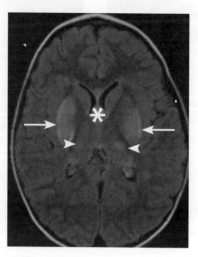

轴位FLAIR图像显示双侧壳核（箭号）、丘脑（箭头）和穹窿（星号）T₂信号增高。

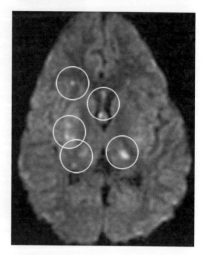

轴位DWI（b=1000）图像仅显示在微血管病变受累水肿区中的斑点状细胞毒性水肿区（圆圈）。

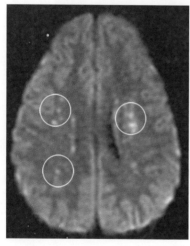

轴位DWI（b=1000）图像显示微血管病变中侧脑室旁和皮层下白质（圆圈）进一步出现斑点状弥散受限区。

4. 典型的血栓性微血管病表现为皮层和皮层下白质多灶性出血性梗死。

5. DWI和磁敏感加权成像最能显示血栓性微血管病中的多灶性小血管出血性梗死。

要点

- 儿童溶血性尿毒症综合征、成人血栓性血小板减少性紫癜和恶性高血压以及这两个年龄组的弥散性血管内凝血被归为血栓性微血管病的常见病理类型。
- 不同的病因导致血小板聚集和微循环阻塞的途径相同。
- 影像学显示多灶性小出血性梗死灶主要位于皮层和皮层下白质。
- 这些病变在T₂像上通常呈高信号，在磁敏感加权成像呈"开花"伪影及弥散受限。

答案

1. 多发白质扩散受限和基底节水肿的鉴别包括血栓性微血管病、中枢神经系统血管炎和CADASIL等小血管疾病。病毒性脑炎也可能累及深部灰质和白质。

2. 血栓性微血管病（thrornbotic microangiopathy）的病因多种多样，通常包括溶血性尿毒症综合征（hemdytic uremic sydrome，HUS）、血小板减少性血栓性紫癜、弥散性血管内凝血和恶性高血压。

3. 血栓性微血管病的血液学异常包括血小板减少、溶血性贫血和微血管阻塞。

建议阅读

Ellchuk TN, Shah LM, Hewlett RH, Osborn AG. Suspicious neuroimaging pattern of thrombotic microangiopathy. *AJNR Am J Neuroradiol*. 2011 Apr;32(4):734-738.

Nakamura H, Takaba H, Inoue T, Saku Y, Saito F, Ibayashi S, Fujishima M. MRI findings of hemolytic uremic syndrome with encephalopathy: widespread symmetrical distribution. *J Neuroimaging*. 2003 Jan;13(1):75-78.

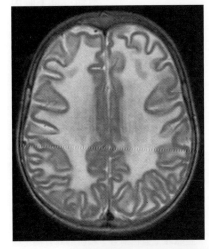
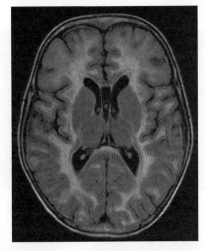
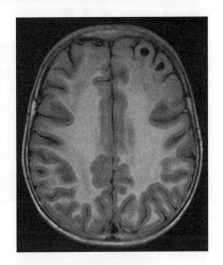

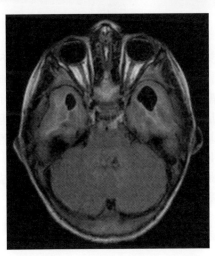
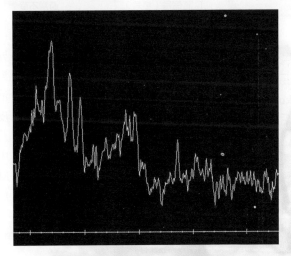

1. 这种疾病的常见临床特征是什么？

2. 这种疾病的典型影像学表现是什么？

3. 这种疾病的遗传方式是什么？

4. 在文献中有报道的这种疾病的同义词有哪些？

5. 这些MR表现的鉴别诊断是什么？

病例等级/难度： 🐾🐾🐾   类别：幕上脑内

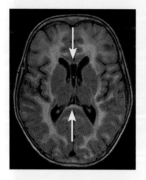 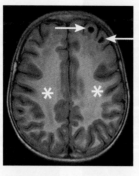 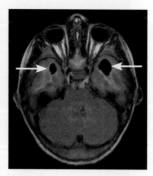 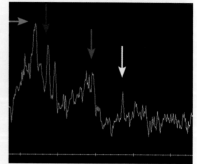

轴位FLAIR图像显示弥漫的白质高信号，胼胝体膝部及压部信号相对正常（白色箭号）。*

轴位FLAIR图像显示左侧额叶皮质下囊肿（白色箭号），呈脑脊液信号。白质呈弥漫 T_2 高信号（星号）。*

通过小脑的轴位FLAIR图像显示双侧前颞叶皮质下囊肿（白色箭号）。在这种疾病中，小脑通常不受累。

受累白质的磁共振波谱显示小的乳酸峰（白色箭号），NAA峰降低（红色箭号），胆碱峰（蓝色箭号）和肌醇峰升高（绿色箭号）。

答案

1. 伴有皮层下囊肿的巨脑性白质脑病（megalencephalic leukoencephalopathy with subcortical cyst）通常在出生后的第一年表现为大头畸形、发育迟缓和癫痫发作。与大多数婴幼儿期起病的白质脑病不同，其进展缓慢，患者通常在发病后存活数十年。

2. 伴有皮质下囊肿的巨脑性白质脑病的典型影像学表现包括幕上白质弥漫受累和U型纤维早期受累。中央白质束如胼胝体可能不受累。小脑白质不受累是典型表现。皮质下囊肿信号呈脑脊液信号，主要发生在前颞叶和额顶叶。随着时间的推移，这些囊肿往往会增大增多。

3. MLC1、MLC2A和MLC2B突变已被确定可导致伴有皮层下囊肿的巨脑性白质脑病。MLC1和MLC2A突变为常染色体隐性遗传，MLC2B突变为常染色体显性遗传。在近亲群体中，携带率可高达1/40。

4. 空泡性巨脑性白质脑病、范德克纳普（van der Knaap）病和印度Agarwal巨脑性白质营养不良均在文献中报道过，涉及伴有皮层下囊肿的巨脑性白质脑病。这种疾病在印度阿加瓦尔姓人群中有描述。

5. 异染性脑白质营养不良通常早期皮质下白层不受累，缺乏皮层下囊肿。患者通常无大头畸形。白质消融性白质脑病通常可见白质稀疏，而不是局灶性皮层下囊肿。Canavan病可累及白质，但也可能累及基底节，这在伴有皮层下囊肿的巨脑性白质脑病中是不典型的。MRS还显示NAA升高。Pelizaeus-Merzbacher病表现为弥漫性白质髓鞘形成减少，无皮质下囊肿。

要点

- 弥漫性白质 T_2 高信号累及幕上半球皮层下U型纤维。
- 呈脑脊液信号的皮层下囊肿主要发生在前颞叶和额顶叶。
- 在出生一年内有大头畸形的临床病史。

建议阅读

Bajaj SK, Misra R, Gupta R, Chandra R, Malik A. Megalencephalic leukoencephalopathy with sub cortical cysts: an inherited dysmyelinating disorder. *J Pediatr Neurosci*. 2013 Jan;8(1):77-80.

Tu YF, Chen CY, Huang CC, Lee CS. Vacuolating megalencephalic leukoencephalopathy with mild clinical course validated by diffusion tensor imaging and MR spectroscopy. *AJNR Am J Neuroradiol*. 2011 Dec;25(6):1041-1045.

---

* 此图将在第2版进行修正。——译者注。

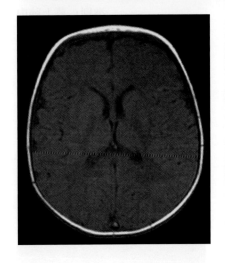 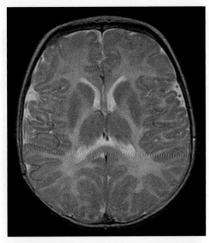 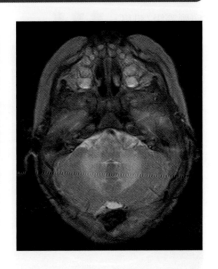

- 1. 婴儿期髓鞘形成的正常模式是什么？

- 2. 正常的髓鞘在 T_1 和 T_2 加权像上是什么样的？

- 3. 这种病的遗传方式是什么？

- 4. 这种疾病白质受累的模式是什么？

- 5. 髓鞘形成减少的疾病还包括哪些其他综合征？

病例等级/难度： 🐾🐾🐾 　　　　　　　　　　　　　　　　　　　　　　　　**类别：幕上脑内**

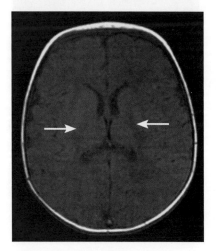

基底节层面轴位 T₁ 图像显示在这名 3 个月大的婴儿中，内囊后肢未见正常 T₁ 高信号（白色箭号），通常在出生时已髓鞘化。

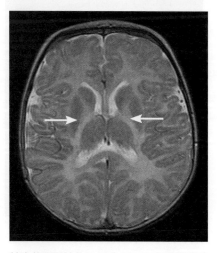

基底节层面轴位 T₂ 图像显示正常髓鞘致密导致内囊后肢 T₂ 低信号缺失，同时水肿改变导致内囊后肢部分膨胀（白色箭号）。

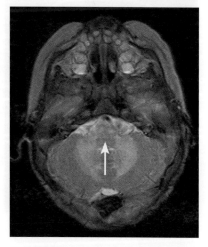

通过小脑的轴位 T₂ 图像显示小脑白质弥漫性 T₂ 高信号，而髓鞘化通常表现为 T₂ 信号减低。脑干背侧仅有轻度髓鞘致密（白色箭号）。

答案

1. 出生时皮质脊髓束和脑干背侧可见髓鞘形成。胼胝体压部在 3 个月大时可以在 T₁ 上呈高信号，但几乎总是在 4 个月时出现。

   内囊前肢在 6 个月大时 T₁ 上是高信号的。髓鞘形成从后到前，从下到上，从中央到外周。

2. 正常的少突胶质细胞成熟先表现为 T₁ 高信号，后表现为 T₂ 低信号，反映髓鞘致密。由于 T₂ 低信号的延迟最高可达 6~8 个月，T₁ 图像对评估 1 岁以下的髓鞘成熟最有帮助。1 岁后 T₂ 图像更有用。FLAIR 图像在区分出生第一年髓鞘成熟方面没有用处。

3. 在佩利措伊斯-梅茨巴赫病（Pelizaeus-Merzbacher disease）（一种与蛋白脂蛋白 X-连锁的疾病）中，髓鞘形成减少是由正常少突胶质细胞凋亡引起的。只有男性表现出完整的疾病表型，而女性携带者可以表现出轻微的神经症状和 MRI 表现。

4. Pelizaeus-Merzbacher 病通常累及所有白质，而不累及灰质。当少突胶质细胞死亡时，通常会导致白质萎缩。

5. 18q 综合征、2 型痉挛性截瘫、伴有基底节和小脑萎缩的髓鞘形成不良，以及 Pelizaeus-Merzbacher 病，均与髓鞘形成减少有关。

要点

- 髓鞘减少综合征（hypomyelination syndrome）可以通过对婴儿早期正常髓鞘成熟的适当了解来诊断。
- 对应于髓鞘致密化的 T₂ 低信号通常滞后于 T₁ 高信号，T₁ 图像在评估出生第一年的髓鞘成熟时更为有用。
- 髓鞘形成减少仅累及白质，在年龄预期的髓鞘发育区域出现异常 T₁ 低信号和 T₂ 高信号。

建议阅读

Barkovich AJ. Concepts of myelin and myelination in neuroradiology. *AJNR Am J Neuroradiol*. 2003 Sep; 21(6):1099-1109.

Laukka JJ, Stanley JA, Garbern JY, et al. Neuroradiologic correlates of clinical disability and progression in the X-Linked leukodystrophy Pelizaeus-Merzbacher disease. *J Neurol Sci*. 2013 Dec;335(1-2):75-81.

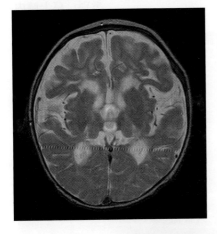
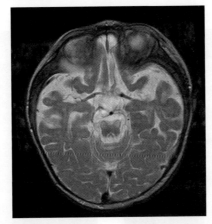
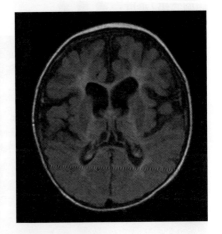

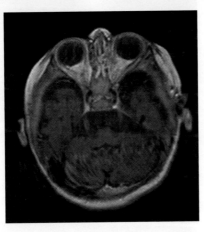
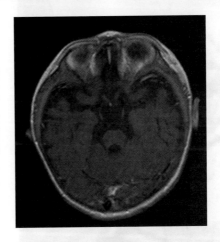

1. 这种疾病中白质受累的典型模式是什么？

2. CT有助于诊断这种疾病吗？

3. 这种疾病脑实质外可有什么发现？

4. 这种疾病有哪些生化异常？

5. 这种疾病的临床亚型和相关预后如何？

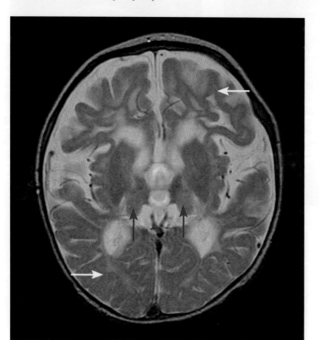

基底节水平轴位T₂图像显示白质弥漫融合性高信号并萎缩，部分皮层下U型纤维未受累（白色箭号）。注意受累的双侧丘脑萎缩（红色箭号）。

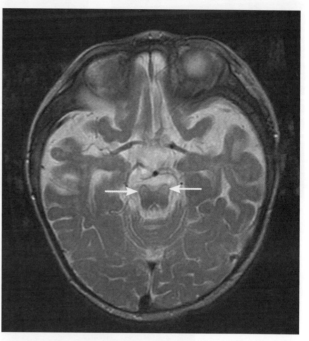

中脑水平轴位T₂图像显示脑干萎缩，尤其是大脑脚皮质脊髓束的T₂高信号（白色箭号）。

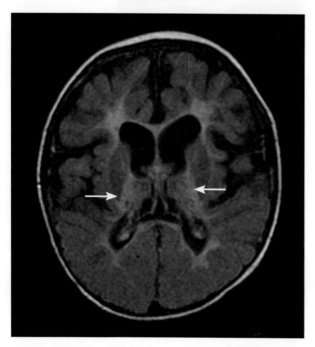

基底节水平轴位FLAIR图像显示中央白质包括皮质脊髓束（内囊后肢）（白色箭号）对称性融合性T₂高信号，皮层下白质未受累（红色箭号）。

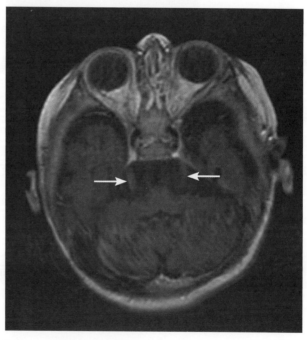

轴位T₁增强图像显示双侧第5对脑神经增粗（白色箭号），这是Krabbe病代谢产物沉积的标志。

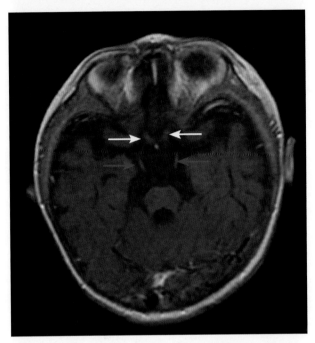

鞍上池水平轴位T₁增强图像显示视神经（白色箭号）和第三对颅神经（红色箭号）增粗并轻度强化，与Krabbe病中的半乳糖苷神经酰胺和鞘氨醇半乳糖苷相关。

答案

1. Krabbe病（Krabbe disease）通常累及中央白质，包括胼胝体、脑室旁和皮质脊髓束，呈对称、融合性分布。在疾病晚期，可以看到未受累的皮层下U型纤维。

2. CT可显示Krabbe病早期皮质脊髓束和丘脑高密度。CT是一种有用的筛查工具；然而，在婴儿中，辐射成本和后续MRI检查的高可能性使得MRI作为初始检查更加安全有效。

3. 在Krabbe病中，代谢物沉积在少突胶质细胞和施万细胞中可导致颅神经和周围神经增粗和强化。

4. 是一种溶酶体储存障碍，半乳糖苷神经酰胺和鞘氨醇半乳糖苷通常被半乳糖脑苷脂β-半乳糖苷酶分解。14号染色体上该基因的突变导致这些有毒代谢物沉积在少突胶质细胞和施万细胞内，导致白质、脑神经和周围神经疾病。球状细胞是指含有半乳糖脑苷脂的巨噬细胞，这种巨噬细胞可以在Krabbe病患者的组织中看到。

5. Krabbe病的4种临床亚型与发病年龄有关。典型的婴儿型通常在出生后第一年被诊断出来，通常在几年内发展到死亡。与许多代谢性脑白质营养不良一样，发病越晚（如婴儿晚期、青少年和成人类型），疾病进展越慢。由于早期干细胞移植的一些好处，新生儿Krabbe病筛查至少有助于延缓中枢神经系统恶化和提高生活质量。

要点

- 双侧中央白质融合性受累，尤其包括皮质脊髓束，CT上可呈高密度。
- 基底节和丘脑受累。
- 颅神经和周围神经增粗并强化。

建议阅读

Beslow LA, Schwartz ES, Bönnemann CG. Thickening and enhancement of multiple cranial nerves in conjunction with cystic white matter lesions in early infantile Krabbe disease. *Pediatr Radiol*. 2008 Jun;38(6):694-696.

Farina L, Bizzi A, Finocchiaro G, et al. MR imaging and proton MR spectroscopy in adult Krabbe disease. *AJNR Am J Neuroradiol*. 2000 Sep;21(8):1478-1482.

Patel B, Gimi B, Vachha B, Agadi S, Koral K. Optic nerve and chiasm enlargement in a case of infantile Krabbe disease: quantitative comparison with 26 age-matched controls. *Pediatr Radiol*. 2008 Jun;38(6):697-699.

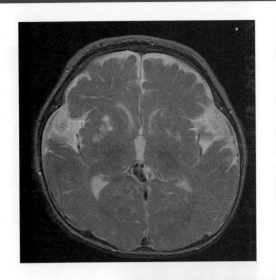
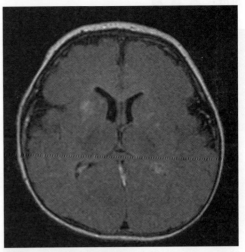

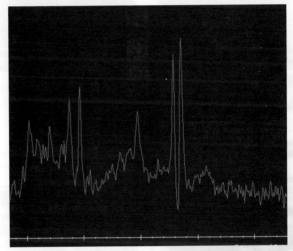

■ 1. 这类疾病特征性影像学表现是什么?

■ 2. 对于这些疾病，儿童放射学家必须了解哪些鉴别诊断?

■ 3. 这种疾病的遗传方式是什么?

■ 4. 这种疾病的临床症状是什么?

■ 5. 这种疾病有哪些异常代谢物?

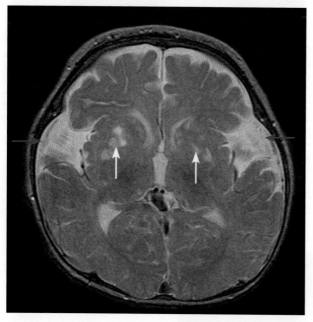

通过基底节水平轴位T₂图像显示双侧基底节斑片状T₂高信号（白色箭号）。注意外侧裂池增宽（红色箭号）。

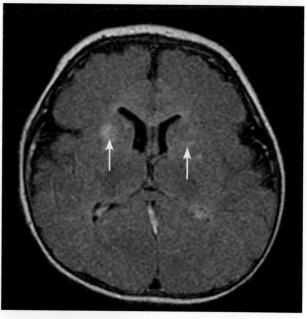

轴位FLAIR图像显示基底节斑片状T₂高信号（白色箭号），胼胝体膝部受累（红色箭号）。

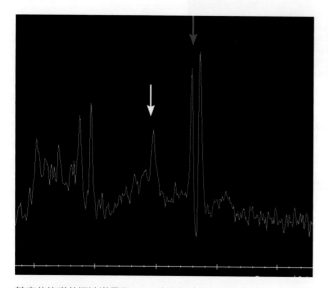

基底节的磁共振波谱显示NAA峰降低（白色箭号）和一个巨大的特征性乳酸双峰（红色箭号）。

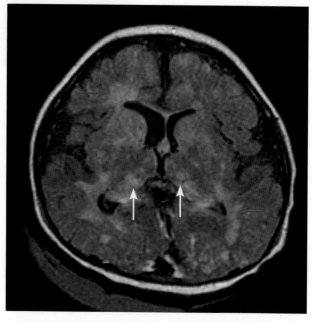

1年后随访的基底节水平轴位FLAIR图像显示疾病进展，累及丘脑（白色箭号）和中央白质（红色箭号），并伴有进行性萎缩。

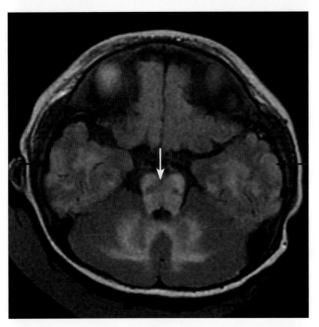

1年后随访的小脑轴位FLAIR图像显示脑干T₂高信号（白色箭号）和小脑深部白质受累（红色箭号）。颞叶灰、白质也有受累（蓝色箭号）。

4. 乙基丙二酸脑病通常在婴儿表现为神经症状，如脑病、发育迟缓、肌张力减退和癫痫发作。瘀点和慢性腹泻是阿拉伯和地中海人群的常见症状。

5. 在乙基丙二酸脑病中，乙基丙二酸和乳酸的浓度很高。当发生脑毒性时，磁共振波谱显示NAA峰降低。

要点

- 乙基丙二酸脑病的MRI表现与其他有机酸血症类似，如早期基底节损伤，T₂成像呈高信号，在急性期可有扩散受限。
- 外侧裂池增宽是有机酸尿症的标志。
- 进展性疾病导致中枢白质受累伴萎缩。
- 在晚期萎缩中，桥静脉撕裂并伴有轻微的头部创伤可与非意外创伤表现类似。
- 其他有机酸尿症包括枫糖尿症、丙酸尿症、甲基丙二酸尿症、高胱氨酸尿症、HMG-CoA裂解酶缺乏症和Ⅰ型戊二酸血症。

答案

1. 乙基丙二酸脑病（ethylmalonic encephalopathy）被归类为伴有破坏正常线粒体呼吸链的有机酸血症。典型的有机酸血症表现包括外侧裂增宽和基底节早期受累并急性期弥散受限。典型的进展表现包括中央白质受累和萎缩。

2. 随着有机酸血症（organic acidemia）进展为萎缩，以及轻微头部创伤致桥静脉损伤的风险增加，有机酸血症被认为是疑似非意外创伤的一个鉴别诊断。然而，有机酸血症不会导致颅骨骨折或其他创伤性脑损伤，如挫伤。在无潜在代谢紊乱的缺氧损伤中，急性期基底节扩散受限常见。外侧裂增宽伴囊腔也可见于黏多糖病中的糖胺聚糖。

3. 乙基丙二酸脑病是一种罕见的常染色体隐性遗传病，伴有ETHE1基因缺陷。全世界仅报告了30例。

建议阅读

Brismar J, Ozand PT. CT and MR of the brain in the diagnosis of organic acidemias. Experiences from 107 patients. *Brain Dev.* 1994 Nov;16(suppl):104-124.

Jamroz E, Paprocka J, Adamek D, et al. Clinical and neuropathological picture of ethylmalonic aciduria – diagnostic dilemma. *Folia Neuropathol.* 2011 Nov;49(1):71-77.

Tiranti V, Zeviani M. Altered sulfide (H(2)S) metabolism in ethylmalonic encephalopathy. *Cold Spring Harb Perspect Biol.* 2013 Jan;5(1):a011437.

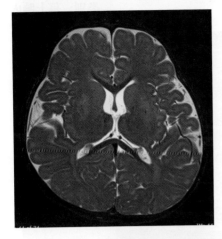
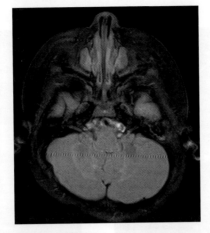
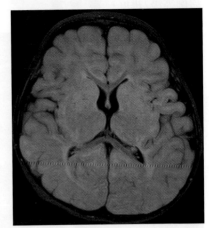

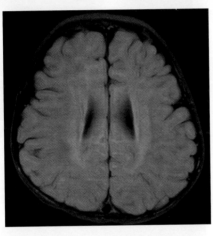
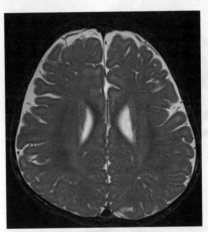

1. 这种疾病婴儿型的典型 MRI 表现是什么？

2. 这种疾病成人型的典型 MRI 表现是什么？

3. 成人型的临床症状是什么？

4. 这种疾病的病理生理学特点是什么？

5. 脑白质营养不良与大头畸形有什么关系？

病例等级/难度： 🦁🦁🦁

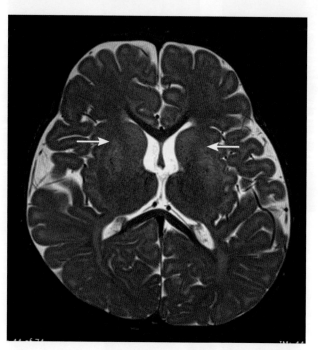

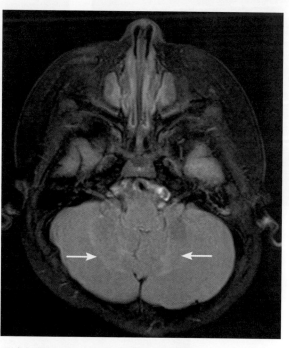

基底节水平的轴位T₂图像显示该1岁患者纹状体T₂高信号增加（白色箭号），侧脑室旁白质缺乏正常髓鞘致密化（红色箭号）。胼胝体未受累。

通过小脑的轴位T₂显示小脑深部白质轻度受累（白色箭号）。

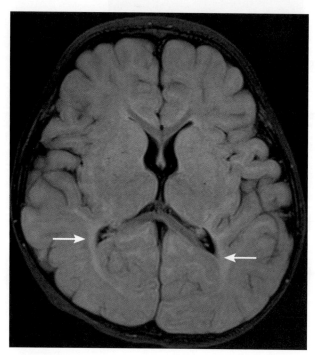

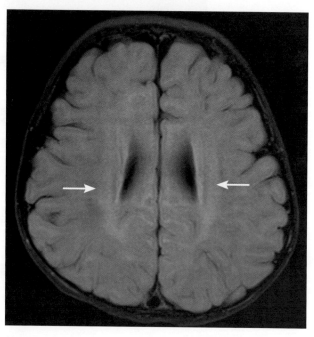

通过基底节水平的轴向FLAIR图像更好地显示该患者侧脑室后角周围白质受累（白色箭号）。

基底节上方水平轴位FLAIR图像显示超出侧脑室周围区域的融合性脑室周围白质受累（白色箭号），大于预期的终末髓鞘区。

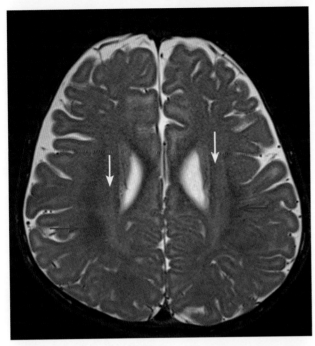

基底节水平以上的轴位T$_2$图像再次显示脑室周围白质T$_2$高信号（白色箭号），该区域正常髓鞘致密化T$_2$呈低信号（红色箭号）。

答案

1. 脑室周围白质受累由额叶向枕叶进展并增强是亚历山大病的"经典"MRI表现。基底节和丘脑受累也很常见。皮层下U型纤维在疾病后期受累。

2. 亚历山大病（Alexander disease）成人型多报道为小脑和脑干受累，也有报道小脑和脑干强化。

3. 鉴于亚历山大病成人型多见于小脑和脑干，常见症状包括球部体征，如构音障碍、腭肌阵挛以及共济失调。婴儿型表现为大头畸形、癫痫发作、发育迟缓或停滞和痉挛。

4. 亚历山大病是常染色体显性遗传，虽然家族遗传可能发生在成人发病类型，但大多数病例来自GFAP的从头突变。这种突变导致受累星形胶质细胞中的罗森塔尔纤维（Rosenthal fibers）和少突胶质细胞的正常功能丧失。

5. 黏多糖病、亚历山大病、卡纳万病（Canavan病）、泰-萨克斯病（Tay-Sachs）和伴有皮层下囊肿的大脑白质营养不良可表现为婴儿大头畸形。

要点

- 脑室周围白质受累由额叶向枕叶进展是亚历山大病的经典描述。
- 基底节受累见于婴儿型。
- 脑室周围白质强化是特征性的，因为脱髓鞘性脑白质营养不良的强化通常与亚历山大病和X-连锁肾上腺脑白质营养不良有关。

建议阅读

da Silva Pereira CC, Gattás GS, Lucato LT. Alexander disease: a novel mutation in the glial fibrillary acidic protein gene with initial uncommon clinical and magnetic resonance imaging findings. *J Comput Assist Tomogr*. 2013 Dec;37(5):698-700.

Farina L, Pareyson D, Minati L, et al. Can MR imaging diagnose adult-onset Alexander disease? *AJNR Am J Neuroradiol*. 2008 Jun;29(6):1190-1196.

Vázquez E, Macaya A, Mayolas N, Arévalo S, Poca MA, Enríquez G. Neonatal Alexander disease: MR imaging prenatal diagnosis. *AJNR Am J Neuroradiol*. 2008 Nov;29(10):1973-1975.

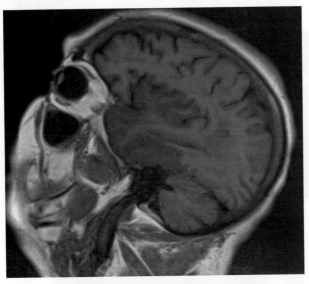
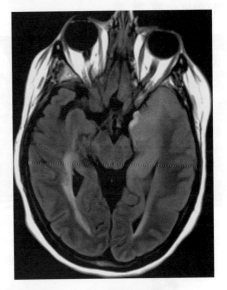

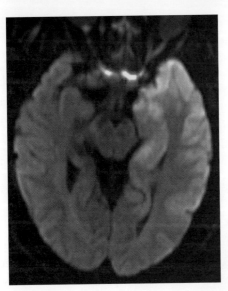
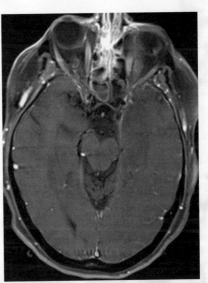

1. 病变位于何处？

2. 鉴别诊断是什么？

3. 癫痫持续状态的危险因素是什么？

4. 慢性颞叶癫痫最常见的病因是什么？

5. 癫痫发作、面部血管瘤和精神发育迟滞是在什么情况下出现的？

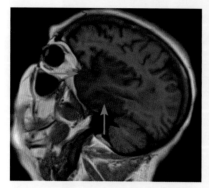

异常T$_1$低信号（箭号）在左侧颞叶最明显，伴有局部占位效应和脑沟消失。

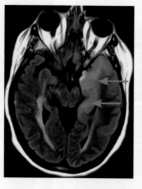

轴位FLAIR像示左侧内侧颞叶及海马异常T$_2$高信号（箭号），脑回增大，脑沟消失。

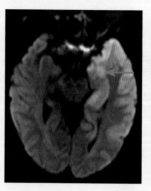

轴位DWI（b=1000）图像显示左侧海马和颞叶皮层扩散受限和异常T$_2$高信号（箭号）。

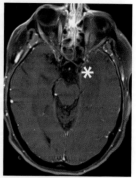

轴位T$_1$增强图像显示左侧颞叶未见强化（星号）。

答案

1. 病变主要累及左侧颞叶，主要集中在左侧海马。

2. 癫痫持续状态（status epilepticus）、梗死、脑炎和单纯疱疹病毒脑炎是颞叶水肿和扩散受限的鉴别诊断。

3. 有癫痫、发热、卒中、既往脑损伤病史和肿瘤病史，如胚胎发育不良神经上皮肿瘤（DNET）。

4. 据报道，神经节细胞胶质瘤是慢性颞叶癫痫发作的最常见原因。

5. 结节性硬化症具有典型的癫痫、面部血管瘤和精神发育迟滞三联征（发作、青春痘和智力迟钝）。

要点

- 癫痫病史有助于诊断。
- 影像学特征包括灰质和皮层下白质的T$_2$高信号以及伴随的轻度占位效应（如本例）。
- 据报道累及的其他结构包括小脑、丘脑和胼胝体。
- 可见明显扩散受限，并可有不同程度的强化。
- 扩散受限可能是可逆的。
- 如见局灶强化，考虑肿瘤。

建议阅读

Cianfoni A, Caulo M, Cerase A, et al. Seizure-induced brain lesions: a wide spectrum of variably reversible MRI abnormalities. *Eur J Radiol*. 2013 Nov;82(11):1964-1972.

Chatzikonstantinou A, Gass A, Förster A, Hennerici MG, Szabo K. Features of acute DWI abnormalities related to status epilepticus. *Epilepsy Res*. 2011 Nov;97(1-2): 45-51.

Fountain NB. Status epilepticus: risk factors and complications. *Epilepsia*. 2000 Jul;41(suppl 2): S23-S30.

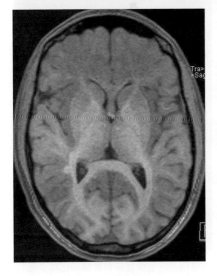 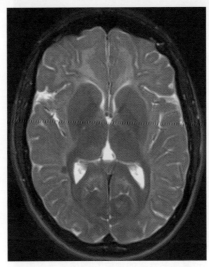 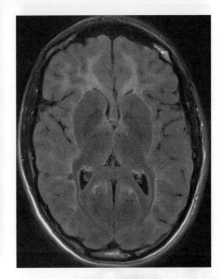

1. 这种疾病正如它的名字一样，其临床特征是什么？

2. 正常的髓鞘在T_1和T_2加权像上是什么样的？

3. 婴儿时期髓鞘形成的正常模式是什么？

4. 这种疾病的遗传方式是什么？

5. 这种基因突变有什么神经影像学表现？

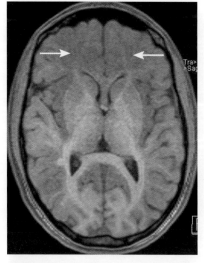 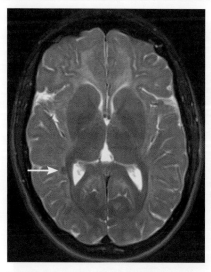 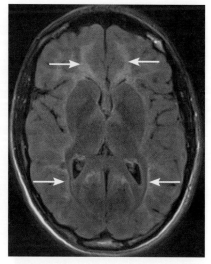

通过基底节水平的轴位T₁图像显示压部、脑室后角周围白质和内囊髓鞘化呈T₁高信号。该18岁患者的额叶和侧脑室旁白质呈异常低信号（白色箭号），未髓鞘化。

通过基底节水平的轴位T₂图像显示仅内囊后肢和侧脑室旁白质正常髓鞘致密化呈T₂低信号。注意在异常髓鞘化减少区中右侧脑室旁巢状正常髓鞘化的白质（白色箭号）。

轴位FLAIR图像显示异常髓鞘化减少区T₂信号增加（白色箭号）。

答案

1. 4H综合征（hypomyelination，hypogonadotropic hypogonadism，hypodontia）是指髓鞘减少、低促性腺激素性性腺功能减退和牙齿发育不良。

2. 正常少突胶质细胞成熟首先表现为T₁高信号，然后是T₂低信号，反映髓鞘致密。由于T₂低信号的延迟长达6~8个月，T₁图像对于评估1岁以下的髓鞘成熟最有帮助。T₂图像在1岁后变得更有用。FLAIR图像在区分第一年的髓鞘成熟方面没有用处。

3. 出生时，皮质脊髓束和脑干背侧可见髓鞘形成。胼胝体压部在3个月大时在T₁上呈高信号，但几乎总是在4个月时在T₁上呈高信号。内囊前肢在6个月大时T₁上是高信号的。髓鞘形成从后到前，从下到上，从中央到外周。

4. 4H综合征属于POL Ⅲ相关脑白质营养不良，因为这些疾病涉及POLR3A或POLR3B基因的常染色体隐性遗传突变。

5. POL Ⅲ相关的脑白质营养不良被描述为髓鞘形成减少、小脑和胼胝体萎缩。

要点

- 4H综合征（4H syndrome）（髓鞘形成减少、低促性腺激素性性腺功能减退和牙缺失）属于POL Ⅲ相关的脑白质营养不良，包括POLR3A或3B基因突变。
- 在年龄预期的白质髓鞘化区中可见缺乏正常的T₁信号缩短和T₂低信号髓鞘化减少区。
- 小脑、胼胝体萎缩在本病中也有描述。

建议阅读

Synofzik M, Bernard G, Lindig T, Gburek-Augustat J. Teaching neuroimages: hypomyelinating leukodystrophy with hypodontia due to POLR3B: look into a leukodystrophy's mouth. *Neurology*. 2013 Nov;81(19):e145.

Takanashi J, Osaka H, Saitsu H. Different patterns of cerebellar abnormality and hypomyelination between POLR3A and POLR3B mutations. *Brain Dev*. 2014 Mar;36(3):259-263.

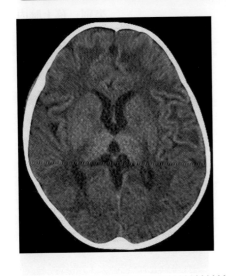 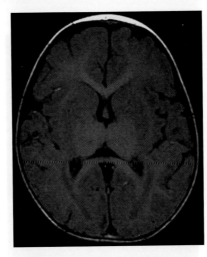 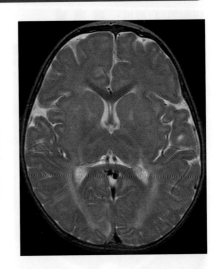

1. 这种疾病的典型MRI表现是什么？

2. 眼底检查的典型表现是什么？

3. 哪些相关疾病具有相似的生化发病机制？

4. 这种疾病的预后如何？

5. 哪些人群患此病的风险较高？

病例等级/难度：

类别：幕上脑内

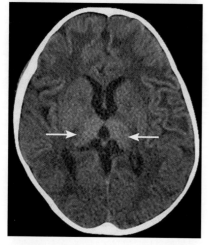

通过基底节水平的轴位CT显示双侧丘脑弥漫对称性高密度（白色箭号）。

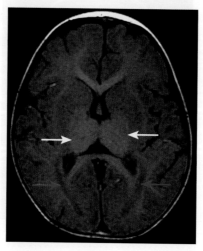

通过基底节水平的轴位T₁像显示丘脑弥漫T₁高信号（白色箭号），侧脑室后角周围白质缺乏正常髓鞘化的T₁高信号（红色箭号）。胼胝体未受累。

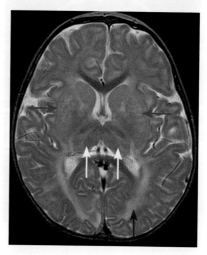

通过基底节水平的轴位T₂像显示丘脑信号不均匀（白色箭号）（更特异于Tay-Sachs病），基底节（红色箭号）的T₂信号增加。侧脑室周围白质缺乏正常髓鞘致密化的T₂低信号（蓝色箭号），胼胝体未受累。

答案

1. GM2神经节苷脂沉积症（GM2 gangliosidosis）及其亚型（包括Tay-Sachs病）的典型表现包括丘脑T₁高信号和T₂低信号、基底节T₂高信号和髓鞘发育不良伴胼胝体不受累。

2. 90%的Tay-Sachs患者中可见樱桃红斑，但由于其他代谢性储存障碍也可见，因此该斑不具有特异性。

3. GM2神经节苷脂沉积症包括一组相关的溶酶体储存障碍，所有这些疾病都由于负责这一过程的两种蛋白质之一的缺陷而无法分解，导致GM2神经节苷脂沉积症。Tay-Sachs病、Sandhoff病和GM2 AB变异都是GM2神经节苷脂沉积症的亚型。

4. 婴儿型的Tay-Sachs病通常在几年内死亡。青少年型的存活率各不相同，但大多数在十年内死亡。成人发病型罕见，进展缓慢，寿命可能相对正常。目前还没有治疗方法，骨髓移植也不是特别有效。

5. 德系犹太人、法裔加拿大人和卡津人的发病率和携带率较高。

要点

- Tay-Sachs病（Tay-Sachs disease）是GM2神经节苷脂沉积症的一种亚型，无法分解GM2神经节苷脂。
- 毒性物质在大脑中的积累会导致典型的婴儿型患者在几年内恶化和死亡。
- 樱桃红斑是本病眼底检查的特征性表现，但在其他贮积性疾病中也可见。
- 特征性表现为丘脑在CT上密度弥漫性增高，在MRI上T₁信号增高，T₂信号降低。
- 可见髓鞘发育不良，但胼胝体不受累。
- 基底节也可水肿伴T₂信号增高。

建议阅读

Autti T, Joensuu R, Aberg L. Decreased T₂ signal in the thalami may be a sign of lysosomal storage disease. *Neuroradiology*. 2007 Jul;49(7):571-578.

Inglese M, Nusbaum AO, Pastores GM, Gianutsos J, Kolodny EH, Gonen O. MR imaging and proton spectroscopy of neuronal injury in late-onset GM2 gangliosidosis. *AJNR Am J Neuroradiol*. 2005 Sep;26(8):2037-2042.

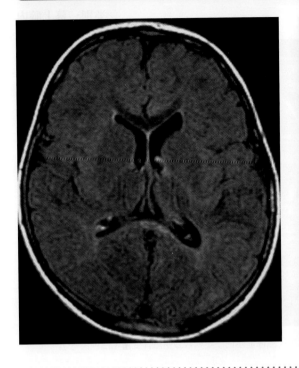 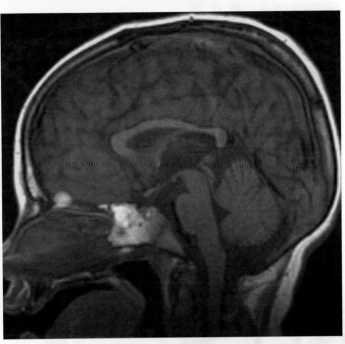

1. 这些表现的鉴别诊断是什么？

2. 这种疾病的缺陷酶是什么？

3. 这种疾病的遗传方式是什么？

4. 这种疾病有哪些亚型？

5. 这种疾病的预后如何？

病例等级/难度： 🦫🦫🦫

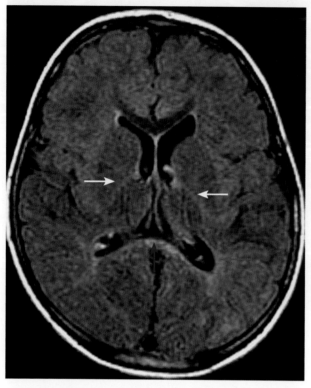

基底节水平的轴位FLAIR图像显示，GM1神经节苷脂病患者的髓鞘发育不良导致内囊后肢（白色箭号）、侧脑室周围白质（红色箭号）和胼胝体压部（蓝色箭号）信号增高。

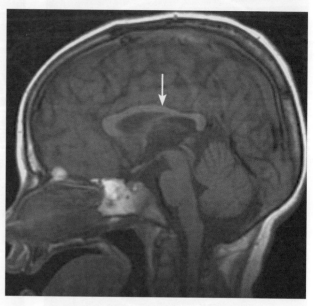

矢状位T₁图像显示白质萎缩导致胼胝体变薄（白色箭号）。

答案

1. 本例脑室周围白质髓鞘发育不良累及皮质脊髓束后肢是典型的髓鞘发育不良综合征（hypomyelination syndrome），如Pelizaeus-Merzbacher病。其他髓鞘发育不良的疾病包括GM1神经节苷脂沉积症（GM1 gangliosidosis）和Krabbe病，尤其是皮质脊髓束受累。这名患者患有GM1神经节苷脂沉积症。

2. GM1神经节苷脂沉积症是由缺乏β-半乳糖苷酶引起的。

3. GM1神经节苷脂沉积症为常染色体隐性遗传。

4. GM1神经节苷脂沉积症的亚型与发病年龄相关，1型为婴儿型，2型为晚期婴儿型和青少年型，3型为成人型。

5. 婴儿发病型通常在几年内死亡；青少年发病型有不同程度的恶化，大多数没有活过成年早期。成人发病型的预期寿命不同，锥体外系征进展缓慢。尚无有效治疗方法。

要点

- GM1神经节苷脂沉积症是一种常染色体隐性溶酶体贮存障碍，伴有β-半乳糖苷酶缺乏。
- MRI表现通常包括白质髓鞘发育不良或脱髓鞘。
- 青少年型可见苍白球呈低信号。
- 成人型可见壳核T₂高信号。
- 萎缩是该病后期的典型症状。

建议阅读

Chen CY, Zimmerman RA, Lee CC, Chen FH, Yuh YS, Hsiao HS. Neuroimaging findings in late infantile GM1 gangliosidosis. *AJNR Am J Neuroradiol*. 1998 Oct;19(9):1628-1630.

De Grandis E, Di Rocco M, Pessagno A, Veneselli E, Rossi A. MR imaging findings in 2 cases of late infantile GM1 gangliosidosis. *AJNR Am J Neuroradiol*. 2009 Aug;30(7):1325-1327.

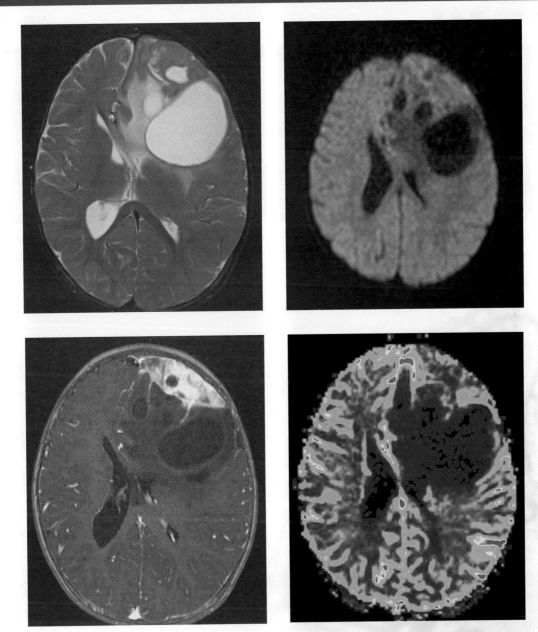

1. 该患者的鉴别诊断是什么?

2. 该疾病的典型MRI表现是什么?

3. 该疾病的预后如何?

4. 该肿瘤的组织学特征是什么?

5. 该疾病的治疗方法是什么?

病例等级/难度：🐾🐾🐾　　　　　　　　　　　　　　　　　　　类别：幕上脑内

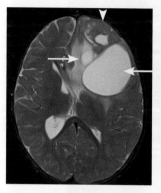 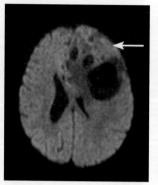 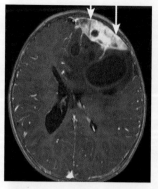 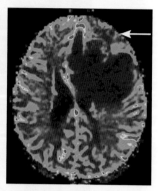

| 轴位T₂图像显示一个巨大的不均匀肿块，中央有多个囊（白色箭号），周围有T₂信号减低的实性成分（箭头）。 | 轴位DWI（b＝1000）图像显示肿瘤实性部分（白色箭号）扩散程度与灰质相仿。 | 轴位T₁增强图像显示周围实性成分明显强化，呈宽基底与硬脑膜相连（白色箭号），与婴儿促纤维增生性神经节胶质瘤表现一致。 | 动态磁敏感对比灌注成像的轴位彩色CBV图像显示周围结节的灌注相对于灰质减低（白色箭号）。 |

答案

1. 婴儿巨大不均质中枢神经系统肿瘤的鉴别包括婴儿促纤维增生性肿瘤、幕上室管膜瘤、胶质母细胞瘤、原始神经外胚叶肿瘤和非典型畸胎样横纹肌样肿瘤。在这些鉴别诊断中，只有婴儿促纤维增生性肿瘤是WHO I 级肿瘤，病程一般为良性。

2. 与硬脑膜广泛相连的明显强化的实性成分和中央囊腔是婴儿促纤维增生性肿瘤的影像学特征。

3. 婴儿促纤维增生性肿瘤患者的预后通常较好，15年生存率至少为75%。

4. 婴儿促纤维增生型肿瘤可有软脑膜的促纤维增生型受累，典型的可累及硬脑膜。肿瘤性神经上皮细胞通常呈梭形或饲肥星形细胞型。肿瘤性星形细胞是婴儿促纤维增生性星形细胞瘤中唯一的神经上皮细胞类型，在婴儿促纤维增生性神经节细胞胶质瘤中增加了大小不一的神经节细胞。值得注意的是，在这些肿瘤中可以发现富细胞低分化的神经上皮细胞巢，这可能提示预后不良，但如果手术完全切除，结局是可以预期的。

5. 完全手术切除被认为是治愈婴儿促纤维增生性肿瘤的有效方法，罕见复发。化疗适用于不能切除的肿瘤。由于大多数肿瘤发生在婴儿期，由于对成熟大脑的破坏性影响，3岁以下儿童不需要接受放射治疗。

要点

- 婴儿促纤维增生性神经节细胞胶质瘤（desmoplastic infantile ganglioglioma，DIG）和星形细胞瘤是WHO I 级的肿瘤，尽管其外观大且不均质，但预后通常良好。
- 这些肿瘤在出生后一年最常见，发病高峰在3~6个月之间。
- DIG特征表现为巨大、鞍上、半球肿瘤，伴有中心多个大囊腔和与纤维增生型硬脑膜附着的实性成分。
- 在所有图像上囊腔与脑脊液表现相同，可能有囊壁强化。
- 实性结节明显强化，并宽基底附着于硬脑膜，ADC可能降低。
- 完全手术切除是治愈的方法，化疗仅用于不可切除的肿瘤。

建议阅读

Nikas I, Anagnostara A, Theophanopoulou M, Stefanaki K, Michail A, Hadjigeorgi Ch. Desmoplastic infantile ganglioglioma: MRI and histological findings case report. *Neuroradiology*. 2004 Dec;46(12):1039-1043.

Trehan G, Bruge H, Vinchon M, et al. MR imaging in the diagnosis of desmoplastic infantile tumor: retrospective study of six cases. AJNR *Am J Neuroradiol*. 2004 Dec;25(6):1028-1033.

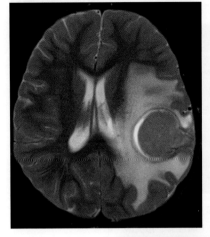
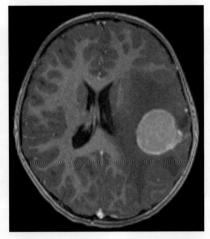
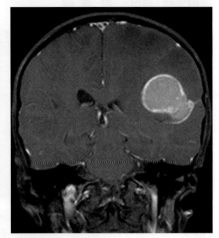

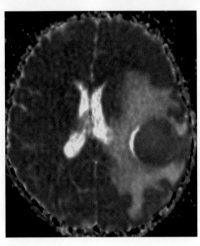
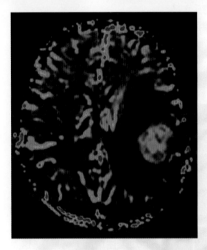

- **1.** 鉴别诊断是什么？

- **2.** 什么影像表现有助于区分该病变与其他皮质肿瘤？

- **3.** 该肿瘤有哪些组织学特征？

- **4.** 这种肿瘤典型的 **WHO** 分级是什么？

- **5.** 这种疾病的治疗方法是什么？

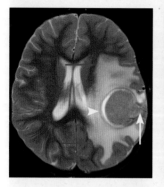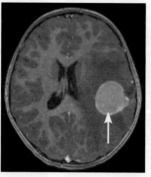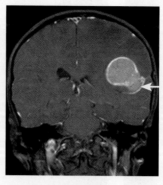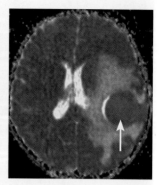

轴位T₂图像显示一个边界清晰的肿块，呈均匀T₂低信号，伴瘤周内缘囊腔（白色箭头），延伸至硬脑膜表面（白色箭号），周围T₂信号明显延长，可能为水肿（红色箭号）。

轴位增强图像显示实性肿块明显均匀强化（箭号）。

冠状位增强图像显示顶叶强化肿块，外侧裂内有带蒂部分（箭号）。

轴位ADC图像显示实性肿块扩散受限（箭号）。

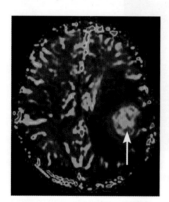

动态磁敏感对比剂灌注成像的轴位彩色CBV图像显示实性肿块灌注增高（箭号）。这是一个不典型的多形性黄色星形细胞瘤。

答案

1. 边界清晰的基于皮层的强化肿块的鉴别诊断包括多形性黄色星形细胞瘤、节细胞胶质瘤、少突胶质细胞瘤和毛细胞型星形细胞瘤。

2. 多形性黄色星形细胞瘤的特征是有一个硬脑膜尾，源于硬脑膜反应。虽然神经节细胞胶质瘤和少突胶质瘤是以皮层为基础的，但在这些病变中未见强化的硬脑膜尾。

3. 多形性黄色星形细胞瘤因具有不同细胞类型的多形性外观而得名，包括大的黄色瘤（含脂质）细胞。

4. 多形性黄色星形细胞瘤通常是WHO II级肿瘤。当有异型性时，一些PXA分级为WHO III级，包括每10个HPF有丝分裂大于5个，如本例。

5. 全切除被认为是治愈多形性黄色星形细胞瘤的有效方法。如果复发，在化疗或放疗前应考虑再次切除。

要点

- 多形性黄色星形细胞瘤（pleomorphic xanthoastrocytoma，PXA）主要是WHO II级肿瘤，尽管可见恶性转化和异型性。
- 这些肿瘤最常见于颞叶，通常基于皮层。
- 边界清楚的囊腔伴壁结节或单纯实性结节为典型表现。
- 除非有异型性，否则实性成分呈T₂高信号。
- 实性成分通常明显强化，通常与软脑膜表面相邻，并伴有硬脑膜反应，可表现为硬脑膜尾。
- II级肿瘤的预后通常良好，手术切除10年生存率为70%。
- 异型性和不完全切除预后不佳。

建议阅读

Gallo P, Cecchi PC, Locatelli F, et al. Pleomorphic xanthoastrocytoma: long-term results of surgical treatment and analysis of prognostic factors. *Br J Neurosurg.* 2013 Dec;27(6):759-764.

Mascalchi M, Muscas GC, Galli C, Bartolozzi C. MRI of pleomorphic xanthoastrocytoma: case report. *Neuroradiology.* 1994 Aug;36(6):446-447.

Tien RD, Cardenas CA, Rajagopalan S. Pleomorphic xanthoastrocytoma of the brain: MR findings in six patients. *AJR Am J Roentgenol.* 1992 Dec;159(6):1287-1290.

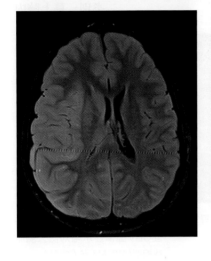
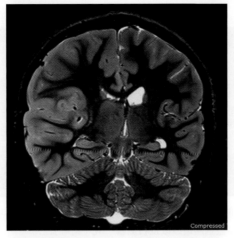
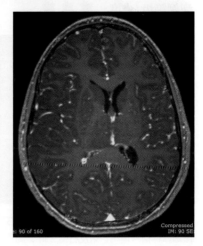
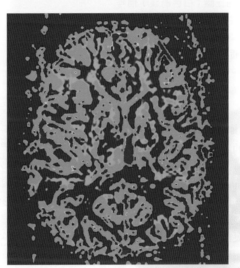

1. 鉴别诊断是什么？

2. 该病的组织病理学机制是什么？

3. 该病的特征性影像学表现是什么？

4. 对该病的范围进行成像的最佳方式是什么？

5. 该病预后如何？

病例等级/难度：🐾🐾🐾　　　　　　　　　　　　　　　　类别：幕上脑内

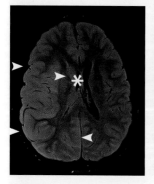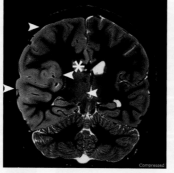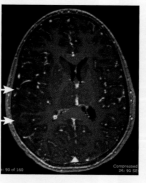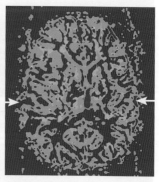

轴位FLAIR图像显示脑回弥漫增厚伴信号增高，累及右侧岛叶、额叶、顶叶和颞叶以及右侧基底节和右侧丘脑（白色箭头）。还注意到脑沟和右侧脑室消失（白色星号）。

冠状位STIR图像显示主要在右侧岛叶、周围岛盖脑回增厚以及右侧基底节和右侧丘脑（白色箭头）信号增高。还注意到脑沟和右侧脑室消失（白色星号）。本例大脑胶质瘤病患者的白质相对保留。

增强T₁图像显示未见异常强化（箭号）。

动态磁敏感对比剂灌注成像的轴位CBV图像显示与对侧大脑半球相似的灌注特点（箭号）。

答案

1. 本例大脑胶质瘤病（gliomatosis cerebri）（主要累及灰质的不对称肿块样病变）的鉴别诊断具有挑战性，包括脑炎、代谢紊乱和淋巴瘤。后续影像应显示脑炎和代谢紊乱的演变，而淋巴瘤和脑胶质瘤病可能显示持续的进展。

2. 脑胶质瘤病具有星形细胞、少突胶质细胞或混合细胞等多种组织病理学特征，其增殖程度从低（Ⅱ）级到高（Ⅳ）级不等。典型表现为细长的胶质细胞弥漫性浸润到实质和有髓纤维中，相对保留了大脑结构。影像学上肿瘤浸润程度通常与组织学特征不相称。

3. 典型的影像学特征包括弥漫性、边界不清、浸润性、无强化的T₁等至低信号/T₂高信号肿块，主要累及大脑白质（76%），较少累及皮质（19%）。浸润性肿块通常会引起一些占位效应，增大但保留了潜在的大脑结构。

4. 由于高对比度分辨率和更好的显示脑实质特征，MRI是首选检查方式。由于浸润性肿块呈等密度，且可观察到的对脑沟和脑实质的占位效应较小，CT可能正常。

5. 预后不良，1年死亡率为50%，3年死亡率为75%。由于是弥漫性病变，手术切除不是一种选择。以少突胶质细胞为主的肿瘤可能有较长的平均生存期。

要点

- 罕见的弥漫性浸润性原发性脑肿瘤。
- 可影响大脑的任何部分、脊髓、视神经和任何年龄组，发病高峰出现在40～60岁。
- 临床表现、影像及不同组织病理学表现不一致。
- 典型的影像学特征包括弥漫性、边界不清、浸润性无强化的T₁等至低信号/T₂高信号病变，主要累及大脑白质和至少三个相邻的脑叶。
- 在少数病例中，中央灰质和白质结构通常与皮质有关系。
- 随着时间的推移，局部肿块可以出现强化和坏死。
- 化疗和放疗可改善部分患者的神经功能。

建议阅读

Bendszus M, Warmuth-Metz M, Klein R, et al. MR spectroscopy in gliomatosis cerebri. *AJNR Am J Neuroradiol*. 2000 Feb;21(2):375-380.

Shin YM, Chang KH, Han MH, et al. Gliomatosis cerebri: comparison of MR and CT features. *AJR Am J Roentgenol*. 1993 Oct;161(4):859-862.

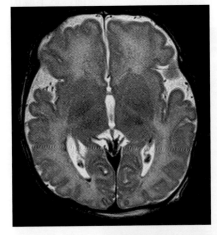
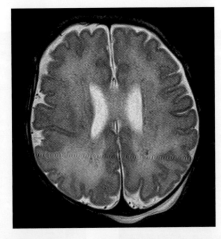
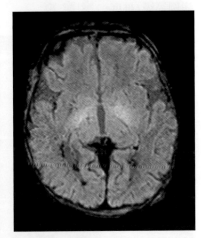

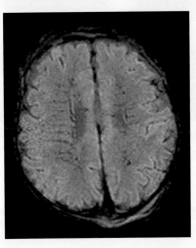
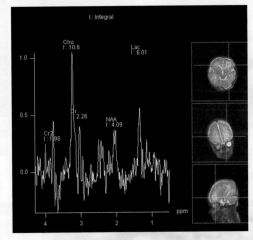

1. 早产儿大脑的哪些区域最容易受伤？

2. 早产儿大脑的哪些病理生理因素导致特定区域更易发生缺血？

3. 新生儿ADC何时假正常化？

4. 在疾病亚急性期的T_1、T_2和T_2^*图像上可以看到什么？

5. 这种疾病的后期影像学后遗症是什么？

病例等级/难度： 🦎🦎🦎　　　　　　　　　　　　　　　　　类别：幕上脑内

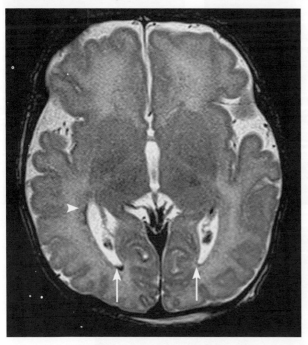

轴位T₂图像显示双侧脑室周围白质的T₂低信号灶（箭头）以及脑室内积血分层（箭号）。

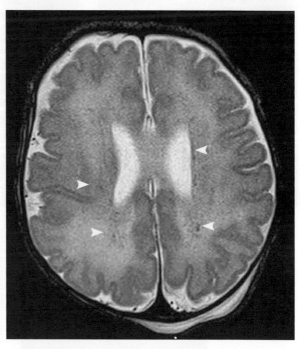

轴位T₂图像显示双侧脑室周围及深部白质T₂低信号灶（箭头）提示为再灌注损伤有关的出血点。

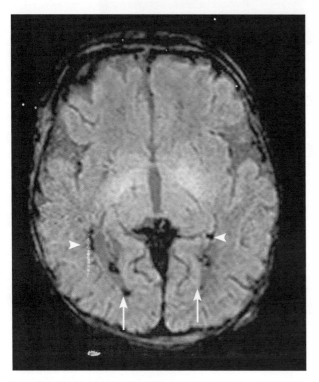

轴位磁敏感加权成像显示了双侧脑室周围白质（箭头）和侧脑室枕角（箭号）的磁敏感伪影，提示出血。

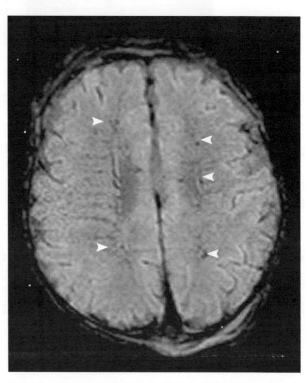

轴位SWI图像显示双侧深部白质（箭头）磁敏感伪影灶，提示与再灌注损伤相关的出血点。

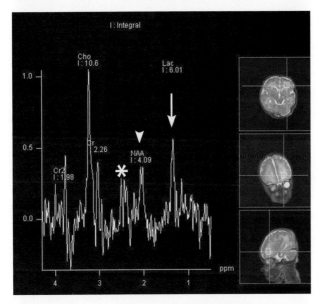

单体素短回波磁共振波谱成像将体素放置于左侧额叶白质显示乳酸峰升高（箭号），NAA峰降低（箭头），谷氨酸峰升高（星号），与脑损伤表现一致。

要点

- 极低出生体重儿（<1500 g）的风险最大。
- 典型的早产儿脑损伤包括脑室周围（脑室周围白质软化症，PVL）和深部白质以及 I～IV级生发基质出血。
- 严重低灌注时，深部灰质核团、脑干和小脑也受累。
- MRI是最敏感、最特异的成像技术。
- 出生后24小时至5天的DWI检查对细胞毒性水肿的检测更为敏感。
- 亚急性期出血可见T_1高信号和T_2低信号，T_2^*上见高光溢出效应。
- 磁共振波谱显示NAA峰降低和乳酸峰升高，与预后差相关。

建议阅读

Chao CP, Zaleski CG, Patton AC. Neonatal hypoxic-ischemic encephalopathy: multimodality imaging findings. *Radiographics*. 2006 Oct;26(suppl 1): S159-S72.

Liauw L, van der Grond J, Slooff V, et al. Differentiation between peritrigonal terminal zones and hypoxic-ischemic white matter injury on MRI. *Eur J Radiol*. 2008 Mar;65(3):395-401.

Liauw L, Palm-Meinders IH, van der Grond J, et al. Differentiating normal myelination from hypoxic-ischemic encephalopathy on T_1-weighted MR Images: a new approach. *AJNR Am J Neuroradiol*. 2007 Apr;28(4):660-665.

答案

1. 早产儿缺氧缺血性脑病（hypoxic ischemic encephalopathy，HIE）的常见损伤区域包括脑室周围白质（引起生发基质出血和脑室周围白质软化）、深部白质以及严重低灌注时的小脑和深部核团。

2. 早产脑的多个因素导致深部和脑室周围白质损伤的易感性，包括对少突胶质细胞前体细胞的敏感性、缺乏脑血管自动调节、静脉压升高和毛细血管破裂，增加了再灌注出血的易感性。先前关于脑室末端动脉通向分水岭区的理论一直存在争议。

3. ADC假正常化倾向于在新生儿中发生得更快［与成人（7～10天）相比，5～7天］，DWI在评估新生儿缺氧缺血性损伤方面用处不大，除非在病理过程的早期进行扫描。

4. 在缺氧缺血性损伤的亚急性期，无论是出血还是髓鞘分解产物均可见T_1高、T_2低信号。出血时，T_2^*成像可看到磁敏感"开花"伪影。

5. 早产白质损伤的演变包括空化和囊性改变，可合并到侧脑室，在慢性期，可显示具有角缘（angular margins）的大侧脑室和白质胶质增生。

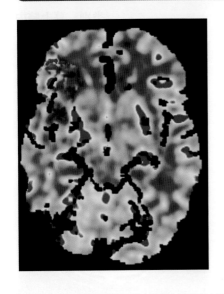 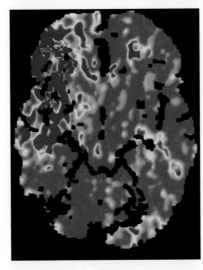 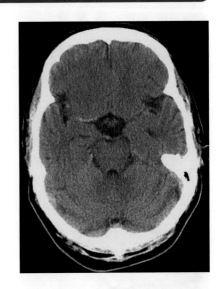

▪ 1. 有什么发现？

▪ 2. 诊断是什么？

▪ 3. 什么表现表明存在潜在可逆的半暗带？

▪ 4. 是否需要行乙酰唑胺激发试验？

▪ 5. 对缺血最敏感的灌注图是什么？

病例等级/难度： 🐾🐾🐾　　　　　　　　　　　　　　　　　类别：幕上脑内

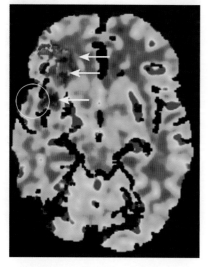

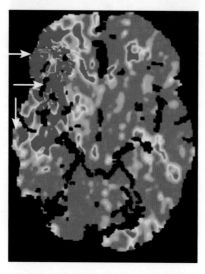

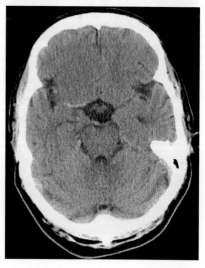

CT灌注脑血容量（CBV）图显示轻微不对称，右侧额叶和颞叶皮层（圆圈）和皮层下白质（箭号）脑血容量减少。

CT灌注平均通过时间（MTT）图显示右侧额叶和颞叶MTT增加（箭号）。与CBV相比，右额叶和颞叶边缘的不匹配区域提示可逆性缺血半暗带。在中央，MTT增加和CBV减少匹配的区域与完全性梗死密切相关。

CT轴位非增强图像显示未见明显的灰白质区分。右侧大脑中动脉M1段可见不对称高密度影，即"高密度大脑中动脉"征（箭号）。

答案

1. 右MCA前部分布区的平均通过时间增加，脑血容量仅略有减少。

2. 急性梗死伴大半暗带（penumbra）。

3. 平均通过时间（mean transit time，MTT）和脑血容量（cerebral blood volume，CBV）不匹配表明组织可挽救。氧化应激后CBV轻度降低；然而，由于潜在可挽救组织中的自动调节，它大部分得以保存。

4. 乙酰唑胺激发试验有助于评估血管造影，显示狭窄闭塞性疾病后的血管储备。

5. 文献中大多数研究集中在MTT作为可逆性和不可逆性脑缺血最敏感的CT灌注参数。

要点

- 在灌注成像中，脑血流量（cerebral blood flow，CBF）、CBV和MTT是用于评估急性卒中的生理特征。
- MTT升高是脑缺血最敏感的CT灌注图。
- CBV降低通常见于不可逆性缺血。
- 匹配的灌注缺失（MTT升高，CBV降低）提示不可逆的缺血，而不匹配的灌注缺失（MTT升高，CBV从正常到升高）提示潜在的可挽救组织［缺血性半暗带（ischemic penumbra）］。
- 乙酰唑胺激发可能有助于评估血管闭塞性疾病患者的脑血管储备。

建议阅读

Allmendinger AM, Tang ER, Lui YW, Spektor V. Imaging of stroke: Part 1, Perfusion CT—overview of imaging technique, interpretation pearls, and common pitfalls. *AJR Am J Roentgenol*. 2012 Jan;198(1):52-62.

Huang AP, Tsai JC, Kuo LT, et al. Clinical application of perfusion computed tomography in neurosurgery. *J Neurosurg*. 2014 Feb;120(2):473-488.

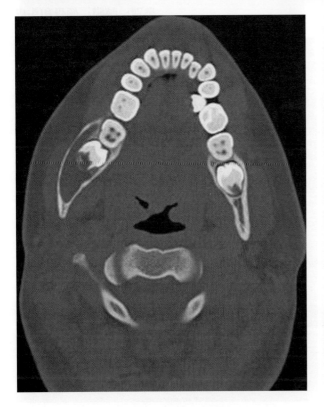
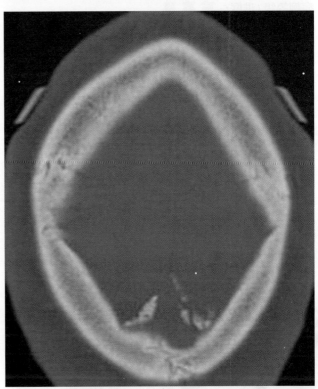

1. 该综合征与哪些表现相关？

2. 下颌骨病变的鉴别诊断是什么？

3. 最好的影像学诊断方式是什么？

4. 这种综合征的遗传特性是什么？

5. 该综合征中哪条染色体异常？

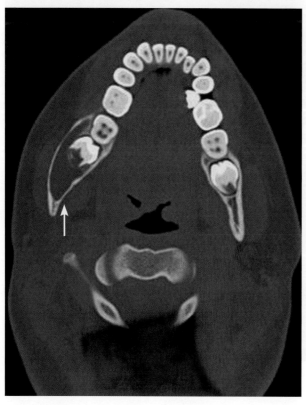

通过下颌骨的轴位CT图像显示，右侧下颌角可见一膨胀性透光病变（箭号），与未萌出的磨牙相关，未突破皮质。

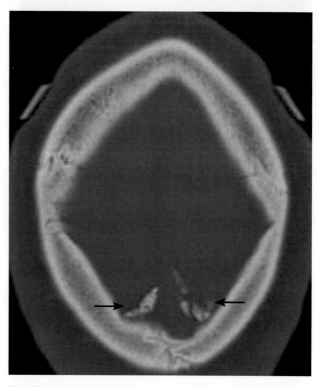

接近颅顶的轴位CT图像显示沿上矢状窦走行的显著硬脑膜钙化（箭号）。

答案

1. 基底细胞痣综合征（basal cell nevus syndrome）（Gorlin综合征）中可见基底细胞痣和癌、多发性颌骨角化囊肿、硬脑膜钙化、分叉肋骨和促纤维增生性髓母细胞瘤。

2. 根尖周（牙根）囊肿、含牙（滤泡）囊肿、造釉细胞瘤和巨细胞肉芽肿是颌骨膨胀性透光病变的常见鉴别诊断。儿童还要考虑朗格汉斯细胞组织细胞增生症。

3. 头颅和颌面部CT是显示下颌骨囊性病变和硬脑膜钙化的首选方式。头颅CT也有助于评估促纤维组织增生性髓母细胞瘤。

4. 2/3的Gorlin综合征继发于具有完全外显率和可变表达的常染色体显性遗传。1/3的患者来自散发性突变。

5. Gorlin综合征与9号染色体PTCH基因突变有关。

要点

- 基底细胞痣综合征（Gorlin综合征）。
- 具有完全外显率的常染色体显性遗传（2/3的患者）；1/3的患者为散发性突变。
- 异常基因定位于9号染色体。
- 特征：多发性牙源性角化囊肿、早期硬脑膜钙化、基底细胞痣和癌。
- Gorlin综合征中的牙源性角化囊肿（牙源性角化囊性肿瘤：KOT）通常比非综合征性KOT更早发生。
- 与促纤维组织增生性髓母细胞瘤相关。

建议阅读

Saulite I, Voykov B, Mehra T, Hoetzenecker W, Guenova E. Incidental finding of lamellar calcification of the falx cerebri leading to the diagnosis of gorlin-goltz syndrome. *Case Rep Dermatol.* 2013 Mar;5(3):301-303.

Stavrou T, Dubovsky EC, Reaman GH, Goldstein AM, Vezina G. Intracranial calcifications in childhood medulloblastoma: relation to nevoid basal cell carcinoma syndrome. *AJNR Am J Neuroradiol.* 2000 Apr;21(4):790-794.

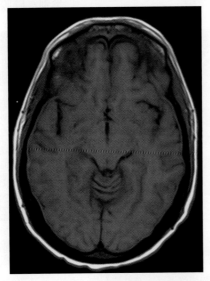
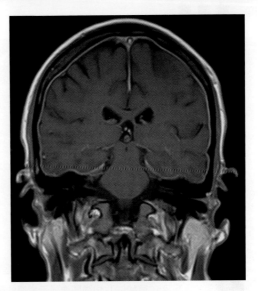
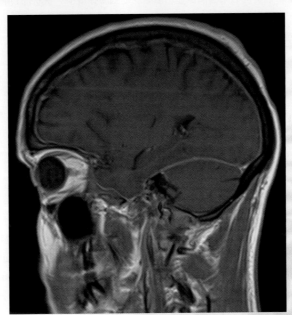

1. 病变位于何处?

2. 这种疾病的典型影像学表现是什么?

3. 鉴别诊断是什么?

4. 这种疾病有哪些症状?

5. 该疾病的治疗方法是什么?

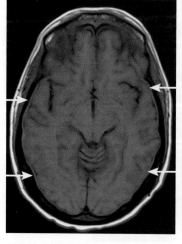
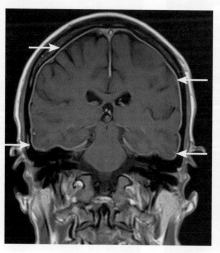
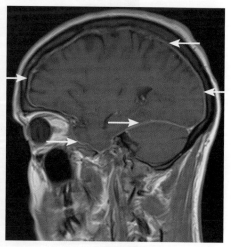

轴位T₁非增强图像显示增厚的硬脑膜（箭号）。

冠状位T₁增强图像显示增厚的硬脑膜弥漫平滑强化（箭号）。

矢状位T₁增强再次显示弥漫硬脑膜强化（箭号）。

答案

1. 病变位于硬脑膜（硬脑膜异常增厚）。

2. 在MRI上，硬脑膜在T₁和T₂加权像上与大脑呈典型的等信号。在增强图像上，可以看到连续、平滑的线性强化，其厚度通常大于2 mm。

3. 鉴别诊断包括肥厚性硬脑膜炎、硬脑膜静脉窦血栓形成、硬脑膜转移瘤、肉瘤和脑膜炎。

4. 患者可表现为共济失调、癫痫发作、颅神经功能障碍（常见的视神经和前庭蜗神经）、尿崩症和声音沙哑。其中，头痛是最常见的症状。

5. 治疗包括类固醇和免疫抑制剂。

要点

- 肥厚性硬脑膜炎（hypertrophic pachymeningitis）是特发性炎性假瘤的颅内表现。
- 海绵窦受累时＝Tolosa-Hunt综合征。
- 组织学显示混合淋巴细胞炎性浸润伴纤维化。
- 如果脑干移位较低，"脑干下垂"应考虑颅内低压。

- 诊断必须排除肿瘤和感染。
- 增强扫描可见连续、平滑的硬脑膜强化，通常厚度大于2 mm。
- 最好的诊断线索是冠状面显像，在冠状面图像中可以看到从顶点延伸到颞叶的连续增强（转角征）。

建议阅读

Holodny AI, Kirsch CF, Hameed M, Sclar G. Tumefactive fibroinflammatory lesion of the neck with progressive invasion of the meninges, skull base, orbit, and brain. *AJNR Am J Neuroradiol.* 2001 May;22(5):876-879.

Lee YC, Chueng YC, Hsu SW, Lui CC. Idiopathic hypertrophic cranial pachymeningitis: case report with 7 years of imaging follow-up. *AJNR Am J Neuroradiol.* 2003 Jan;24(1):119-123.

McKinney AM, Short J, Lucato L, SantaCruz K, McKinney Z, Kim Y. Inflammatory myofibroblastic tumor of the orbit with associated enhancement of the meninges and multiple cranial nerves. *AJNR Am J Neuroradiol.* 2007 Mar;27(10):2217-2220.

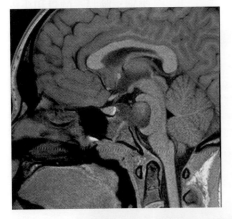 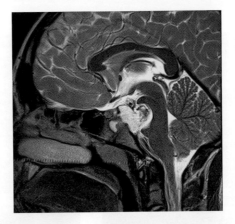 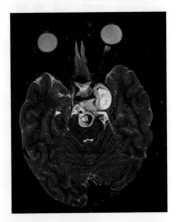

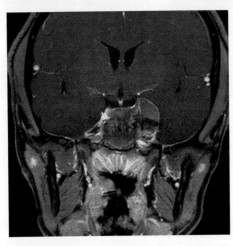 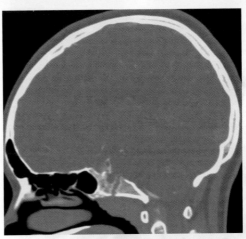

1. 成人的鉴别诊断是什么？

2. 该病典型的影像学特征是什么？

3. 该病可能的临床表现是什么？

4. 该病最好的成像方式是什么？

5. 该病的治疗方案是什么？

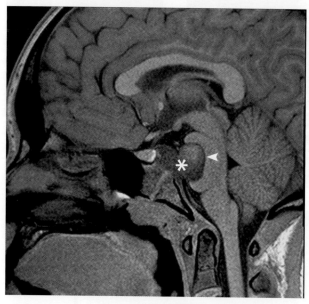

矢状位T₁图像显示一个分叶状破坏性肿块（白色星号），起源于蝶骨斜坡基底部后部，伴有皮质破坏，对脑桥产生占位效应（白色箭头），显示"拇指征"。该肿块T₁信号不均匀，伴短T₁信号灶，提示出血或钙化。

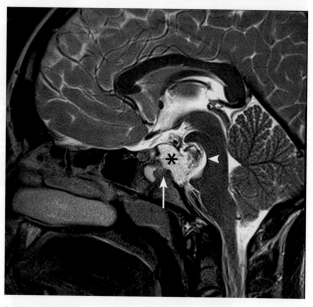

矢状位T₂图像显示一个分叶状破坏性肿块（黑色星号），起源于蝶骨斜坡基底部后部，伴有皮质破坏（白色箭头），对脑桥产生占位效应（白色箭头）。该肿块主要表现为T₂高信号，内见局灶性低信号区。

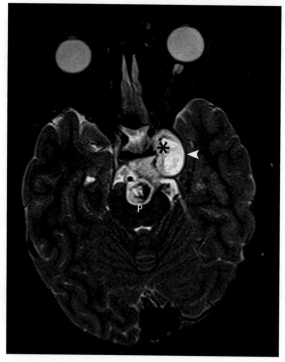

轴位T₂图像显示颅底肿块累及左侧海绵窦（黑色星号），伴左侧颅中窝（白色箭头）和脑桥（P）的占位效应。

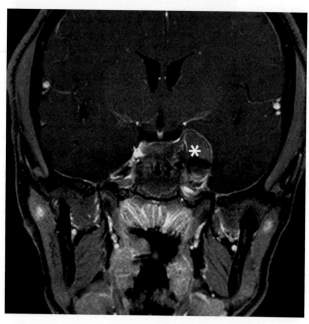

增强冠状位T₁图像显示颅底肿块累及左侧海绵窦（白色星号）呈不均匀增强。

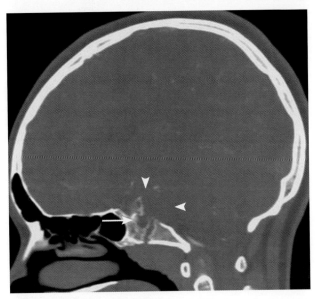

矢状位CT图像显示一软组织肿块（白色箭头），起源于蝶骨基底部后部，伴有皮质破坏（白色箭号）。

答案

1. 成人颅底病变的鉴别诊断包括软骨肉瘤（chondrosarcoma）、脊索瘤（chordoma）、转移瘤、浆细胞瘤（plasmocytoma）和侵袭性垂体大腺瘤。这是一个10岁儿童典型的脊索瘤，不典型的年龄表现。

2. 典型的影像学特征包括累及斜坡的软组织肿块，伴有骨质破坏，边缘相对清晰，主要为T_2高信号，并伴有不均匀的强化。

3. 临床表现各不相同，取决于肿瘤对邻近结构和（或）颅神经的占位效应。这些症状包括头痛、复视、眼肌麻痹、面部疼痛/麻痹、视力丧失和听力丧失。

4. CT和MRI在肿瘤评估中具有互补作用；CT是骨受累程度、破坏和钙化模式的理想选择，而MRI能更好地描述软组织肿瘤扩展到邻近结构的范围。

5. 外科手术是获取组织用于诊断和减轻肿瘤负担的主要治疗手段。辅助放疗可减少局部复发。预后较差，10年生存率为40%。

建议阅读

Meyers SP, Hirsch WL, Curtin HD, Barnes L, Sekhar LN, Sen C. Chordomas of the skull base: MR features. *AJNR Am J Neuroradiol*. 1994 Mar;13(6):1627-1636.

Laine FJ, Nadel L, Braun IF. CT and MR imaging of the central skull base. Part 2. Pathologic spectrum. *Radiographics*. 1990 Sep;10(5):797-821.

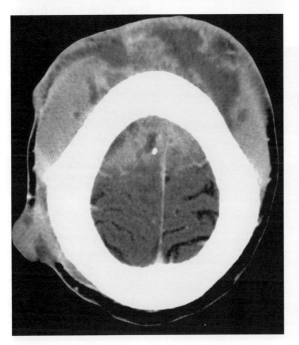 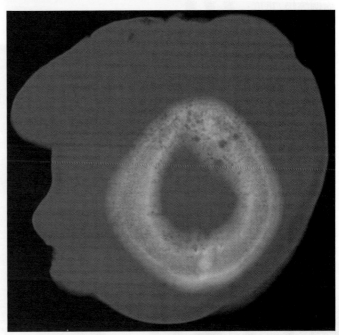

1. 病变位于何处？

2. 这种疾病典型的影像学特征是什么？

3. 鉴别诊断是什么？

4. 该病常见的症状是什么？

5. 该病的治疗方法是什么？

病例等级/难度： 🌑🌑🌑   **类别：脑膜、颅骨和头皮**

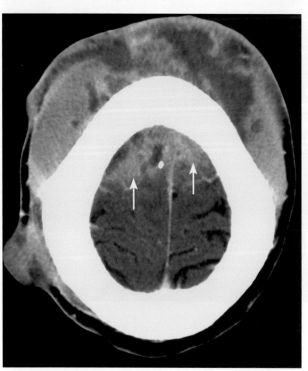

轴位CT增强图像显示不均匀强化头皮肿块通过颅骨延伸至颅内脑外间隙（箭号）。

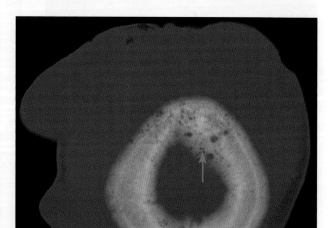

轴位CT平扫显示受累颅骨的透光性病变（箭号）。

答案

1. 病变位于额骨内，呈穿透性改变。还注意到一个巨大的软组织头皮肿块伴延伸至硬膜外。

2. 颅骨原发性非霍奇金淋巴瘤通常累及头皮、骨和脑膜。典型表现为骨的穿透性改变伴巨大软组织成分。

3. 鉴别诊断包括转移瘤、血管外皮细胞瘤和淋巴瘤。

4. 头皮淋巴瘤通常表现为无痛性头皮肿块，因肿瘤浸润导致骨质破坏而头痛。

5. 这种疾病的治疗通常是联合放化疗。

要点

- 头皮原发性皮肤B细胞淋巴瘤（primary cutaneous B-cell lymphoma）罕见。
- 颅骨原发性非霍奇金淋巴瘤更有可能发生颅内硬膜外侵犯。
- 头皮淋巴瘤通常表现为无痛性头皮肿块，因肿瘤浸润导致骨质破坏而头痛。
- 典型表现为骨穿透性改变伴巨大软组织成分。
- 皮肤是结外淋巴瘤的第二常见部位。

建议阅读

Kantarci M, Erdem T, Alper F, Gundogdu C, Okur A, Aktas A. Imaging characteristics of diffuse primary cutaneous B-cell lymphoma of the cranial vault with orbital and brain invasion. *AJNR Am J Neuroradiol*. 2003 Aug;24(7):1324-1326.

Kosugi S, Kume M, Sato J, et al. Diffuse large B-cell lymphoma with mass lesions of skull vault and ileocecum. *J Clin Exp Hematop*. 2013;53(3):215-219.

Martin J, Ramesh A, Kamaludeen M, Udhaya M, Ganesh K, Martin JJ. Primary non-Hodgkin's lymphoma of the scalp and cranial vault. *Case Rep Neurol Med*. 2012;616813.

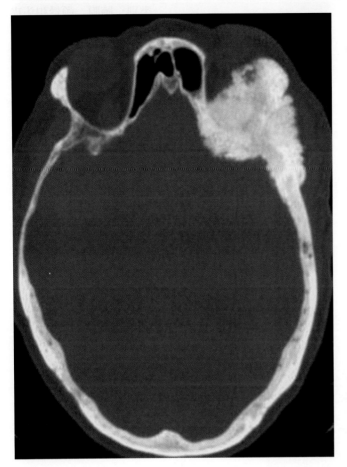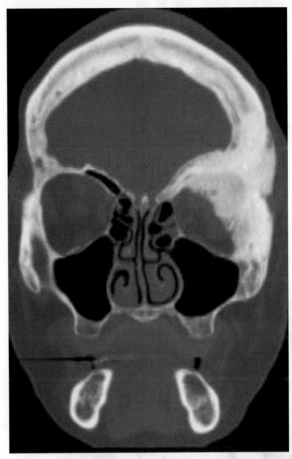

1. 鉴别诊断是什么？

2. 这种疾病典型影像学表现是什么？

3. 这种疾病的常见部位是哪里？

4. 这种疾病的病因是什么？

5. 这种疾病的治疗方法是什么？

病例等级/难度： 🦴🦴🦴   类别：脑膜、颅骨和头皮

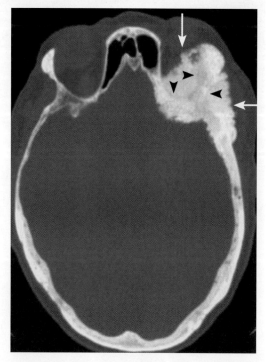

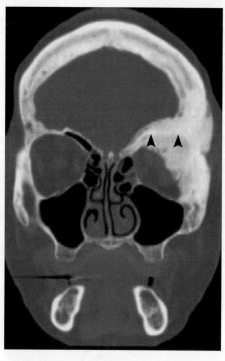

轴位CT骨窗图像显示一个位于额部、蝶骨和颧骨连接处的膨胀性肿块，呈"日射"样外观，无相关软组织肿块（白色箭号）。注意到保留了潜在的内部小梁结构（黑色箭头），与骨内脑膜瘤表现一致。

冠状位CT骨窗图像显示膨胀性肿块导致左侧眼眶结构的占位效应。内部小梁结构相对保留（箭头）。

答案

1. 硬化性膨胀性颅骨肿块的鉴别诊断包括骨内脑膜瘤（intraosseous meningioma IM）、纤维发育不良、骨肉瘤、成骨细胞转移和Paget病。

2. 原发性IM的典型表现包括膨胀性硬化性肿块，内部小梁结构保持不变，均匀强化在MRI上显示最佳。

3. 额、顶骨和眼眶病变是颅骨硬膜外脑膜瘤最常见的部位。颞骨骨内脑膜瘤在文献中也报道较多。

4. 原发性IM被认为起源于理论上被囿于在颅缝中的前体脑膜细胞或蛛网膜帽细胞。

5. 虽然原发性骨内脑膜瘤很少见，但大多数报告的病例仅需随访，罕见发现颅神经病变。虽然恶性转化比硬膜内脑膜瘤更常见，但报告率仍然很低（11%）。

要点

- 原发性骨内脑膜瘤是一种罕见的硬膜外脑膜瘤亚型。
- 内部小梁结构保留有助于与其他良性骨肿瘤鉴别。
- 35%可出现溶骨性表现。
- 与硬膜内脑膜瘤相比，恶性转化率略高。
- 额顶骨和眼眶病变最常见。
- 已报道过发生在颞骨和颅底的病变。

建议阅读

Hamilton BE, Salzman KL, Patel N, et al. Imaging and clinical characteristics of temporal bone meningioma. *AJNR Am J Neuroradiol*. 2006;27(10): 2204-2209.

Tokgoz N, Oner YA, Kaymaz M, Ucar M, Yilmaz G, Tali TE. Primary intraosseous meningioma: CT and MRI appearance. *AJNR Am J Neuroradiol*. 2005 Sep;26(8):2053-2056.

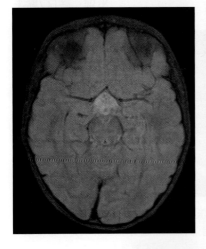
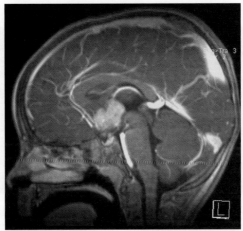
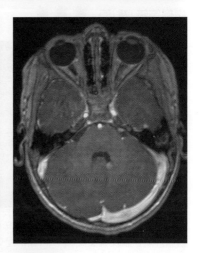

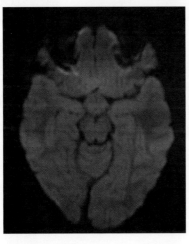
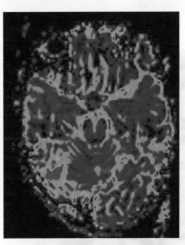

1. 鉴别诊断是什么？

2. 这种疾病的典型 MRI 表现是什么？

3. 毛细胞黏液样星形细胞瘤和毛细胞型星形细胞瘤的临床区别是什么？

4. 这个肿瘤的组织学特征是什么？

5. 灌注和扩散成像可以看到什么？

病例等级/难度：🍂🍂🍂   类别：鞍区/鞍上

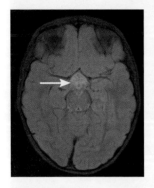

轴位FLAIR图像显示一个高信号肿块，累及视交叉和下丘脑（箭号）。

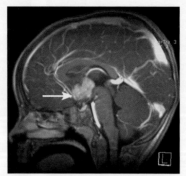

矢状位T₁增强图像显示延伸至第三脑室的视交叉/下丘脑肿块明显强化（箭号）。

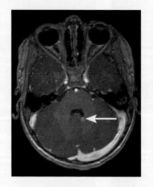

轴位T₁增强图像显示第四脑室软脑膜转移（箭号）。

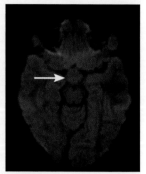

轴位DWI（b=1000）图像显示鞍上肿块无扩散受限（箭号）。

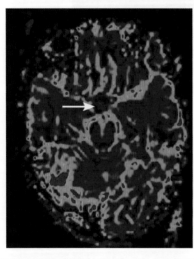

动态磁敏感对比剂灌注成像的轴位彩色CBV图像显示鞍上肿块无灌注增高（箭号）。

答案

1. 鞍上池中线强化肿块的鉴别诊断包括毛细胞黏液样星形细胞瘤、毛细胞型星形细胞瘤和生殖细胞瘤。

2. 毛细胞黏液样星形细胞瘤最常累及下丘脑/视交叉，呈T₂高信号，无扩散受限，体积大，侵犯邻近结构。

3. 毛细胞黏液样星形细胞瘤往往发生在年龄较小的儿童和婴儿，脑脊液播散的可能性较大，总生存率低于毛细胞型星形细胞瘤。没有可靠的神经影像学特征来区分这两种肿瘤。

4. 毛细胞黏液样星形细胞瘤的特征是肿瘤性星形细胞在黏液样背景下具有血管中心取向。

5. 与高级别肿瘤相比，毛细胞黏液样星形细胞瘤通常表现为扩散增加和灌注减低。

要点

- 毛细胞黏液样星形细胞瘤（pilomyxoid astrocytoma，PMA，WHO Ⅱ级）被归类为更具侵袭性的毛细胞型星形细胞瘤（pilocytic astrocytoma，PA，WHO Ⅰ级）。

- 与PA相比，PMA更易出现脑脊液扩散，预后更差。

- 与PA相比，PMA倾向于发生在年龄较小的儿童和婴儿。

- 下丘脑视交叉区最常见，延伸至颞叶。

- 肿瘤典型表现为T₂高信号，明显均匀强化，无扩散受限。

- 尽管肿瘤体积大，侵犯邻近结构，但通常很少有瘤周水肿。

建议阅读

Arslanoglu A, Cirak B, Horska A, et al. MR imaging characteristics of pilomyxoid astrocytomas. *AJNR Am J Neuroradiol*. 2003 Oct;24(9):1906-1908.

Linscott LL, Osborn AG, Blaser S, et al. Pilomyxoid astrocytoma: expanding the imaging spectrum. *AJNR Am J Neuroradiol*. 2008 Nov;29(10):1861-1866.

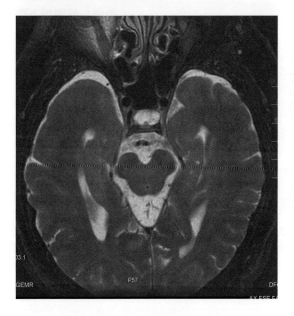 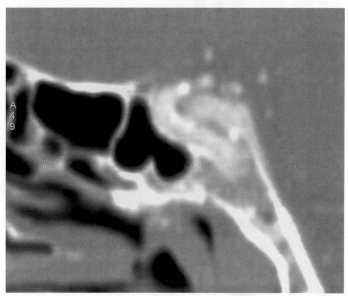

1. 病变位于何处？

2. 该疾病经典的影像学表现是什么？

3. 鉴别诊断是什么？

4. 该病变有什么症状？

5. 该疾病的治疗方法是什么？

病例等级/难度：🐾🐾🐾　　　　　　　　　　　　　　**类别：蛛网膜下腔**

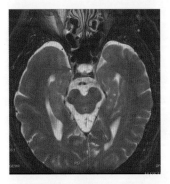

轴位T₂图像显示右侧海绵窦可见流空效应（箭号）。

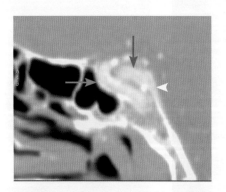

矢状位CTA图像显示海绵窦（红色箭号）和颈内动脉（绿色箭号）之间有直接连接。引流至基底静脉丛（白色箭头）。

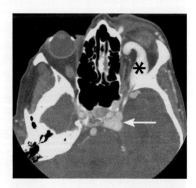

一例87岁女性左眼突出患者的轴位CTA图像显示，眼上静脉（黑色星号）明显增粗，并伴有左侧海绵窦血管结构扩大（白色箭号）。

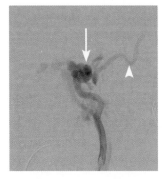

一例87岁女性左眼突出患者的左颈内动脉注药AP图显示，在早期动脉注射时，左侧海绵窦（箭号）立即造影剂充盈，伴Labbe静脉（箭头）充盈。

要点

- 颈动脉海绵窦瘘是颈内动脉和海绵窦之间的直接沟通。
- 这些瘘管通过眼上静脉或岩窦引流。
- 继发于外伤或颈内动脉瘤破裂。
- 单侧海绵窦和眼上静脉扩大应考虑CCF。
- 在MRI上，当海绵窦中出现流空时，可能存在CCF。
- 血管造影显示同侧颈动脉注药后海绵窦充盈。

建议阅读

Archondakis E, Pero G, Valvassori L, Boccardi E, Scialfa G. Angiographic follow-up of traumatic carotid cavernous fistulas treated with endovascular stent graft placement. *AJNR Am J Neuroradiol.* 2007 Feb;28(2): 342-347.

Horowitz M, Levy E, Bonaroti E. Cavernous carotid origin aneurysm rupture with intracerebral intraparen-chymal hemorrhage after treatment of a traumatic Barrow type A cavernous carotid artery fistula. *AJNR Am J Neuroradiol.* 2006 Mar;27(3):524-526.

van Rooij WJ. Endovascular treatment of cavernous sinus aneurysms. *AJNR Am J Neuroradiol.* 2012 Feb;33(2):

答案

1. 病变位于右侧海绵窦内。

2. 颈内动脉海绵窦瘘（carotid-cavernous fistula，CCF）经典影像学表现为眼上静脉扩大、单侧眼球突出和海绵窦扩大。在MRI上，海绵窦内可见流空信号。CTA或MRA可显示海绵窦与颈内动脉的直接沟通。

3. 鉴别诊断包括动脉瘤、颈动脉海绵窦瘘和血管畸形。

4. 该病患者可能出现颅神经缺损（Ⅲ～Ⅵ）、视力改变、搏动性眼球突出、头痛和杂音。

5. 这种疾病的治疗通常是血管内治疗，如果治疗失败，手术是最后的选择。与支架展开术相比，可以进行栓塞术（使用线圈、颗粒、黏合剂和球囊）。

名 词 索 引

难度级别索引

注：括号中的数字表示病例的编号。

作 者 索 引

注：括号中的数字表示病例的编号。

致 谢 索 引

注：括号中的数字表示病例的编号。